本书为国家自然科学基金课题"新医改形势下乡村医生发展研究"（项目编号：71373182）研究成果

本书由潍坊医学院资助出版

新医改背景下
山东省乡村医生
脆弱性研究

陈钟鸣 尹文强 著

Study on Vulnerability of Village
Clinic Doctors in Shandong Province in
the Context of the New Medical Reform

中国社会科学出版社

图书在版编目（CIP）数据

新医改背景下山东省乡村医生脆弱性研究/陈钟鸣，
尹文强著 . —北京：中国社会科学出版社，2018.9
ISBN 978 - 7 - 5203 - 2616 - 2

Ⅰ.①新…　Ⅱ.①陈…　②尹…　Ⅲ.①乡村医生—
管理—研究—山东　Ⅳ.①R192.3

中国版本图书馆 CIP 数据核字（2018）第 117886 号

出 版 人	赵剑英
责任编辑	谢欣露
责任校对	王纪慧
责任印制	王　超

出　　版	中国社会科学出版社
社　　址	北京鼓楼西大街甲 158 号
邮　　编	100720
网　　址	http：//www.csspw.cn
发 行 部	010 - 84083685
门 市 部	010 - 84029450
经　　销	新华书店及其他书店

印　　刷	北京明恒达印务有限公司
装　　订	廊坊市广阳区广增装订厂
版　　次	2018 年 9 月第 1 版
印　　次	2018 年 9 月第 1 次印刷

开　　本	710×1000　1/16
印　　张	20.25
插　　页	2
字　　数	342 千字
定　　价	85.00 元

前　言

乡村医生是我国农村医疗卫生服务网的网底,农村居民的健康屏障,长期以来,在保障农村居民健康方面发挥了重要作用。然而,近年来乡村医生的脆弱性日益加剧,对其服务功能的有效发挥产生了极为不利的影响。本书综合运用社会学、管理学、灾害学的理论与方法,遵循概念界定→研究维度构建→现状分析与评价→脆弱性形成及其对工作状态影响的机制分析→脆弱性发展的情景分析→应对策略开发的研究思路,运用定性与定量相结合的研究方法,对新医改背景下乡村医生的脆弱性进行了系统研究。本书的主要内容有以下几个方面:第一,运用文献分析和德尔菲咨询相结合的方法对乡村医生脆弱性的内涵进行了界定,并研制了相应的测量工具。第二,综合运用定量和定性资料对新医改背景下山东省乡村医生的脆弱性现状及人群和地域差异进行了描述和分析,并运用贡献度模型识别了乡村医生脆弱性的主要贡献因素。第三,运用扎根理论和内容分析法初步构建了乡村医生脆弱性形成机制以及脆弱性对工作状态的影响机制,并在此基础上,综合运用多元线性回归分析和结构方程模型进行了定量验证,第四,运用情景分析方法,识别了影响乡村医生脆弱性未来发展的关键因素,构建了其可能的发展情景,从而对其未来发展态势进行了预测分析。第五,以预防准备型危机管理理论和危机管理 4R 理论为指导,从脆弱性及其所致危机的缩减、预备应对和恢复四个方面,设计了乡村医生脆弱性的综合应对策略。

目　录

第一章　导言

一　研究背景

　　农村是我国经济发展、社会安定的根本，农村的发展是全面建设小康社会无法回避的战略重点。农村居民的卫生服务利用和健康状况是卫生事业发展水平的鲜明标志，也是经济发展和社会稳定的重要保证。长期以来，农村预防保健网络在保障农村居民健康方面发挥了重要作用，而乡村医生作为农村预防保健网的网底，是支撑农村预防保健网的基石，其作用不可替代。作为乡村医生前身的"赤脚医生"，在医疗资源匮乏、经济发展落后的年代，为维护农村居民健康做出了巨大贡献。乡村医生曾与合作医疗、三级医疗预防保健网一起被世界卫生组织誉为"中国农村卫生事业的三大法宝"，并作为发展中国家解决卫生经费的唯一范例推荐给世界其他国家和地区[1][2][3]。时至今日，乡村医生仍是农村卫生工作的主力军。据国家卫计委统计，2011—2015年，乡村医生年诊疗人次均在17亿人次以上，占基层医疗机构诊疗人次的43%以上。

　　（一）新医改实施以来，乡村医生在我国的国家健康战略中发挥着重要作用

　　以"保基本，强基层"为主要原则的新一轮医药卫生体制改革实

---

　　① 刘家望：《农村卫生服务于新农村建设探讨》，《中国农村卫生事业管理》2006年第9期。

　　② 李长明等：《我国乡村医生存在的历史意义和发展的现实局限（一）》，《中国乡村医生杂志》2001年第1期。

　　③ 文星：《农村合作医疗何日再创辉煌》，《前进论坛》2004年第1期。

施以来，乡村医生的职责与功能定位得到进一步明确，即接受乡镇卫生院统一管理，按照规定向居民提供基本医疗服务以及基本公共卫生服务①②。其在承担着农村居民的健康教育、孕产妇健康管理、0—6岁儿童健康管理、慢性病患者管理、卫生监督协管以及突发公共卫生事件报告等基本公共卫生服务职能的同时，也承担着农村地区常见病、多发病等基本医疗服务的职能。此外，在公共卫生事件发生后，还承担着农村突发公共卫生事件的监测以及应急工作中的相关辅助任务。2003年，SARS应对经验表明，乡村医生在农村地区的疫情监测、疫情报告、消杀灭菌、科普宣传以及对群众的心理疏导方面发挥了不可替代的作用，是我们战胜SARS的重要力量。

新医改实施以来，乡村医生和卫生室建设一直是医改的重点工作任务，2010—2015年连续六年被列入国务院深化医药卫生体制改革年度重点工作安排。2010年、2012年、2013年、2014年和2015年，更是在报告中对乡村医生和村卫生室建设任务进行了专题性的阐述，相关主题分别为"发挥村卫生室在农村三级卫生服务网络中的网底功能""筑牢农村医疗卫生服务网底""加大乡村医生补偿政策落实力度""稳定乡村医生队伍"和"加强乡村医生队伍建设"。

当前，"以基层为重点，构建以健康为中心的服务体系"已成为推进健康中国建设的重要方针。乡村医生作为农村三级卫生服务网的网底、农村公共卫生的"守门人"、农村居民健康的"保护伞"、农村社会的"稳定器"，承担着向乡村居民提供基本医疗服务、基本公共卫生服务的任务，是9亿村镇人口的"健康守门人"，其稳定性和服务水平直接影响到"健康中国"国家战略的顺利推进和农村居民的医改获得感。随着经济社会的不断发展与变迁，农村社会老龄化、空巢化现象日益突出，疾病谱由以传染性疾病为主向以慢性非传染性疾病为主转变，加之生活水平的提高和医疗保险制度的不断完善，农村居民健康服务需求数量增加的同时，需求层次也日益提高，对乡村医生的职业素质与服务能力提出了更高的要求。

---

① 中华人民共和国国务院办公厅：《关于进一步加强乡村医生队伍建设的指导意见》（国办发〔2011〕31号），2011年。
② 钟文娟等：《不同经济地区村民对村卫生室反应性的调查分析》，《中国卫生经济》2010年第6期。

（二）新医改实施以来，村级医疗功能弱化，成为医改深化的关键性障碍

在新医改"强基层"政策目标的指引下，政府投入逐年增加，乡村医生的生存状况较之以前更有保障，服务功能得以优化，乡村医生队伍结构得到优化。但综合现有报道、文献与课题组的调研发现，总体而言，新医改对乡村医生的"强基层"成效并不显著，乡村医生的医疗服务能力出现退化。《中国卫生和计划生育统计年鉴》数据显示，2011—2015年，我国乡村医生总数由106.1万人下降到96.3万人，村卫生室总数由66.3万所下降到64.1万所，平均每所卫生室乡村医生数由1.6人下降到1.5人，乡村医生年诊疗人次占基层卫生机构和所有卫生机构年诊疗人次的比例分别由47.1%和29.5%下降到43.6%和24.6%。

此外，大量研究发现，新医改实施以来，乡村医生面临着收入低、身份不明确、职业风险大、无养老保障、职业发展前景差等诸多问题，导致其工作满意度低、工作稳定性差，加之乡村医生整体素质偏低、老龄化严重，对乡村医生农村卫生服务网底功能的发挥产生了非常不利的影响，引起了研究者和政府决策者的高度关注。[1][2][3][4][5][6][7][8]

（三）乡村医生脆弱性的长期累积是其服务能力退化的重要原因

脆弱性这一概念最早起源于自然灾害研究领域，最初用来表示组织或系统容易受到灾害破坏的特征[9]，它被认为是组织所具备的应对力难

---

[1] 尹文强等：《乡村医生组织公平感现状研究》，《中华医院管理杂志》2016年第4期。

[2] Yin Zhang et al., "Challenges of Basic Public Health Services Provided by Village Doctors in Guizhou, China", *Asia - Pacific Journal of Public Health*, Vol. 27, No. 2, 2015, pp. 69 - 76.

[3] 胡健等：《普安县村医收入状况及影响因素分析》，《中国公共卫生》2011年第9期。

[4] 赵延奎等：《基本药物制度实施后乡村医生工作积极性影响因素分析》，《中华医院管理杂志》2014年第5期。

[5] 郑骥飞等：《基本药物制度背景下乡村医生流失意图及影响因素分析》，《中国全科医学》2016年第25期。

[6] 陈钟鸣等：《基本药物制度背景下基于扎根理论的乡村医生离职倾向形成机制研究》，《中国全科医学》2016年第25期。

[7] Zhongming Chen et al., "Research on the Relationship among the Vulnerability of Village Clinic Doctors, Autonomy Tendency, Professional Identity and Turnover Intention", in *Advances in Social Science, Education and Humanities Research*, Atlantis Press, 2016, pp. 333 - 340.

[8] 胡健等：《贵州省少数民族贫困县村医队伍现状调查》，《中国公共卫生》2011年第5期。

[9] Janssen, M. A. et al. "Scholarly Networks on Resilience, Vulnerability and Adaptation within the Human Dimensions of Global Environmental Change", *Global Environmental Change*, Vol. 16, No. 3, 2017, pp. 240 - 252.

以应对组织面临的扰动力的一种状态。脆弱性研究范式一经形成，便广泛应用于灾害学、环境科学、地质学、政治学、社会学、管理学和经济学等多个学科和领域的危机管理研究，被视为突发事件产生与发展的微观基础和本质原因。①②③ 通过对组织或系统脆弱性的深入分析，能够更加系统深入地明晰组织面临的危机及其产生机理，为组织危机的缩减和预防提供理论指导，为危机的应对提供分析框架，也能够为危机的善后和恢复指明方向。因此，脆弱性理论逐渐成为预防准备型/先发型危机管理的重要理论和研究范式。当前，众多研究者已经对人群的社会脆弱性④⑤⑥、承灾体脆弱性⑦⑧⑨⑩⑪、脆弱性与危机管理的关系⑫⑬⑭、脆弱

① 刘铁民：《脆弱性——突发事件形成与发展的本质原因》，《中国应急管理》2010 年第10 期。

② Vogel, C., "Vulnerability and Global Environmental Change", *Information Bulletin on Global Environmental Change and Human Security*, Vol. 3, No. 2, 2004, pp. 201 – 209.

③ Turner, B. L. et al., "A Framework for Vulnerability Analysis in Sustainability Science", *Proceedings of the National Academy of Sciences of the United States of America*, Vol. 100, No. 14, 2003, pp. 8074 – 8079.

④ Andrew, M. K., Keefe, J. M., "Social Vulnerability from a Social Ecology Perspective: A Cohort Study of Older Adults from the National Population Health Survey of Canada", *BMC Geriatrics*, Vol. 14, No. 1, 2014, p. 90.

⑤ Chau, P. H. et al., "Social Vulnerability Index for the Older People—Hong Kong and New York City as Examples", *Journal of Urban Health*, Vol. 91, No. 6, 2014, pp. 1048 – 1064.

⑥ Downs, T. J. et al., "Vulnerability, Risk Perception, and Health Profile of Marginalized People Exposed to Multiple Built – Environment Stressors in Worcester, Massachusetts: A Pilot Project", *Risk Analysis*, Vol. 31, No. 4, 2011, pp. 609 – 628.

⑦ Fares, S. et al. "Health Care System Hazard Vulnerability Analysis: An Assessment of all Public Hospitals in Abu Dhabi", *Disasters*, Vol. 38, No. 2, 2014, pp. 420 – 433.

⑧ 张永领：《城市突发公共安全事件人员相对脆弱性研究》，《灾害学》2010 年第 3 期。

⑨ 卢阳旭：《国外灾害社会学中的城市社区应灾能力研究——基于社会脆弱性视角》，《城市发展研究》2013 年第 9 期。

⑩ 彭宗超等：《非典危机中的民众脆弱性分析》，《清华大学学报》（哲学社会科学版）2003 年第 4 期。

⑪ 贾巍等：《医院感染脆弱性分析的研究》，《新疆医科大学学报》2014 年第 3 期。

⑫ 邓志锋等：《民众脆弱性与危机管理——心理契约的分析角度》，《江南社会学院学报》2012 年第 3 期。

⑬ 张小明：《基于脆弱性分析的公共危机预防体系研究》，《北京行政学院学报》2013 年第 4 期。

⑭ 董幼鸿：《基于脆弱性理论范式分析公共危机事件生成的机理》，《上海行政学院学报》2014 年第 5 期。

性的测量与分析①②③④⑤⑥⑦等方面进行了广泛的探索。

从脆弱性理论视角分析，乡村医生存在的一系列问题可以归纳为两个方面。一方面是乡村医生面临的外部扰动力不断增加：随着农村经济与社会的不断发展，农村居民生活水平显著提高，农村居民健康意识发生转变，卫生服务需求不断释放，在增加了乡村医生工作量的同时，迫使乡村医生不得不改变原有的工作方式，提高了其工作难度⑧；新医改实施以来，系列卫生政策的调整和优化使乡村医生感到一定的不适和紧张⑨⑩；工业化、城镇化、信息化的推进在带动农村经济社会大发展的同时，与周边人群在收入、待遇、职业发展等方面的巨大差距使乡村医生产生了强烈的相对剥夺感⑪⑫；大医院的扩张式发展以及社会办医的蓬勃兴起，对乡村医生形成了较强的虹吸力量，影响了乡村医生队伍的稳定性；医患关系不断恶化，增加了乡村医生的执业风险。乡村医生处于多维度的高压扰动状态之中。

另一方面是乡村医生对扰动的应对力不足：新医改实施以后，乡村医生的收入结构发生了巨大变化，业务收入大幅减少，对多数乡村医生

① 樊运晓等：《承灾体脆弱性评价指标中的量化方法探讨》，《灾害学》2000 年第 2 期。

② 邹清明等：《基于模糊综合评价的城市社区应急管理脆弱性分析》，《南华大学学报》（社会科学版）2013 年第 1 期。

③ 刘宏伟等：《基于脆弱指数法的曹妃甸海岸带脆弱性评价》，《水文地质工程地质》2013 年第 3 期。

④ Li，M. et al.，"Significance of Vulnerability Assessment in Establishment of Hainan Provincal Disaster Medical System"，*Asian Pacific Journal of Tropical Medicine*，Vol. 4，No. 8，2011，pp. 594 – 596.

⑤ 徐勇：《核事故和放射性突发事件的危机管理脆弱性分析》，《中国公共卫生管理》2007 年第 2 期。

⑥ 杨立兵等：《企业应急管理脆弱性分析》，《中国安全科学学报》2008 年第 4 期。

⑦ 姚瑶等：《灾害脆弱性分析在医院应急管理中的应用研究》，《中国医院管理》2013 年第 11 期。

⑧ 秦晓强等：《基于医务人员视角的山东省基层医疗卫生机构新医改受益情况研究》，《中国卫生资源》2016 年第 2 期。

⑨ 胡健等：《普安县村医收入状况及影响因素分析》，《中国公共卫生》2011 年第 9 期。

⑩ 于倩倩：《乡村医生对实施基本药物制度支持度的影响因素分析》，《中华医院管理杂志》2015 年第 10 期。

⑪ 秦晓强等：《基于相对剥夺理论的乡村医生社会心态研究》，《中华医院管理杂志》2016 年第 4 期。

⑫ 黄冬梅等：《基本药物制度背景下乡村医生社会地位与利益诉求分析》，《中国全科医学》2015 年第 25 期。

来讲，即使政府补贴和经费全额到位，也难以抵补减少的药品收益①；养老保障制度不健全，保障水平低②；身份定位尴尬，难以享受医务人员应有的待遇③；职业发展空间小，吸引力低④⑤；乡村医生整体职业素质不高，学历、技术水平偏低⑥⑦⑧，无力应对日益增加的扰动力。

在扰动力持续增加而应对力不足的情况下，乡村医生脆弱性不断累积，脆弱性状态日益加重。如不能有效解决这一问题，乡村医生将出现"逆淘汰"的倾向：本就为数不多的中青年优秀乡村医生将无奈离去，留守者意志消沉，对工作敷衍应付，而年轻人更不愿意选择乡村医生这一职业，农村三级卫生服务网将陷入网底失效与破溃的危机。

因此，运用脆弱性理论，对乡村医生发展状态展开预防准备型危机管理研究，描述新医改形势下乡村医生脆弱性现状，分析脆弱性的形成机制及其对乡村医生工作状态的影响机制，预测乡村医生脆弱性的发展趋势，并开发脆弱性的综合治理策略，对于缩减和预防农村三级卫生服务网底失效与破溃危机的发生具有积极意义，是实现"强基层"医改战略目标亟须解决的问题，也是我国卫生管理研究领域面临的新课题。

二　研究意义

从现有研究看，国内外研究者针对脆弱性和乡村医生的研究取得了

---

① 于德志：《医改专题研究》，人民卫生出版社 2013 年版。

② 王莉等：《成都市新津县公益性医疗卫生服务体系改革绩效评估系列之三：新津县乡村一体化管理的乡村医生人力资源现况调查》，《中国循证医学杂志》2014 年第 2 期。

③ 张小娟等：《乡村医生补偿和养老问题解决思路——基于九龙坡区的实证研究》，《中国初级卫生保健》2014 年第 2 期。

④ 张婷等：《新医改背景下宜都市村卫生室及乡村医生生存现状及政策建议》，《中国卫生经济》2016 年第 8 期。

⑤ 屈伟等：《西部农村地区乡村医生工作满意度相关因素的调查分析》，《中国卫生事业管理》2013 年第 1 期。

⑥ 李荀莉等：《山东省某县乡村医生配置现状与策略研究》，《中国农村卫生事业管理》2016 年第 3 期。

⑦ 柯昌玲等：《湖北省乡村医生人力资源现状分析》，《中国农村卫生事业管理》2012 年第 2 期。

⑧ 韩雪梅等：《基于结构方程模型的兰州市各县区乡村医生满意度分析》，《中国全科医学》2014 年第 25 期。

诸多研究成果，但仍然存在一定局限性。在脆弱性研究中，现有研究对脆弱性的内涵界定、分析方法、测量维度、脆弱性现状评价等均进行了有益探索，取得了丰硕的研究成果，为脆弱性研究的不断深化和发展奠定了坚实的基础。然而，由于脆弱性研究开展的时间并不长，相关研究数量依然有限，且存在一定局限性，有待进一步完善。一是现有研究多集中于承灾体脆弱性，对应灾体脆弱性研究较少；二是现有研究多从社会、系统等宏观和中观层面展开，对个体微观层面的研究虽有涉及，但仍然较少；三是现有研究多集中在公共危机、公共安全、环境安全等领域，对公共卫生领域的研究相对较少；四是现有研究多聚焦于脆弱性现状，对其未来变化趋势的探索较少。

在乡村医生研究方面，现有研究主要集中于乡村医生的生存困境、原因和解决措施，多分散地从单一视角对乡村医生的年龄结构、学历结构、收入、身份、养老保障、培训教育、工作满意度和积极性的现状进行理论探讨和描述性分析，缺乏从脆弱性理论视角对乡村医生发展困境和现状及未来发展趋势进行的综合分析，对乡村医生脆弱性的产生、现状、影响机制与发展趋势的综合性研究较为少见。

近年来，越来越多的乡村医生流失与上访折射出当前乡村医生队伍脆弱性的日益加剧。因此，对新医改背景下乡村医生脆弱性开展系统研究，为缩减乡村医生脆弱性提供决策依据，对于预防农村卫生服务网底功能失效危机的发生具有积极的现实意义，是卫生管理研究者不可推卸的责任。

本书基于预防准备型危机管理的视角，从微观层面对新医改背景下乡村医生这一农村卫生服务提供者的脆弱性进行研究。首先，界定乡村医生脆弱性的内涵与测量框架，并据此描述新医改形势下乡村医生脆弱性现状，识别脆弱性重点人群。其次，分析乡村医生脆弱性的形成机制，并识别主要贡献因素，探索脆弱性对乡村医生工作状态的影响机制，并明晰脆弱性导致农村卫生服务网陷入危机状态的作用路径。再次，运用情景分析法预测未来乡村医生脆弱性的发展趋势。最后，提出乡村医生脆弱性的综合应对策略。本书对于拓展脆弱性的研究领域和研究视角，丰富公共卫生危机管理的研究范式和研究工具具有一定的理论意义；对于贯彻落实"保基本、强基层、建机制"的医改原则，巩固农村卫生服务网底，保障农村居民生命健康具有十分重要的现实意义。

第二章 文献综述

一 国内外有关脆弱性研究现状

脆弱性研究于 20 世纪 80 年代起源于自然灾害研究，脆弱性研究范式一经形成便广泛应用于灾害学、环境科学、政治学、社会学、管理学和经济学等多个学科的危机管理研究中，被视为突发事件产生与发展的微观基础和本质原因。通过对脆弱性进行分析，能够更加系统深入地明晰危机产生的机理，为危机的缩减和预备提供了理论指导，为危机的应对提供了分析框架，也为危机的善后和恢复指明了方向。脆弱性研究已经在国内外多个领域的危机管理研究中得到了较为广泛的应用，主要集中在以下几个方面。

（一）脆弱性的内涵

1. 国外研究方面

脆弱性在柯林斯词典中的意思是"可能受伤"，出自拉丁文"vulnerary"。[1] 在学术研究领域，脆弱性一词由美国学者怀特（G. F. White）于 1974 年在其著作 *Natural Hazards* 中首次提到。[2] 脆弱性的概念提出后，很快被引入多个学科领域。1980 年，Gabor 和 Griffith 提出了社区脆弱性的内涵，即社区内的人们遭受到有害物质威胁的可能性。[3] 1981 年，Timmerman 将脆弱性引入地质学领域，他认为脆弱性是

---

[1] 文华等：《企业脆弱性评价指标体系研究》，《武汉理工大学学报》（社会科学版）2008 年第 3 期。

[2] 参见刘雯雯《组织脆弱性研究》，中国林业出版社 2011 年版。

[3] Gabor, T. and Griffith, T. K., "The Assessment of Community Vulnerability to Acute Hazardous Materials Incidents", *Journal of Hazardous Materials*, No. 8, 1980, pp. 323 – 333.

一种度,即灾害事件中,系统受到不利影响的程度。[1] 1984 年,Pijawka
在对核技术的研究中指出,脆弱性是有害物质对特定人群的威胁程度,
是在风险和准备两个环节之间形成的一种恐慌。[2] 1986 年,明斯基
(Minsky)提出了金融脆弱性的假说,并用于解释经济危机,但未对其
内涵进行界定。1989 年,Chambers 提出,系统的脆弱性指的是系统对
抗危机的程度和能力,包括系统在危机中暴露的程度、对危机不利影响
的对抗能力和从危机不良后果中恢复的能力。[3]

1992 年,Dow 指出,灾害中的脆弱性指个体或群体基于其在自然
和社会环境中所处的形势应对灾害事件的能力。[4] 同年,L. Briguglio 将
脆弱性研究引入经济系统,对岛国的经济脆弱性指标进行了研究,但未
明确提出经济脆弱性的内涵。[5] 1995 年,Anderson 提出,灾害中的脆弱
性是一种状态,即灾害对人类及其福祉的潜在威胁。[6] 1996 年,Cutter
提出,灾害中的脆弱性是一种可能性,即灾害发生的概率,与其他社会
群体相比而言,当灾难来临时某些社会群体总是比较容易遇到风险[7]。
同年,Waston 等指出,气候变化中的脆弱性是一种度,是指气候变化
可能危害一个系统的范围和程度,是系统对气候变化敏感性和适应能力
的函数。[8] Vogel 指出,环境变化中的脆弱性指社会个体或社会群体预

① Timmerman, P., *Vulnerability, Resilience and the Collapse of Society: A Review of Models and Possible Climatic Applications*, Toronto, Canada: Institute for Environmental Studies, University of Toronto, 1981.

② Pijawka K. David, "Scale, Comprehensiveness and Impact Assessment of Nuclear Technology", *Professional Geographer*, Vol. 36, No. 4, 1984, pp. 464 – 467.

③ Chambers, R., "Vulnerability, Coping and Policy", *IDS Bulletin*, No. 20, 1989, pp. 1 – 7.

④ Dow, K., "Exploring Differences in Our Common Futures: The Meaning of Vulnerability to Global Environmental Change", *Geoforum*, Vol. 23, 1992, pp. 417 – 436.

⑤ Briguglio, L., *Preliminary Study on the Construction of an Index for Ranking Countries According to Their Economic Vulnerability*, UNCTAD /LDC /Misc., 1992.

⑥ Anderson, M. B., "Vulnerability to Disaster and Sustainable Development: A General Framework for Assessing Vulnerability", in Munasinghe, M., C. Clarke eds., *Disaster Prevention for Sustainable Development*, 1995, pp. 41 – 59.

⑦ Cutter, S. L., "Vulnerability to Environmental Hazards", *Progress in Human Geography*, Vol. 20, No. 4, 1996, pp. 529 – 539.

⑧ Waston, R. et al., *Climate Change 1995: Impacts, Adaptations and Mitigation of Climate Change: Scientific – Technical Analyses*, UK: Cambridge University Press, 1996, pp. 20 – 100.

测、处理、抵抗环境变化中的不利影响，并从这些不利影响中恢复的能力。[①] 1999 年，联合国开发计划署正式提出了经济脆弱性的概念，指某国在经济发展过程中对预料之外事件造成损害的承受能力。[②]

2000 年，Cutter 等指出，脆弱性是一种状态，是一种遭受损失的潜在形势。[③] 2001 年，IPCC 提出，气候变化中的脆弱性是一种度，指系统受破坏的程度，它取决于系统对气候变化的暴露程度、敏感性和适应潜力。[④] 澳大利亚紧急事务管理部提出，脆弱性是指系统应对人群、环境等各类危险的易感性和恢复力。[⑤] 2002 年，国际减灾委员会提出脆弱性是由于人的活动而导致的一种状态。[⑥] 2003 年，Pelling 提出灾害的社会脆弱性是一种状态，是从人类系统内部固有特质中衍生出来的、灾害发生前即存在的状态。[⑦] Turner 提出，灾害的社会脆弱性是系统或系统的成分暴露在灾害干扰或压力的情形下所受到的伤害程度以及造成损失的潜在因素。[⑧] 2006 年，Adger 提出，环境变化中的脆弱性是系统由于暴露于环境和社会变化带来的扰动，并且缺乏适应能力而导致的容易受到损害的一种状态。[⑨] 2012 年，Stefan Kienberger 提出，经济脆弱性是

[①] Vogel, C., "Vulnerability and Global Environmental Change. *Information Bulletin on Global Environmental Change and Human Security*, Vol. 3, No. 2, 2004, pp. 201 – 209.

[②] Patrick Guilaumont, *On the Economic Vulnerability of Low Income Countries*, Report Prepared for the United Nations, 1999.

[③] Cutter, S. L. et al, "Revealing the Vulnerability of People and Places: A Case Study of Georgetown County, South Carolina", *Annals of the Association of American Geographers*, Vol. 90, No. 4, 2000, pp. 713 – 737.

[④] IPCC, *Climate Change: Impacts, Adaptation and Vulnerability*, Cambridge, UK: Cambridge University Press, 2001.

[⑤] Buckle, P. et al., "Assessing Resilience and Vulnerability: Principles, Strategies and Actions", *Emergency Management Australia*, Vol. 15, No. 2, 2001, pp. 14 – 19.

[⑥] Ezell, B. C., "Toward a Systems – Based Vulnerability Assessment Methodology for Water Supply Systems", *Risk – Based Decision Making*, 2002, pp. 91 – 103.

[⑦] Pelling, M., *The Vulnerability of Cities: Natural Disasters and Social Resilience*, London, UK: Earthscan, 2003.

[⑧] Turner, B. L. et al., "A Framework for Vulnerability Analysis in Sustainability Science", *Proceedings of the National Academy of Sciences of the United States of America*, Vol. 100, No. 14, 2003, pp. 8074 – 8079.

[⑨] Adger, W. N., "Vulnerability", *Global Environmental Change*, Vol. 16, No. 3, 2006, pp. 268 – 281.

系统经济敏感性和应对能力的函数。①

部分国外研究中对于脆弱性内涵的界定见表 2 - 1。

表 2 - 1　　　　　部分国外研究中对于脆弱性内涵的界定

序号	年份	研究者	概念	内涵要素
1	1980	Gabor 和 Griffith	脆弱性是人们遭受有害物质威胁的可能性，它包括社区的化学品含量、生态环境状况以及人们应付紧急事件的能力	可能性、能力
2	1981	Timmerman	脆弱性是一种度，即系统在灾害事件发生时产生不利影响的程度	程度
3	1989	Chambers	系统的脆弱性代表这个系统对抗危机事件的程度和能力，即该系统暴露于危机事件的程度、对抗危机影响的能力以及从危机中恢复的能力	暴露、对抗力、恢复力
4	1992	Dow	脆弱性是指社会个体或社会群体应对灾害事件的能力，这种能力基于他们在自然环境和社会环境中所处的形势	应对力
5	1995	Anderson	社会脆弱性是指灾害对人类及其福祉的潜在威胁。社会脆弱性是研究人们如何进行灾害响应，并探讨社会、经济、政治、文化及制度等因素与灾害的关系	威胁、响应、环境因素
6	1996	Cutter	社会脆弱性是指当灾难来临时某些社会群体总是比较容易遇到风险，受灾风险因素包括阶级、职业、族群、性别、失能状况、健康状况、年龄、移民身份及社会网络等	概率、风险
8	1999	联合国开发计划署	经济脆弱性是经济发展过程中对因遭受未预料到事件冲击而引起的损害所具有的承受能力，其中包含了冲击、暴露性和适应性三个要素	冲击、暴露性、适应性
7	2004	Vogel	脆弱性是指社会个体或群体预测、处理、抵抗不利影响，并从不利影响中恢复的能力	预测力、处理、抵抗力、恢复力

---

① Stefan Kienberger, "Spatial Modeling of Social and Economic Vulnerability to Folds at the District Level in Buzi, Mozambique", *Natural Hazards*, Vol. 64, 2012, pp. 2001 - 2019.

续表

序号	年份	研究者	概念	内涵要素
9	2001	IPCC	脆弱性是指系统受破坏或伤害的程度，取决于其暴露程度、敏感性和适应潜力	暴露程度、敏感性、适应潜力
10	2001	Airlie House	脆弱性是指暴露单元由于暴露于扰动和压力下而容易受到损害的程度以及暴露单元处理、应付、适应这些扰动和压力的能力	暴露、扰动、压力、损害、应对力
11	2001	澳大利亚紧急事务管理部	脆弱性是指系统应对人群、环境等各类危险的易感性和恢复力	易感性和恢复力
12	2003	Pelling	社会脆弱性是在灾害发生前即存在的状态，是从人类系统内部固有特质中衍生出来的，当灾害发生后，灾前的社会关系将被带进灾后的社会行动中，使得社会成员对灾难的承受能力有所差异	承受能力
13	2003	Turner 等	社会脆弱性是系统、次系统或系统的成分暴露在灾害干扰或压力的情形下所受到的伤害程度以及造成损失的潜在因素，它包含了危害、暴露及脆弱性等因素	危害、暴露、干扰或压力
14	2006	Adger	脆弱性是系统由于暴露于环境和社会变化带来的压力及扰动，并且缺乏适应能力而导致的容易受到损害的一种状态	暴露、变化、压力及扰动、适应能力

2. 国内研究方面

国内对脆弱性的研究相对较晚。1989 年，黄朝迎将脆弱性研究引入中国的粮食生产研究中，但并未对其内涵进行界定[①]。1993 年，B. I. Kochunov 和李国栋向国内研究者介绍了美国克拉克大学的相关研究成果。[②] 2001 年，刘燕华提出脆弱性包含三层含义：系统、群体或个体存在内在不稳定性；系统、群体或个体对外界的干扰和变化（自然或人为的）比较敏感；在外来干扰和外部环境变化的扰动下，该系统、群体或个体易遭受某种程度的损失[③]或损害，并且难以复原。2001 年，黄

---

① 黄朝迎：《气候变化与我国粮食生产系统脆弱性的初步分析》，《灾害学》1989 年第 12 期。
② Kochunov, B. I. 、李国栋：《脆弱生态的概念及分类》，《地理译报》1993 年第 1 期。
③ 刘燕华等：《脆弱性生态环境与可持续发展》，商务印书馆 2001 年版。

金老对金融脆弱性进行了界定，即一切融资领域内高风险积聚的金融状态。① 2008 年，李鹤等提出，脆弱性是指由于系统（子系统、系统组分）对内外扰动的敏感性以及缺乏应对能力，从而使系统的结构和功能容易发生改变的一种属性。② 2013 年，翟清华等在对企业人力资源系统脆弱性的研究中提出，人力资源系统脆弱性是指企业人力资源管理系统中，人力资源主体与其管理体系承受、适应内外部环境变化以及自我恢复到正常状态的能力。③ 2015 年，康正等在对突发公共卫生事件中人群脆弱性的研究中提出，脆弱性是一种状态，它描述了社会公众对于突发公共卫生事件所受的影响以及自我保护的程度。④

部分国内研究中对于脆弱性内涵的界定见表 2 - 2。

表 2 - 2 　　　　　部分国内研究中对于脆弱性内涵的界定

序号	年份	研究者	概念	内涵要素
1	2001	刘燕华等	脆弱性包含三层含义：系统、群体或个体存在内在不稳定性；系统、群体或个体对外界的干扰和变化（自然或人为的）比较敏感；在外来干扰和外部环境变化的扰动下，该系统、群体或个体易遭受某种程度的损失或损害，并且难以复原	不稳定性、干扰、敏感、易损
2	2001	黄金老	对金融脆弱性进行了界定，即一切融资领域内高风险积聚的金融状态	风险积聚
3	2008	李鹤等	脆弱性是指由于系统（子系统、系统组分）对系统内外扰动的敏感性以及缺乏应对能力，从而使系统的结构和功能容易发生改变的一种属性	扰动、敏感性、应对能力
4	2013	翟清华等	企业人力资源系统脆弱性是指企业人力资源管理系统中，人力资源主体与其管理体系承受、适应内外部环境变化以及自我恢复到正常状态的能力	承受力、环境变化、恢复力
5	2015	康正等	在对突发公共卫生事件中人群脆弱性的研究中提出，脆弱性是一种状态，它描述了社会公众对于突发公共卫生事件所受影响以及自我保护的程度	受影响、自我保护

① 黄金老：《金融自由化与金融脆弱性》，中国城市出版社 2001 年版。
② 李鹤等：《脆弱性的概念及其评价方法》，《地理科学进展》2008 年第 2 期。
③ 翟清华等：《基于系统脆弱性的人力资源统计指标体系的初探》，《中国市场》2013 年第 24 期。
④ 康正等：《基于人群脆弱性视角的突发公共卫生事件风险评估》，《中国公共卫生管理》2015 年第 3 期。

目前,有关脆弱性概念的研究已经涵盖金融、企业管理、组织管理、网络工程等多个学科和领域的危机管理研究,涵盖了自然系统、社会系统和自然—社会耦合系统。虽然不同研究领域对于脆弱性的内涵界定略有不同,但均将脆弱性视为突发事件产生与发展的微观基础和本质原因①②。

(二) 脆弱性的测量与分析方法

1. 国外研究

在脆弱性的分析与评估方法方面,1993 年,Burton 和 White 提出了 R—H (Risk - Hazards) 模型③,对灾害或气候变化影响进行评价,强调承灾体对致灾因子或环境冲击的暴露和敏感性。1996 年,Cutter 提出了 HOP (Hazards of Place) 模型,即灾害—地方模型,把自然脆弱性研究中的风险与社会脆弱性研究中的恢复力和应对力等结合起来,落实到具体的空间地域单元,避免了以往研究中只关注自然或人文系统的弊端,使脆弱性研究向着耦合系统的方向发展。2004 年,Blaikie 等提出了 PAR (Pressure and Release) 模型④,从灾害形成的根源上进一步探讨脆弱性的形成机理,灾害被明确定义为承灾体脆弱性与致灾因子相互作用的结果。2001 年,Bohle 提出了钻石模型分析框架⑤,将脆弱性内外两方面的相互作用及其辩证关系、对资源的使用权、冲突与危机理论,以及权利理论、政治经济学和人类生态学等概念及理论融入脆弱性分析中,促进了脆弱性研究的进一步发展。2007 年,Polsky 等提出了 VSD (Vulnerability Scoping Diagram) 评估框架⑥,把脆弱性分解为暴露、敏感和适应 3 个组分来进行评估。2008 年,Acosta - Michlik 等提出

---

① Vogel, C., "Vulnerability and Global Environmental Change", *Information Bulletin on Global Environmental Change and Human Security*, Vol. 3, No. 2, 2004, pp. 201 – 209.

② 刘铁民:《脆弱性——突发事件形成与发展的本质原因》,《中国应急管理》2010 年第 10 期。

③ Burton, I., White, G. F., *The Environment as Hazard*, 2nd Edition, New York: The Guilford Press, 1993.

④ Blaikie, P. et al., *At Risk: Natural Hazards, People's Vulnerability and Disasters*, London: Psychology Press, 2004.

⑤ Bohle, H. G., "Vulnerability and Criticality: Perspectives from Social Geography", *IHDP Update*, Vol. 2, No. 1, 2001, pp. 3 – 5.

⑥ Polsky, C. et al., "Building Comparable Global Change Vulnerability Assessments: The Vulnerability Scoping Diagram", *Global Environmental Change*, Vol. 17, No. 34, 2007, pp. 472 – 485.

了以人为中心的交互式脆弱性评估框架——ADV（Agents' Differential Vulnerability）评估框架[①]，该框架体现了将脆弱性形成的时间、空间的动态变化过程，以及包括全球化过程和气候变化在内的多种全球变化结合起来的脆弱性评价理念。

2. 国内研究

国内研究中在脆弱性的测量和分析方法方面多为对国外模型的介绍和应用，但也有部分研究者对脆弱性的测量和分析进行了本土化的探索，构建了一系列脆弱性测量指标体系。如樊运晓等对现有研究中承灾体脆弱性评价指标的量化方法进行了梳理与探讨[②]；邹清明等构建了城市社区应急管理脆弱性分析指标，并运用模糊评价法进行了实证分析[③]；萧海东等构建了基于知识库的应急领域脆弱性指标体系[④]；文华等构建了企业脆弱性评价指标体系[⑤]；范晨芳等对脆弱性评价在公共卫生突发事件预警理论模型构建中的应用进行了探索[⑥]；冯振环等构建了区域经济发展的脆弱性评价指标体系[⑦]；康健等对产业集群脆弱性测度模式进行了探索[⑧]。

分析显示，在脆弱性的测量与分析方面，国外学者更侧重于评估维度、评估框架和评估模型的探索，而国内学者更侧重于具体领域脆弱性测量指标的构建以及定量测量方法的探讨。

---

① Acosta - Michlik et al. , "Assessing Vulnerability of Selected Farming Communities in the Philippines Based on a Behavioral Model of Agent's Adaptation to Global Environmental Change", *Global Environmental Change*, Vol. 18, No. 4, 2008, pp. 554 - 563.

② 樊运晓等：《承灾体脆弱性评价指标中的量化方法探讨》，《灾害学》2000 年第 2 期。

③ 邹清明等：《基于模糊综合评价的城市社区应急管理脆弱性分析》，《南华大学学报》（社科版）2013 年第 1 期。

④ 萧海东等：《基于知识库的应急领域脆弱性指标体系研究》，《中国管理科学》2014 年第 7 期。

⑤ 文华等：《企业脆弱性评价指标体系研究》，《武汉理工大学学报》（社会科学版）2008 年第 3 期。

⑥ 范晨芳等：《脆弱性评价在公共卫生突发事件预警理论模型构建中的应用》，《第二军医大学学报》2007 年第 10 期。

⑦ 冯振环等：《区域经济发展的脆弱性及其评价体系研究——兼论脆弱性与可持续发展的关系》，《现代财经（天津财经大学学报）》2005 年第 10 期。

⑧ 康健等：《产业集群脆弱性测度模式初探》，《经济地理》2012 年第 2 期。

（三）脆弱性的现状分析与评价

1. 国外研究

国外研究中对于脆弱性的现状分析与评价主要集中在三个方面。

一是对灾害脆弱性的研究。如 Hamza 等讨论了宏观经济调整给发展中国家城市的自然灾害脆弱性造成的影响[①]；C. Dibben、J. J. Bommer 等通过实证研究对灾害脆弱性的个别根源进行了分析[②]；J. J. Bommer 辩证、定性地分析并比较了大城市与小城镇之间灾害脆弱性的差异[③]；Antoninette 等从对气候的敏感度、社会适应性和应对水平三个方面来评价脆弱性，其中在对气候的敏感度方面侧重于自然系统的脆弱性问题，而其他两个方面则侧重于社会系统[④]；S. Fares 等对阿布扎比地区公立医院的灾害脆弱性进行了分析[⑤]。

二是对银行金融系统脆弱性现状的分析。如 Krugman[⑥]、Demirguc-kunt[⑦]、R. I. Mckinnon 等[⑧]，分别从不同角度对银行体系的脆弱性问题进行了研究，研究视角主要集中在宏观经济政策、经济全球化、隐性担保、过度借债、金融自由化、存款保险和汇率制度选择等方面。

三是对人群社会脆弱性的研究。如 Lisa Rygel 等评估了风暴潮中弗吉尼亚州罕默顿地区的社会脆弱性，选取贫穷、民族、人种分类、残障

① Hamza, M. et al., "Structural Adjustment, Urban Systems, and Disaster Vulnerability in Developing Countries", *Cities*, Vol. 15, No. 4, 1998, pp. 291 – 299.

② Dibben, C. et al., "Human Vulnerability in Volcanic Environments: The Case Study of Furnas, Miguel, Asores", *Journal of Volcanology and Geothermal Research*, Vol. 45, No. 92, 1999, pp. 133 – 150.

③ Bommer, J. J. et al., "The EI Salvador Earthquakes of January and February 2001: Context, Characteristics and Implications for Seismic Risk", *Soil Dynamics and Earthquake Engineering*, Vol. 33, No. 22, 2002, pp. 389 – 415.

④ Antoninette, L. et al., "Modeling Vulnerability and Resilience to Climate Change: A Case Study of India States", *Climate Change*, Vol. 72, 2005, pp. 57 – 102.

⑤ Fares, S. et al., "Health Care System Hazard Vulnerability Analysis: An Assessment of All Public Hospitals in Abu Dhabi", *Disasters*, Vol. 38, No. 2, 2014, pp. 420 – 433.

⑥ Krugman, P., "What Happened to Asia?", http://www.mit.edu./PeoPle/Krugman, Department of Economics, MIT, 1998.

⑦ Dermirguckunt et al., *Financial Liberalization and Financial Fragility*, IMF Working Paper, 1998.

⑧ Mchinnon, R. I. et al., "International Overborrowing: A Decomposition of Credit and Currency Risks", Stanford University: Working Papers, Vol. 26, No. 7, 1998, pp. 1267 – 1282.

和性别等15项指标，建立了社会脆弱性评价指标体系[①]；M. K. Andrew
等对加拿大老年人的社会脆弱性进行了分析[②]；P. H. Chau 等对香港和
纽约的老年人社会脆弱性指标进行了构建与设计[③]；T. J. Downs 等对美
国暴露在建筑环境中的社会边缘人群的脆弱性、风险和健康状况进行了
研究[④]。

2. 国内研究

国内研究中对于脆弱性的现状分析与评价主要集中在六个方面。

一是对环境脆弱性的研究。如杨明德等从灾害学的角度对喀斯特
地貌及熔岩地貌等脆弱地貌进行了研究[⑤]；冯利华等利用主成分分析法
对生态环境的脆弱度进行了综合评价[⑥]；杨新军等对西北农村社会—生
态系统脆弱性的发展情景进行了研究[⑦]；冯振环等对京津冀地区自然环
境系统的脆弱性进行了评价[⑧]；李博等对环渤海地区人海资源环境脆弱
性的时空特征进行了分析[⑨]；杨斌等对岷江上游环境脆弱性进行了
分析[⑩]。

二是对城市脆弱性的研究。如王岩等对城市脆弱性进行了研究[⑪]；

① Lisa Rygel et al. , "A Method for Constructing a Social Vulnerability Index: An Application to Hurricane Storm Surges in a Developed Country", *Natural Hazards*, published online, 2009.

② Andrew, M. K. et al. , "Social Vulnerability from a Social Ecology Perspective: A Cohort Study of Older Adults from the National Population Health Survey of Canada", *BMC Geriatrics*, Vol. 14, No. 1, 2014, p. 90.

③ Chau, P. H. et al. , "Social Vulnerability Index for the Older People—Hong Kong and New York City as Examples", *Journal of Urban Health*, Vol. 91, No. 6, 2014, pp. 1048 – 1064.

④ Downs, T. J. et al. , "Vulnerability, Risk Perception, and Health Profile of Marginalized People Exposed to Multiple Built - Environment Stressors in Worcester, Massachusetts: A Pilot Project", *Risk Analysis*, Vol. 31, No. 4, 2011, pp. 609 – 628.

⑤ 杨明德等：《论喀斯特环境的脆弱性》，《云南地理环境研究》1990 年第 1 期。

⑥ 冯利华等：《生态环境脆弱度的综合评价》，《热带地理》2003 年第 2 期。

⑦ 杨新军等：《基于情景分析的西北农村社会—生态系统脆弱性研究——以榆中县中连川乡为例》，《地理科学》2015 年第 8 期。

⑧ 冯振环等：《京津冀都市圈自然环境系统脆弱性评价》，《自然灾害学报》2013 年第 4 期。

⑨ 李博等：《环渤海地区人海资源环境系统脆弱性的时空分析》，《资源科学》2012 年第 11 期。

⑩ 杨斌等：《岷江上游流域环境脆弱性评价》，《国土资源遥感》2014 年第 4 期。

⑪ 王岩等：《城市脆弱性研究评述与展望》，《科学进展》2013 年第 5 期。

张万萍对甘肃省城市社会系统脆弱性进行了研究①；单菁菁对我国城市化进程中的脆弱性进行了分析②；方创琳等对中国城市脆弱性的空间分布特征进行了分析③；王岩等对大庆市脆弱性现状和动态演变情况进行了分析④；韩刚等对位于干旱地区的兰州市的脆弱性进行了分析⑤；杨佩国等基于暴雨洪涝灾害的历史数据对北京市的脆弱性进行了定量分析⑥；徐君等对资源型城市脆弱性的特征、表现进行了系统梳理，并提出了资源型城市脆弱性的发展应对策略⑦。

三是对经济、产业脆弱性的研究。如宋一兵等以旅游业为研究对象，结合可持续发展的研究方法对广东等地区的旅游业可持续发展进行了研究和探索⑧；杨爱婷等对我国经济系统脆弱性进行了分析⑨；于维洋等对河北省区域社会经济系统脆弱性进行了评价⑩；解垩对我国老年家庭的经济脆弱性进行了分析⑪；韩建飞等运用网络层次分析法对工业产业脆弱性进行了研究⑫；袁海红等运用基于城市街区尺度的经济脆弱性模型对北京海淀区的经济脆弱性情况进行了分析⑬；王磊等对经济社

---

① 张万萍：《城市社会系统脆弱性研究——以甘肃省为例》，硕士学位论文，西北师范大学，2014年。

② 单菁菁：《我国城市化进程中的脆弱性分析》，《工程研究——跨学科视野中的工程》2011年第3期。

③ 方创琳等：《中国城市脆弱性的综合测度与空间分异特征》，《地理学报》2015年第2期。

④ 王岩等：《大庆市城市脆弱性综合评价与动态演变研究》，《地理科学》2014年第5期。

⑤ 韩刚等：《兰州市城市脆弱性研究》，《干旱区资源与环境》2016年第11期。

⑥ 杨佩国等：《基于历史暴雨洪涝灾情数据的城市脆弱性定量研究——以北京市为例》，《地理科学》2016年第5期。

⑦ 徐君等：《资源型城市脆弱性特征及反脆弱性发展研究》，《资源开发与市场》2015年第9期。

⑧ 宋一兵等：《旅游业碳汇潜力初探》，《地域研究与开发》2012年第2期。

⑨ 杨爱婷等：《我国经济系统脆弱性与可持续发展牵扯：15年样本》，《改革》2012年第2期。

⑩ 于维洋等：《河北省区域社会经济系统脆弱性的综合评价》，《统计与决策》2012年第13期。

⑪ 解垩：《中国老年家庭的经济脆弱性与贫困》，《人口与发展》2014年第2期。

⑫ 韩建飞等：《基于网络层次分析的工业产业脆弱性研究》，《现代管理科学》2013年第11期。

⑬ 袁海红等：《城市经济脆弱性评价研究——以北京海淀区为例》，《自然资源学报》2014年第7期。

会发展转型背景下，西部地区农村经济脆弱性的特征和演化进行了分析[1]；苏飞等运用集对分析和障碍度分析对浙江地区沿海经济脆弱性的发展障碍进行了分析[2]。

四是对具体组织、机构脆弱性的研究。如徐劲对小企业金融脆弱性进行了分析[3]；李宝对企业组织脆弱性及其生成机理进行了研究[4]；张峰等运用协同生产网络组织的无向加权图模型，从整体和局部的角度对协同生产网络组织的失效模式与脆弱性的关联性进行了分析[5]；陈婉玲对转型期中国义工组织社会信任中存在的慈善公信力滑坡、资源供给乏力、法律支撑欠缺和志愿精神异化等脆弱性问题进行了系统梳理和分析[6]；杨琴凤对县市级公立医院文化的现状进行了脆弱性评估与分析[7]；干胜道等运用非营利组织财务脆弱性经典模型，对我国基金会的财务数据进行了分析，对基金会的财务脆弱性进行了研究[8]。

五是对突发事件中人群脆弱性的研究。如张永领对城市突发公共安全事件中人员的相对脆弱性进行了分析[9]；彭宗超等对"非典"中民众的脆弱性进行了分析[10]；贾巍等对医院感染的脆弱性进行了分析[11]；康正等运用文献分析，从人群脆弱性的视角，构建了突发公共卫生事件的

① 王磊等：《农村经济脆弱性的特征分解及演化——以西部地区为例》，《农村经济》2014 年第 12 期。
② 苏飞等：《浙江沿海地区海洋经济脆弱性及障碍因素分析》，《资源与产业》2016 年第 3 期。
③ 徐劲：《小企业金融脆弱性及应对策略研究》，《西南金融》2013 年第 5 期。
④ 李宝：《企业组织脆弱性生成机理与评价研究》，硕士学位论文，武汉理工大学，2012 年。
⑤ 张峰等：《协同生产网络组织的失效模式与脆弱性关联分析》，《计算机集成制造系统》2012 年第 6 期。
⑥ 陈婉玲：《转型期中国义工组织社会信任脆弱性探析》，《苏州大学学报》（哲学社会科学版）2015 年第 5 期。
⑦ 杨琴凤：《县市级公立医院文化的脆弱性分析及对策研究》，硕士学位论文，苏州大学，2015 年。
⑧ 干胜道等：《非营利组织财务脆弱性研究——以我国基金会为例》，《湖南社会科学》2015 年第 4 期。
⑨ 张永领：《城市突发公共安全事件人员相对脆弱性研究》，《灾害学》2010 年第 3 期。
⑩ 彭宗超等：《非典危机中的民众脆弱性分析》，《清华大学学报》（哲学社会科学版）2003 年第 4 期。
⑪ 贾巍等；《医院感染脆弱性分析的研究》，《新疆医科大学学报》2014 年第 3 期。

风险评估指标体系①；贾美艳从劳动力市场、社会保障和群体决策中的性别歧视入手，对高龄女性群体的养老脆弱性进行了分析②；刘晋等运用脆弱性理论系统分析了现行群体性事件应急管理体系的脆弱性现状与成因，并在此基础上，提出了优化群体性事件应急管理路径的策略③；贾永江等将脆弱性理论引入到群体性事件的分析中，对其形成机理以及如何有效减少群体性事件的发生进行了分析④；韩静舒等采用反事实研究思路，从因病致贫的视角对中国家庭脆弱性进行了分析⑤。

六是对突发事件应对脆弱性的研究。如杨立兵等对企业应急管理的脆弱性进行了分析⑥；姚瑶等对灾害脆弱性在医院应急管理中的应用进行了探索⑦；徐燕对突发事件应急物流系统的脆弱性进行了评价分析⑧；程庆林对农村突发公共卫生事件应对的脆弱性进行了分析⑨；孙东晓对昆山市突发公共卫生事件危机管理的脆弱性进行了研究⑩；王军梅运用脆弱性理论，对道路交通突发事件的要素机理、框架体系和结构模型进行了深入研究⑪；刘家国等在文献分析的基础上，对供应链脆弱性降低的概念模型和削减机制进行了定性建模与定量验证⑫；倪鹏炯等构建了地铁突发事件应急体系脆弱性的评估指标，并利用层次分析法和模糊数

---

① 康正等：《基于人群脆弱性视角的突发公共卫生事件风险评估》，《中国公共卫生管理》2015 年第 3 期。

② 贾美艳：《高龄女性群体养老的脆弱性》，《天津市经理学院学报》2012 年第 3 期。

③ 刘晋等：《群体性事件应急管理路径优化研究——基于"脆弱性"分析》，《企业导报》2016 年第 6 期。

④ 贾永江等：《群体性事件的脆弱性探析》，《经营管理者》2015 年第 4 期。

⑤ 韩静舒等：《中国居民家庭脆弱性及因病致贫效应分析》，《统计与信息论坛》2016 年第 7 期。

⑥ 杨立兵等：《企业应急管理脆弱性分析》，《中国安全科学学报》2008 年第 4 期。

⑦ 姚瑶等：《灾害脆弱性分析在医院应急管理中的应用研究》，《中国医院管理》2013 年第 11 期。

⑧ 徐燕：《突发事件应急物流系统脆弱性分析及评价研究》，硕士学位论文，山东财经大学，2012 年。

⑨ 程庆林：《农村突发公共卫生事件应对脆弱性的循证研究》，硕士学位论文，苏州大学，2009 年。

⑩ 孙东晓：《昆山市突发公共卫生事件危机管理的脆弱性研究》，硕士学位论文，苏州大学，2006 年。

⑪ 王军梅：《脆弱性视角下的道路交通突发事件应急能力测度及风险评价研究》，博士学位论文，北京理工大学，2014 年。

⑫ 刘家国等：《基于突发事件风险的供应链脆弱性削减机制》，《系统工程理论与实践》2015 年第 3 期。

学的相关理论，对地铁突发事件应急体系的脆弱性进行了评价①；方慧等在分析灾难区域脆弱性的基础上，建立了人群疏散的最优群集模型，并运用启发式搜索算法生成了城市突发事件下的空间疏散脆弱性地图②。

分析显示，环境脆弱性和经济脆弱性是国内外研究人员共同的关注点。此外，国外研究更多关注人群的脆弱性，而国内研究者更多关注组织、系统层面的脆弱性。

二　国内外有关乡村医生研究的现状

乡村医生是我国农村卫生服务网底，承担着向居民提供基本医疗服务以及基本公共卫生服务的职能。新医改实施以来，乡村医生的发展成为我国农村卫生服务建设与发展的重点，而随着分级诊疗制度的实施，尤其是"以基层为重点"的新时期党的卫生与健康工作原则的提出，村卫生室在保护和促进农村居民健康中的作用更为重要。在乡村医生的发展方面，国内外学者提供了许多可资借鉴的实践经验和研究基础，主要集中在以下两个方面。

（一）乡村医生存在问题的现状分析

1. 国外研究

国外研究中对于农村卫生服务现状的分析主要集中在三个方面。

一是针对农村卫生人力现状的研究。如 Heneghan 等通过对外科医生的调查，对城乡医务人员之间外科手术实践的差别进行了系统分析③，研究显示，相对于城市医生，农村地区医务人员需要更多地处理实际性操作，特别是在内窥镜、腹腔镜方面以及在妇科、泌尿科和整形

---

① 倪鹏炯等：《地铁突发事件应急体系脆弱性评价研究》，《交通科技与经济》2016 年第 5 期。

② 方慧等：《城市突发事件下的空间疏散脆弱性研究》，《中国人民公安大学学报》（自然科学版）2011 年第 3 期。

③ Heneghan, S. J. et al. , "Comparsion of Urban and Rural General Surgeons: Motivations for Practice Location, Practice Patterns and Education Requirements", *Journal of the American College of Surgeons*, Vol. 201, 2005, pp. 732 –736.

外科等科室中①；Alto 通过对越南农村医务人员的调查发现，绝大多数农村卫生技术人员表示需要进一步培训，了解更多的设备，以便他们能更好地救助危重病人②；Rivo 等指出，美国医生的数量增长已经超过了人口的增长，但农村社区全科医师供给仍然不足③；Emmanuel Kwame Darkwa 等对农村医护人员健康状况的影响因素进行了分析④。

二是对农村卫生政策的研究。如 P. Worley 等研究指出，澳大利亚政府改善农村卫生人力资源现状的政策在一定程度上能够吸引医学生到农村工作，但长期而言可能存在流动性过大问题⑤；Donna 等对加拿大阿尔伯塔地区卫生局在心脏病健康促进项目中的组织能力进行了研究，认为影响健康提升的关键因素是基础设施建设不完善及管理制度缺失⑥。

三是对农村卫生服务体系的研究。如 Penny Buykx 等⑦对澳大利亚 Elmore 地区的初级卫生保健服务能力进行了为期 6 年的跟踪评价，评价内容主要包括卫生机构和人力供给、资金管理、合作能力、卫生服务连接、基础设施建设等；Chukwuani 等对尼日利亚东南部的初级卫生保健系统服务能力进行调查，指出其存在资金支持不足、基础设施薄弱、卫

① Robert Moesinger et al. , "Establishing a Rural Surgery Training Program: A Large Community Hospital, Expert Subspecialty Faculty, Specific Goals and Objectives in Each Subspecialty, and an Academic Environment Lay a Foundation", *Journal of Surgical Education*, Vol. 65, No. 1, 2009, pp. 106 – 112.

② Alto, W. A. , "Emergency Health Services in Rural Vietnam", *American Journal of Emergency Medicine*, Vol. 16, No. 4, 1998, pp. 422 – 424.

③ Rivo, M. L. et al. , "A Report Card on the Physician Workforce in the United States", *New England Journal of Medicine*, Vol. 334, No. 14, 1996, pp. 892 – 896.

④ Emmanuel Kwame Darkwa, M. et al. , "A Qualitative Study of Factors Influencing Retention of Doctors and Nurses at Rural Healthcare Facilities in Bangladesh", *BMC Health Services Research*, Vol. 15, 2015, pp. 344 – 355.

⑤ Worley, P. et al. , "The Parallel Rural Community Curriculum: An Integrated Clinical Curriculum Based in Rural General Practice", *Medical Education*, Vol. 34, No. 7, 2000, pp. 558 – 565.

⑥ Donna Anderson et al. , "Baseline Assessment of Organizational Capacity of Health Promotion Within Regional Health Authorities in Alberta, Canada", *Promotion & Education*, Vol. 15, No. 2, 2008, pp. 6 – 14.

⑦ Penny Buykx et al. , "How Do Small Rural Primary Health Care Services Sustain Themselves in a Constantly Changing Health System Environment", *BMC Health Services Research*, Vol. 12, 2012, p. 81.

生资源利用率不高以及管理不完善等问题[1]；Baker研究指出，专科医院的快速发展以及医疗中介服务的不断完善是美国卫生系统能力提升的主要因素[2]。

2. 国内研究

乡村医生存在的问题是国内研究中关注的焦点，大量有关乡村医生的研究都集中在这一方面。对国内有关研究进行总结分析，显示当前我国乡村医生存在的问题主要包括以下五个方面：

一是整体素质偏低且老龄化严重，服务能力略显不足。如胡健等对贵州省少数民族贫困县乡村医生的调查[3]、张志来等对安徽省乡村医生队伍现状的调查[4]、郑聪毅等对河北省乡村医生现状的调查[5]、李若冰等对甘肃省乡村医生队伍现状的调查[6]、柯昌玲等对湖北省乡村医生队伍现状的调查[7]、李晓东等对青海地区乡村医生队伍建设现状的调查[8]、辛程远等对吉林省乡村医生队伍现状的调查[9]以及郑思佳等对四川省乡村医生队伍建设现状的调查[10]等。此外，田疆等通过对历年《中国卫生统计年鉴》、国家卫生服务总调查研究报告数据及相关文献资料的分析，对我国乡村医生队伍存在的问题进行了系统梳理，并提出了相应对

---

[1] Chukwuani, C. M. et al. , "A Baseline Survey of the Primary Healthcare System in South Eastern Nigeria", *Health Policy*, Vol. 77, No. 2, 2006, pp. 182 – 201.

[2] Laurence C. Baker, *The Challenges of Health System Capacity Growth*, NIHCM Research Brief, 2008.

[3] 胡健等：《贵州省少数民族贫困县村医队伍现状调查》，《中国公共卫生》2011年第5期。

[4] 张志来等：《安徽省乡村医生队伍发展现状、问题与建议》，《安庆师范学院学报》（社会科学版）2014年第1期。

[5] 郑聪毅等：《河北省乡村医生现状的调查研究》，《中国初级卫生保健》2014年第3期。

[6] 李若冰等：《甘肃省乡村医生队伍现状调查分析》，《中国社会医学杂志》2011年第3期。

[7] 柯昌玲等：《湖北省乡村医生人力资源现状分析》，《中国农村卫生事业管理》2012年第2期。

[8] 李晓东等：《青海省医改前后乡村医生队伍建设状况比较研究》，《中国农村卫生事业管理》2016年第12期。

[9] 辛程远等：《吉林省乡村医生队伍现状分析》，《吉林医药学院学报》2012年第5期。

[10] 郑思佳等：《四川省乡村医生现状调查与分析》，《中国初级卫生保健》2013年第5期。

策建议①；贾海艺等运用故障树分析模型，以山东省乡村医生为研究对象，对乡村医生胜任力不足的原因进行了系统的梳理与总结②；王玉等对乡村医生执业资质存在的问题及执业资质转化困难的原因进行了分析③；杨佳等通过对新医改前后北京、浙江、山西、安徽、贵州和云南6个省市乡村医生的调查，对乡村医生队伍建设现状进行了比较分析④。

二是工作收入偏低，工作待遇较差，岗位吸引力低。如于倩倩等对新医改以来乡村医生收入补偿方式、补偿力度进行了系统梳理，识别了乡村医生收入补偿中存在的问题，并提出了相应的对策建议⑤；荣念赫等通过对北京市和山东省F市乡村医生的调查，对乡村医生收入水平现状以及收入的影响因素进行了分析⑥；张立强等、赵东辉等通过对中央和地方政府关于乡村医生养老保障相关政策的梳理，以及对部分省份乡村医生的现场调查，对乡村医生养老保障的现状进行了分析⑦⑧；唐梦琦等根据马斯洛需求层次理论，运用基于多步回归的路径分析法对乡村医生的激励机制进行了系统设计⑨；张小娟等对江苏省射阳县乡村医生补偿和养老的主要做法及存在的问题进行了系统归纳和总结⑩；田疆等对新医改背景下乡村医生待遇及保障问题的解决进行了探讨⑪；夏益俊

---

① 田疆等：《中国乡村医生队伍的现状与发展》，《中国卫生事业管理》2012 年第 2 期。
② 贾海艺等：《基本药物制度背景下乡村医生胜任力不足的故障树分析》，《中国全科医学》2015 年第 25 期。
③ 王玉等：《乡村医生执业资质转化难的原因及对策》，《医学与社会》2013 年第 4 期。
④ 杨佳等：《新医改政策实施前后我国乡村医生队伍建设比较研究——基于全国六省市的调研》，《中国医学伦理学》2014 年第 2 期。
⑤ 于倩倩等：《新医改形势下乡村医生的收入补偿现状及对策研究》，《中国全科医学》2014 年第 28 期。
⑥ 荣念赫等：《乡村医生薪酬水平现状及影响因素研究——基于北京市和山东省 F 市的调查》，《中国卫生政策研究》2013 年第 5 期。
⑦ 张立强等：《部分省份乡村医生养老保障现状调查》，《中国卫生政策研究》2014 年第 10 期。
⑧ 赵东辉等：《乡村医生养老保障现状与对策分析》，《中国农村卫生事业管理》2014 年第 6 期。
⑨ 唐梦琦等：《乡村医生激励机制路径分析》，《中国卫生政策研究》2016 年第 6 期。
⑩ 张小娟等：《江苏省射阳县乡村医生补偿和养老思路探索》，《中国全科医学》2014 年第 28 期。
⑪ 田疆等：《医改背景下解决乡村医生待遇与保障问题的探讨》，《中国卫生政策研究》2010 年第 12 期。

等对乡村医生劳动保障机制进行了研究①；柯青林等对多个地区乡村医生养老保障政策和模式进行了系统梳理和比较，总结了当前乡村医生养老保障制度中存在的问题②。

三是乡村医生的工作满意度低，积极性不足，离职倾向高。如彭迎春等自行设计问卷对乡村医生工作状态进行了调查，发现当前乡村医生队伍的工作满意度和积极性不高③；屈伟等对西部地区乡村医生的工作满意度进行了调查④；王少辉等针对乡村医生对基本公共卫生服务项目中乡村协作情况的满意度进行了调查与分析⑤；尹文强等通过对山东省乡村医生的调查，对乡村医生的组织公平感进行了分析⑥；邢立莹等对辽宁省乡村医生的工作满意度影响因素进行了分析⑦；韩雪梅等运用结构方程模型，对兰州市乡村医生工作满意度的影响因素进行了分析⑧；赵延奎等对新医改实施后山东地区乡村医生的工作积极性及其影响因素进行了分析⑨；朱坤等对江苏省大丰市和浙江省嵊州市的乡村医生签约服务进行了研究，指出签约服务提高了乡村医生的工作积极性⑩；郑骥飞等通过对山东地区的调查，对基本药物制度背景下乡村医生的流失意图及其影响因素进行了分析⑪；孙建华等对怀来县乡村医生的离职意愿

① 夏益俊等：《关于建立和完善乡村医生保障机制的思考》，《劳动保障世界》（理论版）2010年第3期。
② 柯青林等：《乡村医生养老保障模式研究》，《中国卫生事业管理》2011年第12期。
③ 彭迎春等：《村医视角下的村卫生室生存及发展现状分析》，《医学与社会》2012年第3期。
④ 屈伟等：《西部农村地区乡村医生工作满意度相关因素的调查分析》，《中国卫生事业管理》2013年第1期。
⑤ 王少辉等：《乡村医生对国家基本公共卫生服务项目乡村协作的满意度及影响因素分析》，《中国卫生事业管理》2014年第9期。
⑥ 尹文强等：《乡村医生组织公平感现状研究》，《中华医院管理杂志》2016年第4期。
⑦ 邢立莹等：《辽宁省乡村医生工作满意度的影响因素调查》，《中国全科医学》2010年第4期。
⑧ 韩雪梅等：《基于结构方程模型的兰州市各县区乡村医生满意度分析》，《中国全科医学》2014年第25期。
⑨ 赵延奎等：《基本药物制度实施后乡村医生工作积极性影响因素分析》，《中华医院管理杂志》2014年第5期。
⑩ 朱坤等：《乡村医生签约服务实践分析——以江苏省大丰市和浙江省嵊州市为例》，《中国卫生政策研究》2015年第12期。
⑪ 郑骥飞等：《基本药物制度背景下乡村医生流失意图及影响因素分析》，《中国全科医学》2016年第25期。

现状进行了调查①；陈钟鸣等运用扎根理论的研究范式，构建了新医改背景下乡村医生离职倾向形成机制的理论模型，根据山东现场调查数据，运用结构方程模型对构建的理论模型进行了定量验证，并运用脆弱性理论和多层回归模型对乡村医生脆弱性与离职倾向间的关系进行了分析与验证②③④。此外，秦晓强等、黄冬梅等运用相对剥夺理论对新医改背景下村医的社会心态、社会地位与利益需求进行了调查分析⑤⑥。

四是培训机制不健全，参训积极性不高。如郭洁等采用多阶段分层整群抽样的方法，对湖南省乡村医生的培训需求进行了调查⑦；王滢等对四川省乡村医生的培训现状和培训需求进行了调查⑧；胡嘉晋等对辽宁省乡村医生的培训需求进行了调查⑨；李若冰等对甘肃省乡村医生的培训次数、培训层次、培训形式和培训效果等进行了调查，并与2000年的情况进行了比较⑩；郭薇等通过对辽宁进行现场调查，针对乡村医生的卫生适宜技术培训意愿及其影响因素进行了分析⑪；朱丽丽等基于对山东的现场调查，运用结构方程模型，从感知有用、感知易用、感知收益、培训满意度和培训行为意向五个维度构建了乡村医生岗位培训行

---

① 孙建华等：《乡村医生离职意愿现状调查及相关因素分析》，《现代医院管理》2015 年第 2 期。

② 陈钟鸣等：《基本药物制度背景下基于扎根理论的乡村医生离职倾向形成机制研究》，《中国全科医学》2016 年第 25 期。

③ 陈钟鸣等：《基于结构方程的新医改政策下村医工作稳定性影响因素分析》，《中国卫生事业管理》2016 年第 9 期。

④ Zhongming Chen et al. , "Research on the Relationship among the Vulnerability of Village Clinic Doctors, Autonomy Tendency, Professional Identity and Turnover Intention", *Advances in Social Science, Education And Humanities Research*, Vol. 87, 2016, pp. 333 – 340.

⑤ 秦晓强等：《基于相对剥夺理论的乡村医生社会心态研究》，《中华医院管理杂志》2016 年第 4 期。

⑥ 黄冬梅等：《基本药物制度背景下乡村医生社会地位与利益诉求分析》，《中国全科医学》2015 年第 25 期。

⑦ 郭洁等：《湖南省乡村医生现状及培训需求研究》，硕士学位论文，中南大学，2013年。

⑧ 王滢等：《四川省乡村医生培训现状及需求研究》，《卫生经济研究》2015 年第 2 期。

⑨ 胡嘉晋等：《辽宁省乡村医生队伍现状及培训需求调查》，《实用预防医学》2016 年第 1 期。

⑩ 李若冰等：《关于甘肃省乡村医生培训工作的调查与思考》，《开发研究》2011 年第 2 期。

⑪ 郭薇等：《乡村医生卫生适宜技术培训意愿及影响因素》，《中国公共卫生》2010 年第 7 期。

为意向模型①；金建强等对乡村医生参加医师职业资格考试培训的意愿进行了调查②；姜艳霞等对病例教学法、PBL 教学法、多媒体技术及临床技能培训及远程网络学习和网络交流群等乡村医生的培训方式进行了探讨③。

五是受新医改政策扰动大，乡村医生发展的政策性障碍多。如于倩倩等、郭振等通过对乡村医生的调查，研究了乡村医生对基本药物制度的认知和评价④⑤；杜长宇通过对河北省乡村医生的调查，对新农合政策对乡村医生产生的影响进行了分析⑥；李敏在梳理乡村医生教育培训历史的基础上，对新农合制度对乡村医生培训的影响进行了分析⑦；荆媛等对乡村医生签约服务进行了调查，指出由于受种种因素限制，乡村医生签约服务形式大于内容⑧；孟雨等对乡村医生在公共卫生服务提供中存在的法律困境进行了分析，并提出了相应建议⑨；张晓林等从法制化的视角对乡村医生的发展困境与出路进行了探讨⑩；范海平等运用路径分析模型，对济宁市"万名保健医生进农户"政策背景下乡村医生的工作积极性进行了分析⑪；秦晓强等运用扎根理论研究范式，从政策

---

① 朱丽丽等：《基于结构方程的乡村医生在岗培训行为意向模型研究》，《中国卫生统计》2016 年第 4 期。

② 金建强等：《乡村医生参加执业考试培训的意愿调查》，《中国卫生事业管理》2009 年第 3 期。

③ 姜艳霞等：《提高乡村医生全科技能培训方式的探究》，《中国农村卫生事业管理》2014 年第 6 期。

④ 于倩倩等：《乡村医生对基本药物政策认知和评价及对策研究》，《中国全科医学》2014 年第 19 期。

⑤ 郭振等：《山东省乡村医生国家基本药物制度认知与行为 KABP 调查分析》，《中国卫生事业管理》2011 年第 9 期。

⑥ 杜长宇：《新农合对乡村医生的影响与乡村医生激励机制构建研究——基于河北省 2 市 3 个县的调查分析》，《兰州学刊》2010 年第 6 期。

⑦ 李敏：《新型农村合作医疗制度下乡村医生教育培训研究——以 H 省为例》，《成人教育》2011 年第 5 期。

⑧ 荆媛等：《乡村医生签约服务实践研究》，《中国卫生事业管理》2014 年第 11 期。

⑨ 孟雨等：《乡村医生提供公共卫生服务的法律困境与对策》，《医学与社会》2013 年第 1 期。

⑩ 张晓林等：《乡村医生发展困境与出路的法制化探讨》，《中华医院管理杂志》2016 年第 4 期。

⑪ 范海平等：《"万名保健医生进农户"政策下的乡村医生工作积极性影响因素分析》，《中华医院管理杂志》2014 年第 5 期。

挤压、乡村环境需求变迁以及乡村医生素质能力三个方面分析了新医改政策对乡村医生发展造成的不利影响①。

（二）乡村医生队伍建设与发展的策略

1. 国外研究

为吸引并留住农村卫生人才，增强农村卫生服务力量，不少国家提供了可资借鉴的经验。例如，澳大利亚政府制定了有地区差异性的报酬与补助标准，采取加大对边远地区医生的补助和津贴等措施吸引人才到农村工作，以增强农村地区的卫生服务力量。②③④ 印度通过加大对乡村医生的教育及资金投入、延迟退休年龄、下放医生录取权等措施吸引医生留在农村工作，以提高农村的卫生服务能力。⑤⑥ 赞比亚通过增加财政投入、提高工作津贴、解决子女教育等措施来吸引卫生人才到农村服务⑦⑧。另外，不少国家也对乡村医生开展继续教育与培训，以提高乡村医生的职业素质与业务能力。如澳大利亚启动了"农村医生临时代班计划"，在医学院校设置农村培训课程，并利用远程视频技术提供培训⑨⑩；泰国建立了乡村医生培训网络，对学员提供高

---

① 秦晓强等：《基于扎根理论的新医改背景下乡村医生发展研究》，《中国卫生政策研究》2016 年第 6 期。

② Alcoba, N., "Coping with India's Doctor Shortage", http：//southasia. oneword. net/fromthegrassroots//coping－with－indias－rural－doctor－shrotage，2013.

③ Ministry of Health and Family Welfare, "National Rural Health Mission (2005－2012)", http：//mohfw. nic. in/NRHM/Documents/Mission－Document. pdf，2013.

④ 石光等：《印度卫生体制面临的挑战与改革——印度卫生保健体制考察报告之二》，《中国卫生经济》2008 年第 9 期。

⑤ Anon, "Rural Doctor Seek PG Perk", http：//articles. timesofindiatimes. com/2011－03－16/kolkata/28698762－1－rural－doctors－grace－ marks －rural－areas，2013.

⑥ Indian Space Research Organization, "Tele－medicine：Healing Touch Through Space", http：//www. isro. org/publications/pdf/Telemedicine. pdf，2013.

⑦ Stanley－Davies, P. et al.， "Economic Evaluation of an Outreach Allied Health Service：How Do You Measure 'Bangs for the Buck'?", Queensland：The 2005 National Rural Health Conference，2005.

⑧ Zöllner, H. et al.， "Useful Economic Tools", in Zöllner et al. eds.， *Learning to Live with Health Economics*，WHO，2003.

⑨ 赵楠等：《国外农村卫生人力策略比较及对我国的启示》，《中国初级卫生保健》2008 年第 2 期。

⑩ 安燕：《加拿大和澳大利亚的农村医学教育》，《国外医学·医学教育分册》1999 年第 4 期。

额补贴①；等等。此外，国外学者针对乡村医生问题也进行了相关研究。Rolfe 等通过对澳大利亚乡村医生短缺现状的研究发现，对来自农村地区的医学生实行激励入学和继续教育政策，有利于解决农村地区的医生短缺问题。② Keyzer 通过研究指出，加强护理人员与乡村医生之间的合作，能够为农村居民提供更加有效的医疗服务。③ M. Matsumoto 等认为，乡村医生与政府建立良性互动关系对提高日本农村医生的满意度至关重要。④ K. Inoue 等指出专业培养乡村医生的医学院毕业生更适于在农村工作。⑤

分析显示，国外的相关研究和实践多集中在农村卫生人力的培养与吸引方面。提高农村地区卫生人员的收入，以吸引卫生人才到农村工作并提高其工作积极性，以及加大卫生人力培养与培训的力度和针对性，以提高农村地区卫生人力的服务水平，是多个国家的主要经验和做法。

2. 国内研究方面

为了加强乡村医生的规范化管理，促进乡村医生队伍的稳定发展，政府相继出台了《乡村医生从业管理条例》（2004 年）、《关于深化医药卫生体制改革的意见》（2009 年）及《关于进一步加强乡村医生队伍建设的指导意见》（2011 年）等多项相关政策规章，对乡村医生的工作内容、工资待遇、培训制度以及养老保障等方面提出了指导意见，强调了乡村医生队伍和谐发展的重要性。但是，对于乡村医生的准入退出、管理培训及保障激励等问题，虽有倡导性、原则性的规定，可操作的政策却较少，乡村医生的发展依然缺乏有效政策指导与

---

① Dussault, G. et al., "Not Enough There, Too Many Here: Understanding Geographical Imbalances in the Distribution of the Health Workforce", *Human Resources for Health*, Vol. 12, No. 4, 2006.

② Rolfe, I. E. et al., "Finding Solutions to the Rural Doctor Shortage: The Roles of Selection Versus Undergraduate Medical Education at Newcastle", *Australian and New Zealand Journal of Medicine*, Vol. 25, No. 5, 1995, pp. 512 – 517.

③ Keyzer, D. M., "Working Together: The Advanced Rural Nurse Practitioner and the Rural Doctor", *The Australian Journal of Rural Health*, Vol. 5, No. 4, 1997, pp. 184 – 189.

④ Matsumoto, M. et al., "Rural Doctors' Satisfaction in Japan: A Nationwide Survey", *The Australian Journal of Rural Health*, Vol. 12, No. 2, 2004, pp. 40 – 48.

⑤ Inoue, K. et al., "Evaluation of a Medical School for Rural Doctors", *The Journal of Rural Health*, Vol. 23, No. 2, 2007, pp. 183 – 187.

保障。

同时，国内已有学者关注到当前乡村医生群体存在的问题，对此进行了一些探讨并提出了相关建议。在乡村医生队伍的建设与发展方面，李冉运用多任务委托代理模型从补偿和管理制度两方面提出了促进乡村医生发展的策略。其中，补偿策略主要包括合理增加浮动补偿和固定补偿力度，增加和落实诊疗价格以及新农合医疗保险的支付，加强村卫生室硬件建设。管理策略主要包括确立补偿金监管制度，以确保补偿金的发放，建立合理的医疗风险分担机制，科学安排乡村医生工作任务，等等。① 张亚提出构建针对乡村医生的"制度层面—管理层面—个体层面"的多维度综合保障激励机制。② 姚小飞建议，将乡村医生逐步纳入卫生技术人员队伍进行管理，以提高乡村医生的福利待遇，同时加大对乡村医生的培养力度。③ 徐琪运用社会保障理论、制度变迁理论设计了"提高工资，完善社保→定向培养，引进人才→强化基础设施，改善工作环境→建立长效培训机制，提升专业素养→优化绩效考核机制，提高工作积极性"的乡村医生队伍建设路径。④ 张引等建议逐步改变乡村医生身份、持续培训和改善村卫生室设施等，以促进乡村医生不断发展。⑤

在提升乡村医生素质能力方面，张连辉认为，应在中等卫生职业学校设立乡村医生专业，进行人才定向培养。⑥ 朱辛为等在实验教学方面总结了提高乡村医生素质的经验，主要包括优化课程设置、体现乡村医生岗位特点、选用灵活的教学方法和手段、提高乡村医生的人文素养等。⑦ 蔡卫忠通过对浙江省德清县乡村医生改革试点进行研究，总结提出了创新乡村医生的进入退出、管理培养及保障激励机制的建议。⑧ 刘

---

① 李冉：《新医改下乡村医生激励补偿研究》，硕士学位论文，山东大学，2013 年。
② 张亚：《新医改背景下乡村医生激励机制研究》，硕士学位论文，重庆工商大学，2015年。
③ 姚小飞：《乡村医生队伍建设可持续发展探析》，《医学与社会》2014 年第 12 期。
④ 徐琪：《乡村医生队伍建设问题研究》，硕士学位论文，苏州大学，2016 年。
⑤ 张引等：《村医发展历程及新时期发展路径分析》，《医学与哲学》2016 年第 9 期。
⑥ 张连辉：《关注乡村医生加大培养力度》，《全科护理》2012 年第 4 期。
⑦ 朱辛为等：《加强实验技能培训培养高素质的乡村医生》，《中国农村卫生事业管理》2012 年第 4 期。
⑧ 蔡卫忠：《创新三项机制提升乡村医生队伍素质》，《中国农村卫生》2012 年第 2 期。

晓红从培训层次、明确招生计划、建立招生平台、"教师"的选择、制定培训内容、规划教学时间六个方面探讨设计了以医疗机构为核心的乡村医生培训体系。[①] 金连海等提出依托高校科学技术能力相对集中和专业的优势，构建基于网络环境的乡村医生培训体系。[②] 王朋等提出应加强乡村医生培训课程调研，改革培训形式和培训内容，以提高培训课程的针对性。[③] 王志红等提出开展乡村医生培训教材的修订或二次编写工作、建设农村医疗卫生案例库、改变委托培训形式、采用案例式教学、调整培训时间安排、采取多种形式评估培训效果等措施，以改善乡村医生培训工作的效果。[④]

三　总结

从现有研究看，国内外学者针对脆弱性和乡村医生的研究取得了一系列研究成果，但仍然存在一定的局限性。在脆弱性研究方面，现有研究对危机管理中脆弱性的内涵界定、测量维度、分析方法、脆弱性现状评价等均进行了有益探索，取得了丰硕的研究成果，为危机管理中脆弱性研究的不断深化和发展奠定了坚实的基础。然而，由于脆弱性研究被引入危机管理研究的时间并不长，相关研究数量依然有限，存在一定的局限性，有待进一步完善。一是现有研究对象多集中于承灾体脆弱性，对应灾体脆弱性研究较少；二是现有研究多从社会、系统等宏观和中观层面展开，个体微观层面的研究较少；三是现有研究多集中在公共危机、公共安全、环境安全等领域，对公共卫生领域的研究相对较少；四是现有研究多聚焦于脆弱性现状，对其未来变化趋势的探索较少。在乡村医生研究方面，现有研究主要集中于乡村医生的生存困境、原因和解决措施等，多分散地从单一视角对乡村医生的年龄结构、学历结构、收

①　刘晓红：《以医疗机构为核心建立乡村医生培训体系探讨》，《当代医学》2014 年第 32 期。

②　金连海等：《基于网络环境的乡村医生培训体系的构建》，《中国农村卫生事业管理》2011 年第 10 期。

③　王朋等：《乡村医生培训课程建设探析》，《中国高等医学教育》2012 年第 5 期。

④　王志红等：《乡村医生培训工作现状及改进对策研究》，《中国农村卫生事业管理》2014 年第 4 期。

入、身份、养老保障、培训教育、工作满意度和积极性等发展困境的现状进行理论探讨和描述性分析，缺乏从脆弱性理论视角对乡村医生发展困境及未来发展趋势的综合分析，且对乡村医生脆弱性产生、现状、影响机制与发展趋势的综合性研究较为少见。

第三章 研究设计

一 研究目的

本书综合运用社会学、管理学、灾害学的理论与方法，遵循概念界定→研究维度构建→现状分析与评价→脆弱性产生及影响机制分析→脆弱性发展情景分析→应对策略研制的研究思路，采用定性与定量相结合的方法，明确乡村医生脆弱性的内涵，从扰动力和应对力两个层面构建乡村医生脆弱性的测量框架，综合描述新医改形势下乡村医生脆弱性的现状，分析脆弱性的产生与影响机制，预测脆弱性的发展情景，最后，以危机管理 4R 理论为指导，设计乡村医生脆弱性的综合治理策略。

具体目标：

（1）界定乡村医生脆弱性的内涵，明确其测量框架。

（2）综合描述新医改形势下乡村医生脆弱性的现状。

（3）探讨乡村医生脆弱性的形成机制及其对乡村医生工作状态的影响机制。

（4）预测乡村医生脆弱性未来的发展情景。

（5）研制乡村医生脆弱性的综合应对策略。

二 研究内容

（一）乡村医生脆弱性内涵与测量维度界定及研究假设的建立

首先，通过文献分析、专题小组讨论以及个人深入访谈等方法对脆弱性的内涵及其测量维度演变进行梳理与归纳，并在此基础上，对乡村医生脆弱性的内涵进行初步界定；其次，运用德尔菲法邀请相关专家对乡村医生脆弱性的内涵进行咨询论证；再次，根据乡村医生脆弱性内涵，采用专题小组讨论法明确乡村医生脆弱性测量维度，并研制调查问卷；最后，根据文献分析、个人深入访谈和专题小组讨论的结果，建立研究假设。

（二）新医改形势下乡村医生脆弱性现状描述

1. 调查对象的基本情况

主要对调查地区的经济发展情况、样本选择情况、村卫生室的基本情况、乡村医生、农村居民以及定性访谈对象的基本情况进行描述。

2. 扰动力情况

主要对乡村医生面临的工作源扰动力和环境源扰动力情况进行描述性分析，并在此基础上，对扰动力进行综合分析，识别工作源扰动力、环境源扰动力和总体扰动力中的主要贡献因素。

3. 应对力情况

主要对乡村医生的外部支持力和内在应对力进行描述性分析，并在此基础上，对乡村医生的应对力进行综合分析，识别外部支持力、内在应对力和总体应对力中的主要贡献因素。

4. 基于脆弱性指数的脆弱性评价

在前述研究的基础上，运用综合指数法和集对分析法计算乡村医生脆弱性指数，从而描述乡村医生总体的脆弱性水平。同时，根据扰动力和应对力的性质与力量大小，对脆弱性的类型进行探讨，以明确村医所处的脆弱性状态。

（三）乡村医生面临的扰动力、应对力与脆弱性的人群差异分析

主要运用描述性分析方法对具有不同人口学特征和不同工作特征的乡村医生面临的扰动力、应对力及脆弱性情况进行描述，并运用 χ^2 检验对扰动力、应对力及脆弱性的人群差异进行分析，以识别扰动力高、应对力弱、脆弱性强的重点人群。

（四）乡村医生面临的扰动力、应对力与脆弱性的地域差异分析

主要运用描述性分析方法对不同地区村乡村医生面临的扰动力、应对力及脆弱性情况进行描述，并运用 χ^2 检验、方差分析等对乡村医生面临的扰动力、应对力及脆弱性的地域差异进行分析，以识别扰动力高、应对力弱、脆弱性强的重点地区。

（五）乡村医生脆弱性的形成机制及脆弱性对工作状态的影响机制分析

运用定性与定量相结合的分析方法，对收集的数据进行系统深入的挖掘，以分析乡村医生脆弱性的形成机制及脆弱性对工作状态的影响机制，并对前文理论分析中的相关原始假设进行验证。在综合运用定性与定量分析的基础上，明确乡村医生脆弱性的形成机制及脆弱性对工作状态的作用路径。

（六）乡村医生脆弱性发展的情景分析

主要采用直觉逻辑法和概率修正法相结合的分析方法对乡村医生未来的脆弱性状态进行前推式情景分析，以判断乡村医生脆弱性的变化方向与未来状态，为后文乡村医生脆弱性综合治理策略的研制奠定基础。

（七）乡村医生脆弱性综合治理策略研制

在前述研究的基础上，以危机管理 4R 理论为指导，从脆弱性及其所致危机的缩减、预备、应对和恢复四个方面，设计乡村医生脆弱性的综合应对策略。4R 理论是罗伯特·希斯提出的对危机管理阶段划分的理论，该理论认为危机管理包含对危机事前、事中、事后所有方面的管理，将危机管理划分为缩减（Reduction）、预备（Readiness）、反应（Response）和恢复（Recover）。

三　研究工具

以课题组编制的乡村医生发展研究调查问卷作为定量研究工具。课题组通过对 447 篇乡村医生相关研究文献的分析，共识别影响乡村医生发展的 15 类问题。在此基础上，结合个人深入访谈、专家咨询和专题小组讨论设计了《乡村医生发展研究调查问卷》，并经预调查予以完善。课题组编制的《乡村医生发展研究调查问卷》共包括工作源扰动力调查、环境源扰动力调查、工具性支持力调查、情感性支持力调查、内在应对力调查、工作状态调查六个模块，共 76 个条目。其中，工作源扰动力调查模块包括 8 个条目，主要调查乡村医生对工作量、工作难度和工作安排的看法；环境源扰动力调查模块包括 12 个条目，主要调查乡村医生对外部环境及相关政策的看法；工具性支持力调查模块包括17 个条目，主要调查乡村医生对自身获得的经济、制度、技术、设备支持的看法；情感性支持力调查模块包括 8 个条目，主要调查乡村医生对自己与上级和同事关系的看法；内在应对力调查模块包括 10 个条目，主要调查乡村医生自身能力情况；工作状态调查模块包括 21 个条目，主要调查乡村医生的情感耗竭、职业评价、职业认同、工作稳定性等方面的内容。以课题组编制的现有资料收集目录、乡村医生和卫生行政管理人员访谈提纲为定性调查工具，收集调查地区相关文件资料、统计数据等，并对部分乡村医生和卫生行政管理人员进行定性访谈。

四　研究方法

（一）主要应用理论

1. 脆弱性理论

脆弱性由美国学者 G. F. White[1] 首先提出。1980 年，Gabor 和 Griffith 将脆弱性引入灾害学研究[2]；1981 年，Timmerman 将其引入地质学领域[3]；1992 年，Dow 在社会学研究中对灾害中脆弱性的含义进行了进一步发展，纳入了"社会个体或社会群体应对灾害事件的能力"这一维度[4]；随后脆弱性的概念被进一步延伸，成为灾害和危机相关研究中重要的前置变量。虽然不同学科领域对于脆弱性内涵的界定有所不同，但是，较为一致的观点是脆弱性是由系统面临的扰动力和应对力所构成的函数，是对系统可能出现危机的一个衡量。脆弱性被引入危机管理领域后，丰富了危机管理的分析视角和指导理论，成为先发型危机管理理

---

① White, G. F. and Haas, J. E., *Assessment or Research on Natural Hazards*, Cambridge：The MTT Press, 1975.

② Gabor, T. and Griffith, T. K., "The Assessment of Community Vulnerability to Acute Hazardous Materials Incidents", *Journal of Hazardous Materials*, No. 8, 1980, pp. 323 – 333.

③ Timmerman, P., *Vulnerability*, *Resilience and the Collapse of Society*：*A Review of Models and Possible Climatic Applications*, Toronto：Institute for Environmental Studies, University of Toronto, 1981.

④ Dow, K., "Exploring Differences in our Common Futures：The Meaning of Vulnerability to Global Environmental Change", *Geoforum*, Vol. 23, 1992, pp. 417 – 436.

论的重要概念之一。本书拟通过对脆弱性内涵和测量维度的梳理，归纳脆弱性的核心要素，为乡村医生脆弱性内涵和测量维度的界定提供借鉴与支持。

2. 相对剥夺理论

"相对剥夺感"由美国社会学家斯托弗于 1949 年提出。相对剥夺感是一种矛盾的心理状态，是由于人们将自己的命运与那些既和自己的地位相近，又不完全等同于自己的人和群体做反向比较而产生的，是人们自认为没有得到公平待遇后的不满与积怨的结合。① 美国社会学家默顿认为，个体或群体将自己的利益得失与参照物进行比较，若感觉自己得到的少，就会有不公平感产生，这往往会给社会成员带来不同程度的心理适应上的困难，并导致越轨行为在数量上、规模上和强度上迅速增加，对组织功能造成的破坏也将越来越大。② 格尔（Garr）对相对剥夺感的概念进行了进一步的发展，并将其引入集体行动和社会运动研究中，形成了"挫折—反抗机制"。③ 他认为每个人都有某种价值期望，而社会则有某种价值能力，当社会变迁导致社会的价值能力小于个人的价值期望时，人们就会产生相对剥夺感，相对剥夺感越大，人们反抗的可能性就越大，破坏性也越强。本书将相对剥夺感理论用于乡村医生面临的扰动力研究，分析相对剥夺感对扰动力和总体脆弱性的影响。

3. 社会支持理论

社会支持是以被支持者为中心，由他们及其周围与之有接触的支持者以及个体与这些人之间的支持性活动所构成的体系，是一定的社会网络运用物质和精神手段对被支持者进行无偿帮助的一种选择性社会行为④。根据支持的内容，社会支持可分为工具性支持和情感性支持。工具性支持是指向被支持者提供的财物、资源、技术等硬性帮助，情感性

---

① 陈炜等：《"相对剥夺理论"在农村流动人口犯罪防控中的应用》，《法学杂志》2010年第 3 期。

② ［美］罗伯特·K. 默顿：《社会理论和社会结构》，唐少杰等译，译林出版社 2006 年版。

③ Gurr, T. R., "Why Men Rebel", *American Political Science Association*, Vol. 5, No. 2, 1970.

④ 张长伟：《社会支持网络理论在解决高校贫困生问题中的价值揭示》，《中州学刊》2005 年第 3 期。

支持是指向被支持者提供的倾听、倾诉、亲情、友情等软性帮助。[①] 本书运用社会支持理论对乡村医生在应对扰动中获得的外部支持力进行研究，分析各类外部支持力对乡村医生应对力和总体脆弱性的影响。

4. 压力—状态—响应模型

20 世纪 80 年代末，在加拿大相关研究的基础上，经济合作与开发组织（OECD）和联合国环境规划署（UNEP）提出了环境指标的 PSR 模型，即压力（Pressure）—状态（State）—响应（Response）模型。压力指标反映人类活动（如工业、农业、交通运输等）给环境造成的负荷，主要回答"为什么"发生这种状态变化；状态指标反映环境质量、自然资源与生态系统（生物、土地、水及其他）的状况，主要回答"发生了什么"的问题；响应指标反映面临环境与资源问题各组织机构的行动与对策，主要回答了"应该如何做"的问题。PSR 模型从人类与环境互动的视角，高度概括了人与自然的交互影响与作用。本书将以压力—状态—响应模型为框架，对乡村医生队伍脆弱性的产生、表现、传播与影响机制进行构建，运用 PSR 模型综合归纳并解释乡村医生脆弱性的产生机制以及脆弱性对工作状态的影响机制。

5. 灾害—地方模型（HOP）

HOP 模型是 Cutter 于 1996 年提出的一种建立在地理学、社会学和人类学基础之上的脆弱性研究模型。[②] 该模型通过特定地区的脆弱性来综合分析自然环境和社会状况对脆弱性的影响，从而把自然脆弱性研究中的风险概念与社会脆弱性研究中的恢复力、应对能力等结合起来，并落实到具体的地域单元，避免了以往脆弱性研究中只关注自然或人文系统脆弱性的弊端。本书将借鉴 HOP 模型的概念与原理，建立乡村医生脆弱性分布差异的理论假设，并对乡村医生脆弱性的地域分布进行分析，从而识别乡村医生脆弱性的高危地区。

6. 社会燃烧理论与社会稳定预警系统模型

牛文元等运用社会物理学方法研究社会动乱的机理，提出了社会燃

---

① 龙溪虎等：《大学生求职期社会支持系统的构建》，《企业经济》2009 年第 6 期。

② Cutter, S. L., "Vulnerability to Environmental Hazards", *Progress in Human Geography*, Vol. 20, No. 4, 1996, pp. 529 – 539.

烧理论，并设计了社会稳定预警系统模型。①② 根据该理论，社会稳定与崩溃的内部机理包括三个子过程：一是风险的积蓄。外部干扰与内部矛盾共同构成了社会风险，社会风险存在累积效应，按照辩证法的规律积蓄不稳定能量，由量变到质变。二是焦点问题的形成。当受到自然灾害或社会事件触发时，社会风险中会产生导致社会对抗的焦点问题，焦点问题的化解过程是风险进一步涨落的过程，也可能由于突发事件而使风险剧增。三是动乱的产生。当风险突破预警阈值时，社会动乱就会发生，造成原系统崩溃，新系统形成。如果未超过预警阈值，则系统维持原状，但需要进行风险治理，以消除社会不稳定因素，解决社会焦点问题。本书借鉴该理论，建立乡村医生脆弱性引发危机状态的路径假设，并对相关假设进行分析、验证与解释，并在此基础上，借鉴社会稳定预警系统模型的相关原理，为乡村医生脆弱性综合治理策略的研究提供支持。

（二）资料收集方法

1. 文献收集

主要利用高校图书馆的电子文献检索系统，按照预先制定的检索策略进行电子文献检索。同时收集与乡村医生发展有关的法规制度、政策文本、会议论文等纸质文献。在此基础上，对国内外乡村医生（农村卫生人力、全科医生）相关文献进行总结与梳理，确定研究的切入点和主题，进而为核心概念梳理与界定、调查问卷设计、研究结果解析和理论框架构建提供借鉴。

2. 现有资料收集

（1）收集样本地区经济社会发展数据

主要收集统计年鉴与卫生行政部门关于当地经济社会发展、农村人口变化与流动、疾病谱、主要健康问题现状和发展趋势的相关数据。

（2）收集乡村医生队伍相关信息

主要收集反映乡村医生队伍基本情况的资料（年龄、执业资格、接受培训教育的情况等）以及有关乡村医生的具体政策办法等文件。

---

① 牛文元：《社会物理学与中国社会稳定预警系统》，《中国科学院院刊》2001 年第 1 期。

② 牛文元等：《全面构建中国社会稳定预警系统》，《中国发展》2003 年第 4 期。

3. 定性调查

（1）专题小组讨论

由组织课题组成员、相关专家学者、政府相关部门管理者进行专题小组讨论。讨论主题包括：乡村医生脆弱性的含义、测量维度，新医改形势下乡村医生面临的扰动力与支持力，乡村医生脆弱性的形成机制，乡村医生脆弱性的影响及影响机制，乡村医生脆弱性的应对策略。

（2）个人深入访谈

设计访谈提纲，选取相关研究者、乡村医生、农村居民及熟悉村医历史与现状的管理者（包括卫生部门管理人员、乡镇卫生院管理者等）进行个人深入访谈。访谈内容主要包括：乡村医生队伍脆弱性的内涵、测量维度、影响及影响机制等。

（3）样本量的确定

按信息饱和度的原则确定专题小组讨论的组数与个人深入访谈的人数；按强度抽样的方法选取小组讨论与访谈对象。

4. 横断面调查

本书采用多阶段分层随机抽样法确定研究对象。在山东省范围内，按照经济社会发展水平的高、中、低三个水平随机选取 6 个地市（其中，A 市和 B 市为经济发展较好地区，C 市和 D 市为经济发展中等地区，E 市和 F 市为经济发展较差地区），根据一定原则在每个市抽取 3 个县（区），每个县（区）抽取 3 个乡镇，每个乡镇选取 20—25 名乡村医生进行问卷调查，共计调查 6 市 18 县、54 个乡镇的 1018 名乡村医生。运用课题组自制问卷对乡村医生进行调查，调查内容主要包括：乡村医生的年龄、学历、收入、专业背景、执业资格、接受培训教育等情况；乡村医生面临的扰动力情况；乡村医生对扰动的应对力情况；乡村医生的工作生活状态；等等。

（三）资料分析方法

1. 定性资料分析方法

主要通过阅读过录文本、编码、属性归类、进行解释等一系列分析步骤，对定性资料进行解读，并采用三角测量方法对定性资料的可信度进行验证。本书采用内容分析法和扎根理论，对收集的定性访谈资料、文献资料等进行系统梳理、深入挖掘和解读，对村医队伍脆弱性的产生机制以及脆弱性对工作状态的影响机制进行构建、完善与解释分析。

（1）内容分析法

内容分析法是一种针对文本资料的内容进行研究分析的方法，多用于定性、定量或混合模式的研究框架。内容分析法的研究流程是：确定分析目标→明确分析问题→选择分析单位→界定分析维度→抽取研究样本→转换数据形式→量化分析。[①] 内容分析法的实质是通过提炼关键词句、关键事件，并按照一定依据进行归纳整合，从而将非量化信息转化成可量化数据，用以揭示文本资料中所隐含的内容。本书主要运用内容分析法对收集到的定性访谈资料进行深入挖掘与系统分析，从而构建乡村医生脆弱性形成机制及其对村医工作状态影响机制的预设模型。

（2）扎根理论

扎根理论是由 Galser 和 Strauss 于 1960 年在对死亡过程进行分析的时候形成的。两人于 1967 年明确提出了扎根理论这一概念[②]，它被认为是定性研究中较为科学的方法[③]。扎根理论的提出主要是为了填补经验研究与理论研究之间的鸿沟，从而提出一个自然的、相互结合的、概念化的、由范畴及其特征所组成的行为模式。[④⑤] 扎根理论主张在自然环境下利用文献分析、开放性访谈、参与式观察等方法，广泛而系统地收集资料，待资料达到饱和状态后，再对资料进行分类与编码。在分类与编码过程中，首先，经开放式编码与主轴编码形成命题链；其次，对命题链进行核心编码，识别影响中心命题的各种条件；最后，在此基础上概括出理论命题[⑥]。其中对资料进行编码是运用扎根理论这一方法的重要步骤，主要包括三个级别的编码：开放编码、主轴编码和选择

① 孙瑞英：《从定性、定量到内容分析法——图书、情报领域研究方法探讨》，《现代情报》2005 年第 1 期。

② Glaser, B. G., Strauss, A. L., *The Discovery of Grounded Theory: Strategies for Qualitative Research*, Chicago: Aldine Publishing Company, 1967.

③ Hammersley, M., *The Dilemma of Qualitative Method: Herbert Blumer and the Chicago School*, London: Routledge, 1989.

④ Glaser, B. G. et al., "The Discovery of Grounded Theory: Strategies for Qualitative Research", *Nursing Research*, Vol. 17, No. 4, 1968, pp. 353 – 368.

⑤ 范铁琳等：《基于扎根理论的集群共享性资源研究》，《软科学》2012 年第 7 期。

⑥ ［美］赛卡瑞克：《企业研究方法》，祝道松、林家伍等译，清华大学出版社 2005 年版。

编码。[1]

本书依据扎根理论的原理，对定性资料的内容分析结果进行综合解读与分析，从而梳理、归纳出乡村医生脆弱性的形成机制及其对工作状态的影响机制。首先，根据扎根理论的分析思路，运用内容分析法，通过开放性编码、主轴编码，针对研究的核心问题，对收集的定性资料进行凝练与概括，将原始访谈记录资料逐级提取为有编码意义的概念和范畴，并予以整合，在对定性访谈资料进行量化分析的同时，建立范畴之间的相互关系。其次，结合定量分析的结果，根据扎根理论的研究思路，进行选择编码，明确乡村医生脆弱性的形成与作用路径。

2. 定量资料分析方法

对所收集的定量资料用 SPSS、AMOS 等软件进行统计处理。具体分析方法包括描述性分析、单因素分析、多因素分析、集对分析、结构方程模型分析、因素重要性推导模型分析等。

（1）集对分析法

集对分析法（SPA）是由赵克勤于 1989 年提出的用于分析系统确定性与不确定性相互作用的一种数学方法，是复杂系统研究中的重要方法之一。其核心思想是分析某集对中的不确定性和确定性因素，按照集对的某一特性，将不确定性称为"差异"，而将确定性分为"对立"和"同一"，从异、同、反三个方面对事物及其系统进行分析。[2][3]

乡村医生脆弱性的产生是多变量复杂作用的结果，具有典型的非确定性特征，因此本书运用集对分析法综合分析乡村医生面临的扰动力和应对力，计算乡村医生脆弱性指数，以反映其总体脆弱性水平。首先，设集合 $M = \{$乡村医生脆弱性评价指标$\}$，集合 $N = \{$乡村医生脆弱性评价标准$\}$，M 和 N 结合成集对 $H = \{M, N\}$。则村卫生室经济脆弱性问题可以表述为 $Q = \{E, G, W, D\}$，其中 E 为评价方案（m 个），G 为各评价方案的二级指标（n 个），W 为指标权重（本书中假设各指标权重相

---

① 孙晓娥：《扎根理论在深度访谈研究中的实例探析》，《西安交通大学学报》（社会科学版）2011 年第 6 期。

② 岳丽等：《模糊集对分析在医院医疗质量综合评价中的应用》，《中国卫生统计》2012 年第 5 期。

③ 陶晓燕：《基于集对分析法的城市生态系统健康评价》，《统计与决策》2011 年第 14 期。

等且均为 1），D 为 Q 的评价矩阵，评估指标值为 $d_{kp}(k=1，2，\cdots，m；p=1，2，\cdots，n)$。然后，确定现有各评价方案中的最优和最劣指标，形成最优集（U）和最劣集（V），进而根据集合 $\{U_p，V_p\}$，可计算 d_{kp} 的对立度 c_{kp} 和同一度 a_{kp}（见式 3-1 和式 3-2）以及集对 H 中方案 A_k 与最优方案的贴近度指数 r_k（见式 3-3）。[1][2]

d_{kp} 与评价结果为负相关关系：

$$\begin{cases} c_{kp} = \dfrac{d_{kp}}{U_p + V_p} \\[3mm] a_{kp} = \dfrac{U_p V_p}{d_{kp}(U_p + V_p)} \end{cases} \tag{3-1}$$

d_{kp} 与评价结果为正相关关系：

$$\begin{cases} c_{kp} = \dfrac{U_p V_p}{d_{kp}(U_p + V_p)} \\[3mm] a_{kp} = \dfrac{d_{kp}}{U_p + V_p} \end{cases} \tag{3-2}$$

$$r_k = a_k / (a_k + c_k) \tag{3-3}$$

$$\text{其中：} a_k = \sum W_p a_{kp} \tag{3-4}$$

$$c_k = \sum W_p c_{kp} \tag{3-5}$$

（2）结构方程模型分析法

结构方程模型（Structural Equation Modeling，SEM）分析法是一种能够建立、估计并检验因果关系模型的方法。其对因素分析和路径分析两种方法进行了整合，应用线性方程系统表示观测变量与潜变量，以及潜变量之间的关系[3]，从而得到自变量对因变量影响的直接效果、间接效果或者总效果，多用于评价理论模型与经验数据的一致性情况。本书运用结构方程模型，综合分析乡村医生脆弱性与工作状态各要素间的相关关系，从而构建乡村医生脆弱性对工作状态的影响机制模型，明确乡村医生脆弱性对工作状态的作用路径。

---

[1] 杨爱婷等：《我国经济系统脆弱性与可持续发展牵扯：15 年样本》，《改革》2012 年第 2 期。

[2] 智瑞芝等：《基于集对分析法的浙江省经济脆弱性评价》，《统计科学与实践》2015 年第 11 期。

[3] 林嵩等：《结构方程模型理论及其在管理研究中的应用》，《科学学与科学技术管理》2006 年第 2 期。

3. 策略分析方法

（1）情景分析

情景分析又称情境分析、情景规划，是一种通过假设、预测、模拟等手段生成未来情景，并分析其影响的方法。[①] 其突出特点体现在对非量化因素和缺乏数据支持的因素的预测方面。这一方法最初由兰德公司的 Herman Kahn 应用在公共政策分析中，20 世纪 70 年代壳牌石油公司的 Pierre Wack 将其引入到企业战略分析中，其应用范围逐渐扩大。情景分析的意义主要在于对不同趋势下可能出现的状态进行考察、比较，以及运用定性和定量相结合的方法对可能出现的情况进行评估。本书主要采用情景分析法对未来乡村医生脆弱性的发展趋势进行前推式预测分析，为乡村医生脆弱性综合治理奠定基础。

（2）社会安全阀理论

社会安全阀理论也称"替罪羊机制"，由科塞提出，主张将人们的敌对、不满情绪引离原来仇恨的目标，用其他替代性目标和手段，使负面情绪得以排除和发泄。但是替代的过程往往需要社会系统或个人付出代价。[②] 本书将社会安全阀理论用于脆弱性综合治理策略的研究，设计脆弱性调控安全阀，以缩减脆弱性的累积。

（3）预防准备型公共危机管理理论

预防准备型公共危机管理理论，是在危机管理的文化基础由反应文化向预防文化转变，危机管理由例外性管理向常态化管理转变的基础上形成的新型危机管理理论，是一种以预防和准备为主要特征的公共危机管理模式。它是指在危机发生前，通过对可能引发危机的风险进行预测、预报、预防、预备和设置预案，来消除危机隐患，降低危机发生的可能性，或者为不可避免的危机提供有效管理机制和物资保障。本书以预防准备型公共危机管理理论为指导，设计乡村医生脆弱性综合治理策略，具体而言，包括脆弱性缩减策略、脆弱性所致危机的防范与应对策略，以及脆弱性未来发展情景的预备策略。

---

① 娄伟：《情景分析理论与方法》，社会科学文献出版社 2012 年版。
② ［美］L. A. 科塞：《社会冲突的功能》，孙立平等译，华夏出版社 1989 年版。

五 质量控制

在调查问卷及访谈提纲设计初始阶段，大量阅读国内外高水平期刊中的相关文献，与课题组成员开展多次专题小组讨论，共同研究，对问卷和访谈提纲进行反复修改。初步形成调查问卷与访谈提纲后，邀请相关专家学者及乡镇卫生院管理人员、乡村医生、卫生行政人员等对调查问卷及访谈提纲提出修改建议，再次对问卷提纲进行修改与完善。问卷和访谈提纲定稿后，进行预调查，找出问卷中存在的不足，及时修正。在正式实施调查过程中，由已接受过调查技术培训的课题组老师带领本专业研究生开展调研。调查过程中，问卷填写与个人深入访谈共同进行，所发问卷当场回收。所有资料在收回时由专职调查员进行检查，对不完整或不可信的问卷及时发现并予以补充或剔除。个人深入访谈保证在轻松无压力的状态下进行，对访谈过程进行详细记录，访谈结束后及时对所收集的记录资料进行整理和完善。在资料整理分析中，问卷数据的录入采用双机录入方式，并对已录入的数据做逻辑检查。所收集的定性资料由两名专业人员进行阅读、转录、编码等一系列工作，以保证研究资料的质量。

六 技术路线

本书遵循概念界定→研究维度构建→现状分析与评价→脆弱性形成及对工作状态能响的机制分析→脆弱性发展的情景分析→应对策略开发的思路开展研究。第一，根据既往研究启示和文献分析确定研究选题；第二，综合运用文献分析、专题小组讨论和专家咨询的方法界定乡村医生脆弱性内涵和测量维度；第三，根据脆弱性的内涵开发测量量表，并运用开发的测量量表开展现场调查；第四，在完成现场调查的基础上，综合运用描述性分析、集对分析法、重要象限模型等方法，对山东省乡村医生脆弱性的现状开展分析与评价；第五，明晰脆弱性形成的机制以及脆弱性对乡村医生工作状态的影响机制，第六，运用情最分析的方法预测乡村医生脆弱性未来发展状态；第七，基于上述分析，开发脆弱性综合应对策略。本书的技术路线如图 3 – 1 所示。

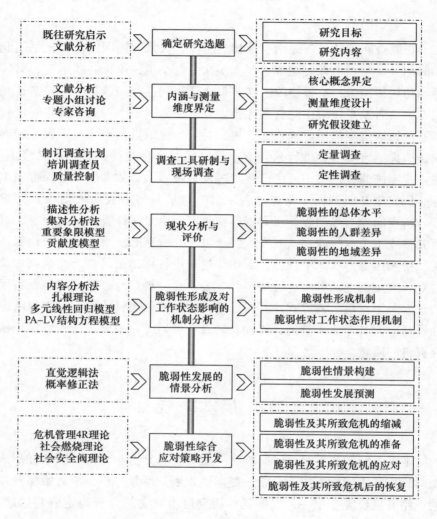

图 3–1　技术路线

第四章 核心概念内涵界定与研究假设

本章主要内容包括：首先，运用内容分析法，通过对文献、预调查中定性访谈资料的分析，系统梳理了脆弱性内涵的演变及其测量维度，并在此基础上对乡村医生脆弱性的内涵及测量维度进行了初步界定；其次，运用专家咨询等方法，对初步界定的乡村医生脆弱性内涵和测量维度进行论证；最后，根据专家咨询结果，界定乡村医生脆弱性的内涵及测量维度，并据此在乡村医生脆弱性的人群、地域分布、形成机制、对工作状态的影响机制等方面建立了理论假设。

一 核心概念梳理与界定

（一）脆弱性内涵与测量维度的演变

通过对有关脆弱性内涵的研究分析可以发现，脆弱性研究已经涵盖多个学科领域，根据其研究对象，可划分为自然系统、社会系统和自然—社会耦合系统。脆弱性其内涵是不断变化的，可以分为四个阶段。第一阶段为脆弱性提出初期，即 20 世纪 80 年代初，以 Gabor 和 Griffith 为代表，这一阶段侧重于脆弱性是一种"可能性、概率"；第二阶段是 20 世纪 80 年代，以 Timmerman、Pijawka 为代表，脆弱性是一种"程度"；第三阶段是 20 世纪 90 年代，以 Dow、Vogel 等为代表，脆弱性是一种"能力"；第四阶段是 21 世纪以来，以 Pelling、Adger 等为代表，脆弱性是一种"状态"。四个阶段之间并不是泾渭分明的，而是有所交叉。总体而言，脆弱性是一种状态，已经成为众多研究者的共识。脆弱性内涵演变的四个阶段及代表文献如图 4 - 1 所示。

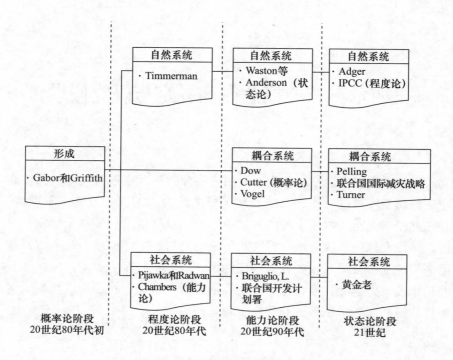

图 4 - 1 　脆弱性内涵演变

随着研究领域的拓展，脆弱性的概念已经逐渐演变成包含暴露、敏感性、适应性、恢复力等一系列要素在内的一个概念集合，内涵不断丰富。在脆弱性的构成要素方面，运用内容分析法对上述经典脆弱性内涵进行分析，共梳理出内涵要素 10 项，包括：威胁、不利影响、扰动、敏感性、暴露、抵抗能力、恢复能力、应对能力、适应能力、承受能力，总提及频次 28 次。提及频次较高的有威胁、扰动、敏感性、暴露、恢复能力、应对能力、适应能力，其提及频次分别为 4 次、4 次、4 次、3 次、3 次、3 次和 3 次。根据各要素的内涵进行合并、归纳后，可概括为两类要素，即扰动力和应对力，其提及频次分别为 16 次和 12 次，如表 4 - 1 所示，归纳结果与当前大多数关于脆弱性的研究一致。①②

① Mitcheel, J. et al., "A Contextual Model of Natural Hazards", *Geographical Review*, Vol. 79, 1989, pp. 391 - 409.

② Mccarthy, J. J., *Climate Change* 2001: *Impacts*, *Adaptation*, *and Vulnerability*, Contribution of Working Group Ⅱ to the Third Assessment Report of the Intergovernmental Panel On Climate Change, Cambridge: Cambridge University Press, 2001.

表 4 – 1 脆弱性内涵构成要素集合

第一次归纳要素名称	提及频次	第二次归纳要素名称	提及频次
威胁	4		
不利影响	1		
扰动	4	扰动力	16
敏感性	4		
暴露	3		
抵抗能力	2		
恢复能力	3		
应对能力	3	应对力	12
适应能力	3		
承受能力	1		

在脆弱性的测量方面，大多数研究依据脆弱性的内涵对其测量维度进行了界定，脆弱性的测量维度也随着脆弱性内涵的演变而不断变化。在概率论阶段，脆弱性的测量主要是评估某一危机事件发生的可能性或概率。在程度论阶段，脆弱性的测量维度主要包括暴露、风险、扰动力等。在能力论阶段，脆弱性的测量维度主要包括应对能力、抵抗力、恢复力等。在状态论阶段，脆弱性的测量维度主要包括暴露、敏感性、易损性、可能性、严重性、应对能力、风险、抵抗力、抗逆力、压力、扰动力、恢复力、响应力等。分析可知，随着脆弱性内涵的不断丰富，其测量维度也不断扩展，状态论阶段脆弱性的测量维度基本涵盖了程度论阶段和能力论阶段脆弱性的测量维度。此外，不同研究对于脆弱性测量维度的具体表述方式不同，现有的各测量维度之间相互交叉和包含。

对状态论阶段脆弱性测量维度的进一步分析显示，暴露、敏感性、易损性、可能性、严重性、风险、易感性、压力、扰动力等用于测量研究对象受扰动影响的情况；应对能力、抵抗力、抗逆力、恢复力、响应力等用于测量研究对象对扰动的应对能力。在具体测量维度的选择上，不同研究者的分歧主要存在于"暴露"这一维度。部分研究者①②③认为，应将"暴露"作为脆弱性测量的独立变量，但部分研究者④⑤认为不应将其作为独立变量，而应暗含在敏感性或扰动力、压力中。

（二）乡村医生脆弱性的内涵与测量维度

1. 乡村医生脆弱性内涵的初步界定

根据上述文献分析结果，我们对乡村医生脆弱性的内涵进行了初步界定：乡村医生的脆弱性是一种状态，即在一定环境下，乡村医生依靠自身能力和外部支持力与其在日常生活和工作中受到的扰动进行互动的状态，由乡村医生所受扰动力和对扰动的应对能力共同决定。乡村医生的脆弱性具有累积效应，脆弱性的累积会对乡村医生及其所处农村预防保健网底产生不利影响，一旦脆弱性超过安全区间，将会导致农村预防保健网底及农村居民健康陷入危机状态。

乡村医生脆弱性的内涵包括以下几个方面：①脆弱性是一种状态。当前脆弱性内涵已经演变到状态论阶段，包括了可能性、程度、能力等诸多要素信息，其含义更广泛，更能体现"脆弱"是由多种因素所致。②脆弱性是在一定环境下产生的。脆弱性并不是一成不变的，脆弱性的水平及其内部构成随着环境的变化而变化。不同环境下，乡村医生的脆弱性水平和构成要素不同。③脆弱性由乡村医生所受扰动力和对扰动的应对能力共同决定。乡村医生受到来自工作（如工作量、工作压力等）和环境（如执业风险、政策变动等）的各种扰动，乡村医生需要应对并适应这些扰动。在这一过程中，乡村医生可依靠的力量一是自身的能力，二是外部系统（政府、亲友等）给予的支持。④脆弱性具有累积效应，脆弱性的累积会对乡村医生及其所处农村预防保健网底以及其服务的农村居民产生不利影响。脆弱性将按照辩证法的规律积蓄能量，长

---

① Stefan Kienberger, "Spatial Modeling of Social and Economic Vulnerability to Folds at the District Level in Buzi, Mozambique", *Natural Hazards*, Vol. 64, 2012, pp. 2001 - 2019.

② 刘雯雯：《组织脆弱性研究》，中国林业出版社 2011 年版。

③ 张小明：《基于脆弱性分析的公共危机预防体系研究》，《北京行政学院学报》2013 年第 4 期。

④ 李鹤等：《脆弱性的概念及其评价方法》，《地理科学进展》2008 年第 2 期。

⑤ 黄建毅等：《国外脆弱性理论模型与评估框架研究评述》，《地域研究与开发》2012 年第 5 期。

时间累积将会使脆弱性从量变转变为质变。⑤脆弱性存在一定的安全区间。在安全区间内，脆弱性的累积不会引起破坏性的后果，而一旦超出这一区间，将导致乡村医生队伍及其服务的农村居民的健康陷入危机。这主要包括两个方面：一是以乡村医生为主要力量的农村预防保健网底陷入破溃的危机。脆弱性超出安全区间后，乡村医生的服务能力和服务意愿下降，甚至出现离职、上访等行为倾向，大量离职、上访行为的发生，将导致乡村医生队伍处于功能失效状态，农村预防保健网底陷入破溃危机。二是农村居民陷入"健康失防"的危机状态。一旦乡村医生的服务能力和服务意愿下降，必将对农村居民健康产生不利影响，如果村医离职、上访行为大量发生，农村居民将失去三级预防保健网中的第一层防护，健康风险将相应增加。农村患者的健康服务可及性必将大打折扣，健康服务的经济负担也将随之增加。

根据初步界定的乡村医生脆弱性的内涵和测量维度，本书采用德尔菲法，对乡村医生脆弱性的内涵、测量维度进行进一步的专家咨询与论证。

2. 专家咨询结果

（1）专家咨询的基本情况

本书针对乡村医生脆弱性的内涵对相关专家共进行了两轮咨询，分别咨询了20人和16人，专家基本情况如表4-2所示。其中，硕士及以上学历者分别为16人和13人，中级职称及以上者分别为9人和8人，从事相关工作15年及以上者分别为5人和4人。

（2）咨询结果的可靠性与专家意见的协调性情况

咨询结果的可靠性一般通过专家对咨询问题的熟悉程度和专家对咨询的积极程度来衡量。两次咨询中，对该主题非常熟悉或比较熟悉的专家所占比例分别为100%和90%，表明两次咨询专家对咨询问题的熟悉程度较高。两次咨询中，咨询表的回收率分别为100%和81%，说明专家对咨询的积极程度较高。综合专家熟悉程度和积极程度可知，本次咨询的可靠性较好。两次咨询后专家协调系数由0.10提高到0.44，表示专家意见的一致性较高。如表4-3所示。

表 4 - 2　　　　　　　　　　　　　　**专家基本情况**

项目	分类	第一轮		第二轮	
		人数	构成比（%）	人数	构成比（%）
性别	男	8	40.0	6	37.5
	女	12	60.0	10	62.5
学历	硕士及以上	16	80.0	13	81.3
	本科及以下	4	20.0	3	18.8
职称	高级职称	6	30.0	5	31.3
	中级职称	3	15.0	3	18.8
	初级职称	6	30.0	3	18.8
	无职称	5	25.0	5	31.3
工作领域	卫生行政工作	6	30.0	4	25.0
	研究工作	12	60.0	10	62.5
	其他	2	10.0	2	12.5
工作年限	≤4 年	6	30.0	6	37.5
	5—14 年	9	45.0	6	37.5
	≥15 年	5	25.0	4	25.0

表 4 - 3　　　　　　　　**咨询结果的可靠性和专家意见协调性**

咨询	专家积极程度（%）	专家熟悉程度（%）	专家协调系数
第一轮	100	100	0.10
第二轮	81	90	0.44

（3）专家咨询的结果

分析显示，针对"脆弱性是乡村医生依靠自身能力和外部支持力与其在日常生活和工作中受到的扰动进行互动的状态"这一论述，第一轮专家咨询的认可率为80%。主要的修改意见包括两点：一是删掉"在日常生活和工作中"，二是修改论述方式，应体现出"应对力小于其面临的扰动力"。综合专家意见，修改为"脆弱性是乡村医生自身能力和获得的外部支持力难以应对其受到的扰动的状态"。修改后，第二轮咨询专家认可率上升为94.1%。

针对"脆弱性是在一定环境下产生的"这一论述，第一轮专家咨询的认可率为60%。不认可的原因主要是，现有论述方式易使人理解为脆弱性是单纯由环境因素造成的，而"扰动"一词已经包含了环境因素，因此建议删除。第二轮咨询中，专家对此修改的认可率为94.1%。

针对"脆弱性由乡村医生所受扰动力和对扰动的应对能力共同决定"这一论述，第一轮专家咨询的认可率为90%，认可率较高，未做修改。乡村医生受到来自工作（如工作量、工作压力等）和环境（如执业风险、政策变动等）的各种扰动，乡村医生需要应对并适应这些扰动。在这一过程中，乡村医生可依靠的力量一是自身的能力，二是外部系统给予的支持。

针对"乡村医生的脆弱性具有累积效应，脆弱性的累积会对乡村医生及其所处农村预防保健网底产生不利影响"这一论述，第一轮专家咨询的认可率为90%。专家建议修改为"乡村医生的脆弱性具有累积效应，脆弱性的累积会对乡村医生所处农村卫生服务网底功能及其服务对象产生不利影响"。

针对"乡村医生的脆弱性存在一定的安全区间，在这一区间内，脆弱性的累积不会引起破坏性的后果"这一论述，第一轮专家咨询的认可率为70%。主要的修改意见是将"不会引起破坏性的后果"改为"不会对农村卫生服务网底功能产生破坏性作用"。综合修改意见，将其改为"乡村医生的脆弱性存在一定的安全区间，在这一区间内，脆弱性的累积尚不会对农村卫生服务网底功能产生破坏性作用"。第二轮咨询中，专家认可率上升到94.1%。

针对"乡村医生的脆弱性是否超过安全区间，其评价依据为乡村医生是否出现了不忠诚倾向"这一论述，第一轮专家咨询的认可率为70%，主要的修改意见是：将"不忠诚倾向"改为"不敬业倾向"。修改后，第二轮咨询中，专家认可率上升到87.5%。敬业倾向是指员工坚信其面临的情况会好转，因而保持沉默并且留在岗位上继续履行职责的行为倾向。一旦乡村医生产生了不敬业倾向，其工作积极性、自主性等均会下降，将对其服务能力、工作效果产生不利影响，如果出现乡村医生离职、上访等行为，村民将无法享受到乡村医生所提供的健康服务。大量离职、上访行为的发生，将导致整个乡村医生队伍处于功能失效状态，农村预防保健网底陷入破溃或震荡危机，其所服务的农村居民则陷入"健康初防失守"的健康危机状态。

针对"乡村医生的脆弱性一旦超出安全区间将导致村医队伍及其服务的农村居民的健康陷入危机"这一论述，第一轮专家咨询的认可率为60%。第一轮专家咨询后主要的修改意见是突出脆弱性导致危机的渐进性过程。综合专家意见，修改为"乡村医生的脆弱性一旦超出安全区间将导致农村卫生服务网底逐渐陷入功能失效的危机状态"。修改后，第二轮咨询专家认可率上升到87.5%。

3. 乡村医生脆弱性的内涵界定

乡村医生的脆弱性是乡村医生自身能力和获得的外部支持力难以应对其受到的扰动的状态，由乡村医生所受扰动力和对扰动的应对能力共同决定。乡村医生的脆弱性具有累积效应，脆弱性的累积会对乡村医生所处农村卫生服务网底功能及其服务对象产生不利影响。乡村医生的脆弱性存在一定的安全区间，在这一区间内，脆弱性的累积尚不会对农村卫生服务网底功能产生破坏性作用。一旦脆弱性超过安全区间，将导致农村卫生服务网底逐渐陷入功能失效的危机状态。

4. 乡村医生脆弱性的测量维度

在乡村医生脆弱性的测量方面，本书在前期研究和预调查的基础上，借鉴 R. Chambers 的脆弱性钻石模型分析框架，通过专题小组讨论，根据乡村医生脆弱性内涵，从其构成要素入手，明确其测量维度，设计调查问卷。乡村医生脆弱性的测量维度包括扰动力和应对力两大维度，并未将"暴露"这一维度独立出来，而是将其暗含在了扰动力维度中。主要依据是，通过对运用独立的"暴露"维度测量脆弱性的相关文献进行分析发现，这些研究均是针对系统、个体或群体对某一个或某几个特定扰动的脆弱性，扰动因素较少且明确。而本书并非针对乡村医生对某一个或某几个特定扰动的脆弱性展开研究，所以未将"暴露"作为独立的测量要素，而是将其暗含在扰动力维度中。

具体而言，扰动力包括工作源扰动力和环境源扰动力。其中，工作源扰动力包括：工作量，如基本医疗工作量、基本公共卫生服务工作量等；工作难度，如工作技术难度、工作压力等；工作安排，如工作分配公平性、对医疗工作安排的满意度、对基本公共卫生工作安排的满意度等。环境源扰动力包括：纵向相对剥夺感，如与以前相比社会地位、经济收入、生活水平的变化；横向相对剥夺感，如与其他人相比社会地位、经济收入、生活水平的变化；执业风险，如医疗纠纷等；政策扰动力，如基本药物制度、基本公共卫生服务考核机制等。

在应对力方面，主要包括外部支持力和内在应对力。其中，外部支持力包括工具性支持力和情感性支持力。工具性支持力包括：经济支持力，如收入水平、收入付出协调性、养老保障水平等；技术支持力，如培训次数、培训机会公平性等；制度支持力，如政府重视程度、问题反馈渠道、医疗纠纷保护制度等；发展空间支持力，如职称晋升机会、职称晋升的公平性等；资源支持力，如医疗设备、基础设施等。情感性支持力包括：上级情感支持力，如上级对乡村医生需求的关注、对乡村医生的态度、对乡村医生意见的尊重等；人际情感支持力，如乡村医生与同事、卫生院医生、卫生院领导、患者的关系等。内在应对力包括：认知力，如乡村医生的自我认知能力、思考能力等；工作应对力，如诊疗能力、基本公共卫生服务能力等；社会应对力，如说服能力、应变能力等。如图4-2所示。

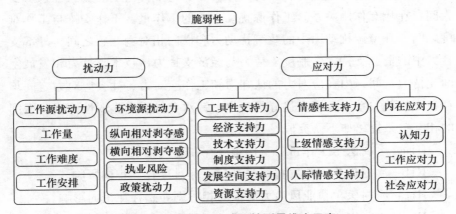

图4-2 乡村医生脆弱性测量维度示意

二 理论假设

（一）乡村医生脆弱性构成要素间的相互关系

在基于理论分析和专家咨询确定了乡村医生脆弱性的内部构成要素后，本书进一步对脆弱性内部构成要素间的相互关系进行探讨。文献分析显示，工作量、工作安排与设计是医务人员工作负担的重要预测变量①②，而政策因素对农村居民相对剥夺感的产生具有预测作用③。针对乡村医生的一系列研究④⑤显示，乡村医生的认知能力与职能胜任力、社会胜任力之间存在相互关系，乡村医生的经济收入、技术水平、培训情况以及发展空间受到其所在地区卫生资源、经济条件及政策环境的影响。

在预调查中，有乡村医生表示"公共卫生的事情太多，计算机又玩不转，白天做完随访，晚上录资料还得弄到挺晚。有时晚上还有来打针拿药的，压力很大，也睡不好，生怕出错"（ID：002）。"我跟俺们村那个教师以前是同学，那时候他去了师范，我去了卫校，回来后他当老师，我当乡村医生，都是革命工作，以前没觉得什么，但是现在你看看人家的养老也有了，工资还挺高，我现在有什么？养老也没着落，卖药又不挣钱，现在这点儿钱够干什么的。还有医疗纠纷，人家当教师的也不用担心这个，我们还得整天提心吊胆"（ID：006）。

相关研究及对定性访谈资料的分析显示，乡村医生的脆弱性构成要素间存在相互作用关系。工作源扰动力中的工作量、工作安排与工作难度之间，环境源扰动力中的政策扰动力和横向相对剥夺感之间，外部支持力中的资源支持力、制度支持力与经济支持力、技术支持力和发展空间支持力之间，内在应对力的认知力和工作应对力、社会应对力之间均存在正相关关系。基于上述分析，本书针对乡村医生脆弱性构成要素间的相互关系提出如下研究假设：

H1a：乡村医生工作量对工作难度存在正向影响。

H1b：乡村医生工作安排接受度对工作难度存在正向影响。

H1c：乡村医生执业风险力对横向相对剥夺感存在正向影响。

H1d：乡村医生面临的政策扰动力对横向、纵向相对剥夺感存在正

① 刘罗丰：《荆门市临床医生工作压力及影响因素分析》，《现代医药卫生》2015年第12期。

② 李姝洁等：《全科医生工作压力和工作满意度现状及其影响因素研究》，《中国全科医学》2015年第4期。

③ 张自强等：《农民对不同林权改革方式的满意度存在差异吗？——广东农户对"均股均利制"和"均山制"林改政策的评价及比较》，《西部论坛》2016年第1期。

④ 郑骥飞：《乡村医生胜任力四维模型建构与实证研究》，硕士学位论文，潍坊医学院，2016年。

⑤ 贾海艺：《新医改背景下山东省乡村医生激励现状评价与策略开发研究》，硕士学位论文，潍坊医学院，2016年。

向影响。

H1e：乡村医生面临的政策扰动力对其工作量、工作安排接受度和工作难度存在正向影响。

H1f：乡村医生获得的资源支持力对其获得的经济支持力、技术支持力和发展空间支持力存在正向影响。

H1g：乡村医生获得的制度支持力对其获得的经济支持力、技术支持力和发展空间支持力存在正向影响。

H1h：乡村医生的认知力对其工作应对力存在正向影响。

H1i：乡村医生的认知力对其社会应对力存在正向影响。

综合上述假设，乡村医生面临着工作源扰动力和环境源扰动力等的影响，乡村医生主要依靠内在应对力以及外部的工具性支持力和情感性支持力来应对上述扰动对其正常功能的干扰。具体而言，在新形势下，乡村医生面临的工作源扰动力主要包括来自工作量、工作安排和工作难度的扰动，工作量和工作安排对工作难度有强化作用。在环境源扰动力方面，乡村医生主要面临横向和纵向相对剥夺感、执业风险和相关政策的扰动。其中，执业风险和相关政策扰动力会强化乡村医生的横向相对剥夺感，同时，政策扰动力还能够强化乡村医生的纵向相对剥夺感。在外部支持力方面，乡村医生主要获得经济支持力、技术支持力、制度支持力、资源支持力和发展空间支持力等工具性支持力，以及包括上级情感支持力和人际情感支持力等情感性支持力。其中，资源支持力和制度支持力会强化经济支持力、技术支持力和发展空间支持力。在内在应对力方面，主要依靠自身认知力、工作应对力和社会应对力，认知力与工作应对力和社会应对力之间存在相互关系。

（二）脆弱性对乡村医生工作状态的影响机制研究假设

脆弱性是个体扰动力、内在应对力和外部支持力共同作用下的状态。相关研究者已在工作压力、组织支持以及员工工作状态的关系方面开展了研究。例如：柳燕等[①]、王小丽[②]、张艳敏等[③]对医院护理人员的

①　柳燕等：《某三甲医院护士职业承诺水平与工作压力、工作满意度、社会支持的相关性研究》，《中华护理教育》2014 年第 10 期。

②　王小丽：《临床护士职业承诺与工作压力和社会支持的相关性研究》，《当代护士》2016 年第 9 期。

③　张艳敏等：《护士职业倦怠与工作压力的相关研究》，《中国健康心理学杂志》2011 年第 4 期。

研究，王毅杰等①对农民工的研究，贺红玫等、马秀娥对护理人员的研究②③，顾远东④、赵隽⑤、翁清雄等⑥对企业职工的研究，马爽等⑦对基层公务员的研究，王海港等⑧对失地农民的研究，等等。针对临床教师和乡村医生的研究⑨⑩⑪也进行了这方面的探索。

在预调查的定性访谈中，有乡村医生表示"现在乡村医生这个职业一点儿吸引力也没有，年轻人打工怎么还不挣个三五千，做乡村医生一年到头没休息不说，就这点儿工资，谁愿意来干"（ID：001）。"公共卫生天天填表，每月都查，有问题就扣钱；基本药物制度以后，患者买不到药总是怪我们，有时候真的是干够了"（ID：002）。

相关研究及对定性访谈资料的分析显示，员工的工作压力、相对剥夺感、执业风险等与员工职业承诺呈负相关关系，与员工的情感耗竭呈正相关关系；而员工的情感耗竭与员工的职业承诺呈负相关关系。工作压力的增加、执业风险的增加、组织支持的缺失等与员工离职倾向呈正相关关系，与员工的呼吁倾向呈正相关关系，与员工的敬业倾向呈负相关关系。基于上述分析，本书针对脆弱性与乡村医生工作状态间的关系提出如下研究假设：

H2a：脆弱性对乡村医生职业认同存在负向作用，具体而言，扰动

---

① 王毅杰等：《工作环境、相对剥夺与农民工工作倦怠》，《南通大学学报》（社会科学版）2014 年第 3 期。

② 贺红玫等：《护士工作积极性的影响因素及对策》，《护理研究》2012 年第 11 期。

③ 马秀娥：《男护士职业倦怠与离职意愿的相关性研究》，《护理管理杂志》2014 年第 3 期。

④ 顾远东：《工作压力如何影响员工离职？——基于 Maslach 职业倦怠模型的实证研究》，《经济管理》2010 年第 10 期。

⑤ 赵隽：《工作压力影响离职意愿实证研究——归因稳定性的调节作用》，《企业经济》2012 年第 5 期。

⑥ 翁清雄等：《职业成长与离职倾向：职业承诺与感知机会的调节作用》，《南开管理评论》2010 年第 2 期。

⑦ 马爽等：《地税基层公务员工作压力与工作满意度、离职意向的关系：心理资本的调节作用》，《中国临床心理学杂志》2015 年第 2 期。

⑧ 王海港等：《什么样的农民容易上访？——对失地农民上访倾向的实证分析》，《世界经济文汇》2010 年第 2 期。

⑨ 尹文强等：《基于 JD－R 模型的临床教师职业倦怠研究》，《中国高等医学教育》2015 年第 7 期。

⑩ 秦晓强等：《基于相对剥夺理论的乡村医生社会心态研究》，《中华医院管理杂志》2016 年第 4 期。

⑪ 黄冬梅等：《基本药物制度背景下乡村医生社会地位与利益诉求分析》，《中国全科医学》2015 年第 25 期。

力对职业认同存在负向作用，而应对力对其存在正向作用。

H2b：脆弱性对乡村医生工作情感耗竭存在正向作用，具体而言，扰动力对情感耗竭存在正向作用，而应对力对其存在负向作用。

H2c：脆弱性对乡村医生职业评价存在负向作用，具体而言，扰动力对职业评价存在负向作用，而应对力对其存在正向作用。

H2d：脆弱性对乡村医生离职倾向存在正向作用，具体而言，扰动力对离职倾向存在正向作用，而应对力对其存在负向作用。

H2e：脆弱性对乡村医生呼吁倾向存在正向作用，具体而言，扰动力对呼吁倾向存在正向作用，而应对力对其存在负向作用。

H2f：脆弱性对乡村医生敬业倾向存在负向作用，具体而言，扰动力对敬业行为存在负向作用，而应对力对其存在正向作用。

相关研究显示，员工各类工作状态之间并不是相互孤立的，而是相互影响和转化的。[1] 例如，鲁剑萍等[2]对护理人员的研究，张国礼等[3]对教师的研究，徐宇峰等[4]对工作倦怠与离职倾向关系的研究，黄冬梅等[5]对医务人员的研究，以及贾海艺等[6]对临床教师的研究，等等。因此，本书针对乡村医生工作状态间的相互关系提出如下研究假设：

H3a：情感耗竭对乡村医生职业认同和乡村医生职业评价存在负向作用。

H3b：乡村医生职业评价对乡村医生职业认同存在正向作用。

H3c：情感耗竭对乡村医生的敬业倾向存在负向作用，对呼吁倾向存在正向作用，对乡村医生的离职倾向存在正向作用。

H3d：乡村医生职业评价对乡村医生的敬业倾向存在正向作用，对呼吁倾向存在负向作用，对乡村医生的离职倾向存在负向作用。

---

① Withey, M. J., Cooper, W. H., "Predicting Exit, Voice, Loyalty, and Neglect", *Administrative Science Quarterly*, Vol. 34, No. 4, 1989, p. 521.

② 鲁剑萍等：《中医医院护理人员离职倾向与职业承诺、组织承诺及工作环境的相关性研究》，《护理管理杂志》2013 年第 5 期。

③ 张国礼等：《教师工作压力与职业枯竭的关系：职业承诺的调节效应》，《心理与行为研究》2013 年第 1 期。

④ 徐宇峰等：《个人—组织匹配、工作倦怠与离职倾向的关系研究模型构建》，《领导科学》2015 年第 7 期。

⑤ 黄冬梅等：《县级公立医院不同职业阶段医生离职倾向影响因素研究》，《中华医院管理杂志》2014 年第 12 期。

⑥ 贾海艺等：《临床教师离职倾向影响因素分析研究》，《中国高等医学教育》2015 年第 11 期。

H3e：乡村医生职业认同对乡村医生的敬业倾向存在正向作用，对呼吁倾向存在负向作用，对乡村医生的离职倾向存在负向作用。

脆弱性是危机产生的微观基础与前置条件，是决定灾难性质与强度的基本要素，是危机事件形成与发展的本质原因。① 根据斯梅尔塞的社会加值理论，怨恨、剥夺感等脆弱性状态会逐渐转化为员工的一般化信念，最终在触发因子的刺激下演变为集体行动，导致组织原有的正常功能难以发挥，甚至失效崩溃。根据压力—状态—响应理论和社会燃烧理论，脆弱性存在累积效应，按照辩证法的规律积蓄不稳定能量，由量变到质变，脆弱性的长期存在与累积，将对乡村医生的工作状态产生持续影响。脆弱性的增加意味着扰动力的增加或乡村医生内在应对力及外部支持力的减小。此种状态下，工作难度、执业风险的增加，经济支持力、制度支持力以及发展空间支持力的减小会弱化乡村医生对自身职业的认同感、归属感和自豪感。工作难度以及医患纠纷风险的增加，情感性支持力的弱化则会加剧乡村医生的情感耗竭，并弱化乡村医生的职业评价与职业认同。在脆弱性累积未超过安全区间时，大部分乡村医生仍然选择坚守岗位，一旦脆弱性的累积超出安全区间，就会引起乡村医生的连锁反应：部分乡村医生会出现离职倾向，想退出这一职业；部分乡村医生会选择离开其原本所在的卫生室，到乡镇卫生院或民营医院就职；部分乡村医生则倾向于选择向上级卫生行政部门反馈、呼吁，以求改变自身的不利处境。基于上述分析，结合 PAR 模型，可形成乡村医生脆弱性对其工作状态影响机制预设模型，如图 4-3 所示。

乡村医生所受到的扰动可被视为"压力"，在扰动的压力下，乡村医生呈现脆弱性"状态"，对其职业认同、职业评价和情感耗竭产生影响，进而形成三种行为。当脆弱性的累积未超过安全区间时，乡村医生的职业认同度较高，情感耗竭也不严重，在工作中主要表现为敬业倾向。当脆弱性的累积超过安全区间后，乡村医生的职业认同度低，情感耗竭严重，在工作中主要表现为呼吁倾向和离职倾向，而呼吁倾向在得不到有效回应的情况下又会转为离职倾向。乡村医生离职、上访等行为的大量发生，将导致乡村医生队伍处于功能失效状态，农村预防保健网底陷入破溃危机，农村居民将失去三级预防保健网中的第一层防护，健康风险将相应增加。

---

① 刘铁民：《脆弱性——突发事件形成与发展的本质原因》，《中国应急管理》2010 年第 10 期。

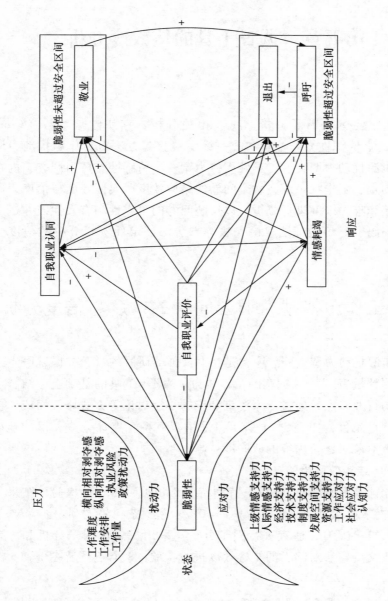

图 4 - 3 乡村医生脆弱性对其工作状态影响机制预设模型

第五章　调查工具的信效度分析

本章主要运用因子分析、线性相关分析、克朗巴哈系数（Cronbach's α）、同源性方差检验和唯一维度检验等方法对工作源扰动力调查、环境源扰动力调查、工具性支持力调查、情感性支持力调查、内在应对力调查、工作状态调查六个问卷的结构效度、实证效度、信度、同源性方差和唯一维度进行分析，以反映问卷的可靠性和有效性，并运用背靠背编码、三角验证法、检查法等方法保证定性资料分析的信度与效度。

一　工作源扰动力调查问卷的效度与信度分析

工作源扰动力调查问卷主要是在尹文强等研制的《公立医院医生工作感受测评量表》[1]、顾远东的工作压力量表[2]等工具的基础上，结合乡村医生的行业特点，通过专家咨询和专题小组讨论等方式修订而成，包含 8 个测量条目，如表 5 - 1 所示，采用李克特 5 点计分法，得分越高表示调查对象对题目内容的认同度越高。

（一）结构效度检验

首先计算 KMO 值并进行巴特利特（Bartlett's）球形检验，结果显示，工作源扰动调查问卷 KMO = 0.79，巴特利特球形检验 χ^2 = 2251.39，P < 0.01，适宜进行因子分析。采用探索性因子分析和方差最大化正交旋转法对问卷的结构效度进行检验。8 个条目最终得到 3 个

---

① 尹文强等：《我国公立医院医生职业心理研究——工作倦怠的管理学视角》，中国社会科学出版社 2014 年版。

② 顾远东：《工作压力如何影响员工离职？——基于 Maslach 职业倦怠模型的实证研究》，《经济管理》2010 年第 10 期。

公因子，分别命名为工作安排接受度（F1，含 3 个条目）、工作难度（F2，含 3 个条目）和工作量（F3，含 2 个条目），与预设的维度划分一致，见表 5 - 1。各公因子对方差总变异的累计贡献率为 71.06%，任一公因子所提取的条目均具有较高的负荷值，表明问卷内在结构效度较好。

表 5 - 1　　　　　工作源扰动力调查问卷的因子分析结果

条目	公因子		
	F1	F2	F3
医疗工作量满意度	0.808	0.043	0.277
公共卫生工作量满意度	0.785	0.118	0.317
工作量分摊公平性	0.686	0.283	0.192
技术难度	0.107	0.835	0.214
工作压力	0.102	0.766	0.378
工作内容设置	0.493	0.624	0.007
医疗工作量	0.087	0.139	0.818
公共卫生工作量	0.157	0.283	0.739

（二）会聚效度和区分效度检验

工作安排接受度与工作难度和工作量的相关系数分别为 0.48 和 0.33，工作难度和工作量的相关系数为 0.46。三个维度与工作源扰动力总分间的相关系数分别为 0.82、0.84 和 0.67。各维度得分与总分间的相关系数均较高，而各维度间相关系数较低，说明问卷具有较好的会聚效度和区分效度，如表 5 - 2 所示。

表 5 - 2　　　　　工作源扰动力调查问卷各维度间相关关系

维度	工作安排接受度	工作难度	工作量	工作源扰动力
工作安排接受度	1			
工作难度	0.48 **	1		
工作量	0.33 **	0.46 **	1	
工作源扰动力	0.82 **	0.84 **	0.67 **	1

注：** 表示 P < 0.01。

（三）信度检验

工作源扰动力调查问卷的克朗巴哈系数为 0.77，工作安排接受度、工作难度和工作量三个维度的克朗巴哈系数分别为 0.70、0.73 和 0.71，说明同一维度各条目间具有较高的内部一致性。

（四）同源性方差检验与唯一维度检验

由于数据收集采用的是调查对象的自我报告，所以调查问卷中各条目的得分可能会受到受访者自身内在因素的影响，造成同源性偏差，即在对变量进行因子分析时出现单一公因子现象。本书中，工作源扰动力调查问卷的因子分析共识别三个公因子，第一公因子的特征根为 3.62，对总方差解释程度为 40.23%，因此同源方差问题对本书数据分析结果的影响不大。

唯一维度检验主要用来检验模型中一组观测变量反映的潜变量是否是唯一的。本书运用主成分分析法对问卷各维度的唯一性进行检验，结果如表 5 - 3 所示。三个维度的第一特征根均大于 1，而第二特征根均小于 1，可以认为工作源扰动力调查问卷各维度的唯一性较好。

表 5 - 3　　　　工作源扰动力调查问卷各维度的唯一维度检验

维度	特征根	
	第一特征根	第二特征根
工作安排接受度	1.91	0.73
工作难度	1.98	0.64
工作量	1.46	0.54

二　环境源扰动力调查问卷的效度与信度分析

环境源扰动力调查问卷主要是在尹文强等研制的《公立医院医生工作感受测评量表》[①]，尹文强、黄冬梅等研制的《乡村医生工作生活现

[①] 尹文强等：《我国公立医院医生职业心理研究——工作倦怠的管理学视角》，中国社会科学出版社 2014 年版。

状调查问卷》①，刘璐研制的《城市老年人相对剥夺感研究调查问卷》②
等工具的基础上，结合乡村医生行业特点，通过专家咨询和专题小组讨
论等方式修订而成，包含 12 个测量条目，如表 5 - 4 所示，采用李克特
5 点计分法，得分越高表示调查对象对题目内容的认同度越高。

（一）结构效度检验

首先计算 KMO 值并进行巴特利特球形检验，结果显示，环境源扰
动调查问卷的 KMO = 0. 80，巴特利特球形检验 $\chi^2 = 3249. 70$，P < 0. 01，
适宜进行因子分析。采用探索性因子分析（EFA）和方差最大化正交旋
转法对问卷的结构效度进行检验。12 个条目最终得到 4 个公因子，分
别命名为横向相对剥夺感（F4，含 3 个条目）、纵向相对剥夺感（F5，
含 3 个条目）、政策扰动力（F6，含 4 个条目）和执业风险（F7，含 2
个条目），与预设的维度划分一致，见表 5 - 4。各公因子对方差总变异
的累计贡献率为 72. 15%，且任一公因子所提取的条目均具有较高的负
荷值，表明问卷具有较好的内在结构效度。

表 5 - 4　　　　　　　　　环境源扰动力调查问卷的因子分析结果

条目	公因子			
	F4	F5	F6	F7
社会地位横向变化	0. 819	0. 108	0. 121	- 0. 013
经济收入横向变化	0. 811	0. 239	0. 127	0. 158
生活水平横向变化	0. 791	0. 281	0. 121	0. 145
经济收入纵向变化	0. 118	0. 836	0. 188	0. 102
生活水平纵向变化	0. 225	0. 821	0. 137	0. 081
社会地位纵向变化	0. 257	0. 725	0. 141	0. 039
考核机制	0. 114	0. 126	0. 737	0. 002
工作环境	0. 028	0. 014	0. 700	- 0. 098
药物制度	0. 083	0. 171	0. 639	0. 187
身份定位	0. 183	0. 215	0. 638	0. 182
医疗纠纷风险	0. 056	0. 069	0. 134	0. 790
自身执业风险	0. 120	0. 026	0. 002	0. 781

① 参见秦晓强等《基于相对剥夺理论的乡村医生社会心态研究》，《中华医院管理杂志》
2016 年第 4 期。

② 刘璐：《城市老年人相对剥夺感及其成因研究——以北京市安慧里社区为例》，硕士学
位论文，中央民族大学，2012 年。

（二）会聚效度和区分效度检验

纵向相对剥夺感与横向相对剥夺感、执业风险、政策扰动力间的相关系数分别为 0.49、0.16 和 0.40。横向相对剥夺感与执业风险、政策扰动力间的相关系数分别为 0.23 和 0.34。执业风险与政策扰动力间的相关系数为 0.17。四个维度与环境源扰动力总分间的相关系数分别为 0.76、0.77、0.58 和 0.55。各维度得分与总分间的相关系数均较高，而各维度间相关系数较低，说明问卷具有较好的会聚效度和区分效度，如表 5–5 所示。

表 5–5　　　　　　　　环境源扰动力调查问卷各维度间相关关系

维度	纵向相对剥夺感	横向相对剥夺感	执业风险	政策扰动力	环境源扰动力总分
纵向相对剥夺感	1				
横向相对剥夺感	0.49 **	1			
执业风险	0.16 **	0.23 **	1		
政策扰动力	0.40 **	0.34 **	0.17 **	1	
环境源扰动力总分	0.76 **	0.77 **	0.58 **	0.55 **	1

注：** 表示 $P < 0.01$。

（三）信度检验

环境源扰动力调查问卷的克朗巴哈系数为 0.80，纵向相对剥夺感、横向相对剥夺感、执业风险和政策扰动力四个维度的克朗巴哈系数分别为 0.79、0.81、0.68 和 0.71，说明同一维度各条目间具有较高的内部一致性。

（四）同源性方差检验与唯一维度检验

环境源扰动力调查问卷的因子分析共识别四个公因子，第一公因子的特征根为 3.96，对总方差解释程度为 32.99%，因此同源方差问题对本书数据分析结果的影响不大。运用主成分分析法对问卷各维度的唯一性进行检验，结果如表 5–6 所示。四个维度的第一特征根均大于 1，而第二特征根均小于 1，可以认为环境源扰动力调查问卷各维度的唯一性较好。

表5-6　　　　　环境源扰动力调查问卷各维度的唯一维度检验

维度	特征根	
	第一特征根	第二特征根
纵向相对剥夺感	2.18	0.52
横向相对剥夺感	2.10	0.52
执业风险	1.31	0.69
政策扰动力	1.99	0.80

三　工具性支持力调查问卷的效度与信度分析

工具性支持力调查问卷主要是在尹文强等研制的《公立医院医生工作感受测评量表》[①]、明尼苏达满意度量表[②]、考伯的社会支持分型等工具的基础上，结合乡村医生的行业特点，通过专家咨询和专题小组讨论等方式修订而成，包含17个测量条目，如表5-7所示，采用李克特5点计分法，得分越高表示调查对象对题目内容的认同度越高。

(一) 结构效度检验

首先计算KMO值并进行巴特利特球形检验，结果显示，工具性支持调查问卷的KMO=0.87，巴特利特球形检验$\chi^2=6532.43$，P<0.01，适宜进行因子分析。采用探索性因子分析（EFA）和方差最大化正交旋转法对问卷的结构效度进行检验。17个条目最终得到5个公因子，分别命名为经济支持力（F8，含4个条目）、技术支持力（F9，含4个条目）、制度支持力（F10，含4个条目）、发展空间支持力（F11，含3个条目）和资源支持力（F12，含2个条目），与预设的维度划分一致，见表5-7。各公因子对方差总变异的累计贡献率为74.75%，且任一公因子所提取的条目均具有较高的负荷值，表明问卷具有较好的内在结构效度。

[①]　尹文强等：《我国公立医院医生职业心理研究——工作倦怠的管理学视角》，中国社会科学出版社2014年版。

[②]　Hadley, J. et al., "Effects of HMO Market Penetration on Physicians' Work Effort and Satisfaction", *Health Affairs*, Vol. 16, No. 6, 1997, pp. 99-111.

表 5 - 7 **工具性支持力调查问卷的因子分析结果**

条目	公因子				
	F8	F9	F10	F11	F12
养老保障满意度	0.836	0.121	0.083	0.168	0.089
养老保障公平性	0.793	0.098	0.125	0.206	0.035
收入水平满意度	0.775	0.183	0.230	0.101	0.147
收入付出协调度	0.689	0.199	0.327	0.106	0.129
培训公平性	0.154	0.814	0.096	0.194	0.132
培训机会	0.171	0.810	0.015	0.178	0.021
培训费用	0.087	0.623	0.270	0.099	0.238
工作自主权	0.136	0.433	0.243	0.316	0.099
政策环境	0.159	0.074	0.708	0.203	0.239
问题反馈渠道	0.107	0.341	0.650	0.114	0.090
激励措施	0.491	0.071	0.535	0.112	0.060
纠纷保护制度	0.335	0.044	0.458	0.105	0.009
职称晋升机会	0.208	0.119	0.167	0.827	0.101
职称晋升公平性	0.122	0.104	0.411	0.726	0.050
进修机会	0.380	0.316	0.083	0.536	0.056
医疗设施	0.115	0.139	0.072	0.071	0.897
基础设施	0.131	0.174	0.197	0.097	0.856

（二）会聚效度和区分效度检验

经济支持与技术支持力、制度支持力、发展空间支持力和资源支持力间的相关系数分别为 0.43、0.59、0.52 和 0.31。技术支持力与制度支持力、发展空间支持力和资源支持力间的相关系数分别为 0.48、0.46 和 0.38。制度支持力与发展空支持力间和资源支持力间的相关系数分别为 0.51 和 0.35。发展空间支持力和资源支持力间的相关系数为 0.26。五个维度与工具性支持力总分间的相关系数分别为 0.78、0.73、0.79、0.75 和 0.63。各维度得分与总分间的相关系数均较高，而各维度间相关系数较低，说明问卷具有较好的会聚效度和区分效度，如表 5 - 8 所示。

表 5 - 8　　　　　**工具性支持力调查问卷各维度间相关关系**

维度	经济支持力	技术支持力	制度支持力	发展空间支持力	资源支持力	工具性支持力总分
经济支持力	1					
技术支持力	0.43**	1				
制度支持力	0.59**	0.48**	1			
发展空间支持力	0.52**	0.46**	0.51**	1		
资源支持力	0.31**	0.38**	0.35**	0.26**	1	
工具性支持力总分	0.78**	0.73**	0.79**	0.75**	0.63**	1

注：** 表示 $P<0.01$。

（三）信度检验

工具性支持力调查问卷的克朗巴哈系数为 0.88，经济支持力、技术支持力、制度支持力、发展空间支持力和资源支持力五个维度的克朗巴哈系数分别为 0.86、0.72、0.70、0.71 和 0.81，说明同一维度各条目间的内部一致性较高。

（四）同源性方差检验与唯一维度检验

工具性支持力调查问卷的因子分析共识别四个公因子，第一公因子的特征根为 6.02，对总方差解释程度为 35.39%，因此同源方差问题对本书数据分析结果的影响不大。运用主成分分析法对问卷各维度的唯一性进行检验，结果如表 5 - 9 所示。四个维度的第一特征根均大于 1，而第二特征根均小于 1，可以认为工具性支持力问卷各维度的唯一性较好。

表 5 - 9　　　　　**工具性支持力调查问卷各维度的唯一维度检验**

维度	特征根	
	第一特征根	第二特征根
经济支持力	2.85	0.67
技术支持力	2.22	0.78
制度支持力	2.02	0.80
发展空间支持力	1.91	0.72
资源支持力	1.68	0.32

四 情感性支持力调查问卷的效度与信度分析

情感性支持力调查问卷主要是在尹文强等研制的《公立医院医生工作感受测评量表》[①]、JDI 量表、田源研制的《大学毕业生群体社会支持网络状况调查问卷》[②] 等工具的基础上，结合乡村医生的行业特点，通过专家咨询和专题小组讨论等方式修订而成，包含 8 个测量条目，如表 5 – 10 所示，采用李克特 5 点计分法，得分越高表示调查对象对题目内容的认同度越高。

（一）结构效度检验

首先计算 KMO 值并进行巴特利特球形检验，结果显示，情感性支持调查问卷的 KMO = 0.85，巴特利特球形检验 $\chi^2 = 4015.99$，$P < 0.01$，适宜进行因子分析。采用探索性因子分析（EFA）和方差最大化正交旋转法对问卷的结构效度进行检验。8 个条目最终得到 2 个公因子，分别命名为上级情感支持力（F13，含 4 个条目）和人际情感支持力（F14，含 4 个条目），与预设的维度划分一致，见表 5 – 10。各公因子对方差总变异的累计贡献率为 70.35%，且任一公因子所提取的条目均具有较高的负荷值，表明问卷具有较好的内在结构效度。

表 5 – 10　　　　情感性支持力调查问卷的因子分析结果

条目	公因子	
	F13	F14
关心需要	0.881	0.122
尊重意见	0.861	0.139
领导解释	0.857	0.187
领导态度	0.850	0.178

① 尹文强等：《我国公立医院医生职业心理研究——工作倦怠的管理学视角》，中国社会科学出版社 2014 年版。

② 田源：《大学毕业生低收入群体社会支持网络研究——以天津市 A 区域外地大学生为例》，硕士学位论文，中央民族大学，2010 年。

续表

条目	公因子	
	F13	F14
与卫生医生的关系	0.204	0.809
与同事的关系	0.067	0.766
与卫生院领导的关系	0.360	0.753
与患者的关系	0.052	0.752

（二）会聚效度和区分效度检验

上级情感支持力与人际情感支持力间的相关系数为0.39，与情感性支持力总分之间的相关系数为0.89，人际情感支持力与情感性支持力总分间的相关系数为0.77。各维度得分与总分间的相关系数均较高，而各维度间相关系数较低，说明问卷具有较好的会聚效度和区分效度，如表5-11所示。

表5-11　　　　情感性支持力调查问卷各维度间相关关系

维度	上级情感支持力	人际情感支持力	情感性支持力总分
上级情感支持力	1		
人际情感支持力	0.39**	1	
情感性支持力总分	0.89**	0.77**	1

注：** 表示 P<0.01。

（三）信度检验

情感性支持力调查问卷的克朗巴哈系数为0.85，上级情感支持力和人际情感支持力的克朗巴哈系数分别为0.90和0.80，说明同一维度各条目之间具有较高的内部一致性。

（四）同源性方差检验与唯一维度检验

情感性支持力调查问卷的因子分析共识别两个公因子，第一公因子的特征根为3.93，对总方差解释程度为49.15%，因此同源方差问题对本书数据分析结果的影响不大。运用主成分分析法对问卷各维度的唯一性进行检验，结果如表5-12所示。两个维度的第一特征根均大于1，而第二特征根均小于1，可以认为情感性支持力问卷各维度的唯一性较好。

表 5 – 12　　　情感性支持力调查问卷各维度的唯一维度检验

维度	特征根	
	第一特征根	第二特征根
上级情感支持力	3.08	0.38
人际情感支持力	2.50	0.62

五　乡村医生内在应对力调查问卷的 效度与信度分析

内在应对力调查问卷主要是在尹文强等研制的《公立医院医生工作感受测评量表》[①]《乡村医生胜任力调查表》[②]、Spencer 的《能力素质模型词典》等工具的基础上，结合乡村医生的行业特点，通过专家咨询和专题小组讨论等方式修订而成，包含 10 个测量条目，如表 5 – 13 所示，采用李克特 5 点计分法，得分越高表示调查对象对题目内容的认同度越高。

（一）结构效度检验

首先计算 KMO 值并进行巴特利特球形检验，结果显示，乡村医生内在应对力调查问卷的 KMO = 0.93，巴特利特球形检验 $\chi^2 = 4309.01$，$P < 0.01$，适宜进行因子分析。采用探索性因子分析（EFA）和方差最大化正交旋转法对问卷的结构效度进行检验。10 个条目最终得到 3 个公因子，分别命名为社会应对力（F15，含 3 个条目）、工作应对力（F16，含 3 个条目）和认知力（F17，含 4 个条目），与预设的维度划分一致，见表 5 – 13。各公因子对方差总变异的累计贡献率为 72.93%，且任一公因子所提取的条目均具有较高的负荷值，表明问卷具有较好的内在结构效度。

---

　　① 尹文强等：《我国公立医院医生职业心理研究——工作倦怠的管理学视角》，中国社会科学出版社 2014 年版。

　　② 郑骥飞：《乡村医生胜任力四维模型建构与实证研究》，硕士学位论文，潍坊医学院，2016 年。

表 5 - 13　　　　　乡村医生内在应对力调查问卷的因子分析结果

条目	公因子		
	F15	F16	F17
说服能力	0.822	0.128	0.101
工作适应能力	0.800	0.219	0.254
应变能力	0.788	0.201	0.172
公共卫生服务能力	0.121	0.882	0.129
诊疗能力	0.099	0.665	0.379
需求导向	0.227	0.608	0.323
自我认知能力	0.118	0.071	0.825
思考能力	0.171	0.169	0.731
责任感	0.363	0.251	0.574
发展眼光	0.154	0.189	0.527

（二）会聚效度和区分效度检验

认知力与工作应对力、社会应对力的相关系数分别为 0.58 和 0.73。工作应对力与社会应对力的相关系数为 0.64。三个维度与内在应对力间的相关系数分别为 0.87、0.85 和 0.91。各维度得分与总分间的相关系数均较高，而各维度间相关系数较低，说明问卷具有较好的会聚效度和区分效度，如表 5 - 14 所示。

表 5 - 14　　　　乡村医生内在应对力调查问卷各维度间相关关系

维度	认知力	工作应对力	社会应对力	内在应对力
认知力	1			
工作应对力	0.58 **	1		
社会应对力	0.73 **	0.64 **	1	
内在应对力	0.87 **	0.85 **	0.91 **	1

注：** 表示 $P < 0.01$。

（三）信度检验

乡村医生内在应对力调查问卷的克朗巴哈系数为 0.866，认知力与工作应对力、社会应对力三个维度的克朗巴哈系数分别为 0.69、0.68

和 0.87，说明同一维度各条目之间具有较高的内部一致性。

（四）同源性方差检验与唯一维度检验

内在应对力调查问卷的因子分析共识别 3 个公因子，第一公因子的特征根为 4.97，对总方差的解释程度为 39.74%，因此同源方差问题对本书数据分析结果的影响不大。运用主成分分析法对问卷各维度的唯一性进行检验，结果如表 5 - 15 所示。三个维度的第一特征根均大于 1，而第二特征根均小于 1，可以认为乡村医生内在应对力调查问卷各维度的唯一性较好。

表 5 - 15　　乡村医生内在应对力调查问卷各维度的唯一维度检验

维度	特征根	
	第一特征根	第二特征根
社会应对力	2.37	0.32
工作应对力	1.72	0.69
认知力	2.11	0.84

六　工作状态调查问卷的效度与信度分析

工作状态调查问卷主要是在尹文强等研制的《公立医院医生工作感受测评量表》[①]、明尼苏达满意度量表[②]等量表的基础上，结合乡村医生的行业特点，通过专家咨询和专题小组讨论等方式修订而成，包含 21 个测量条目，如表 5 - 16 所示，采用李克特 5 点计分法，得分越高表示调查对象对题目内容的认同度越高。

（一）结构效度检验

首先计算 KMO 值并进行巴特利特球形检验，结果显示，工作状态调查问卷的 KMO = 0.86，巴特利特球形检验 χ^2 = 8125.07，P < 0.01，

[①] 尹文强等：《我国公立医院医生职业心理研究——工作倦怠的管理学视角》，中国社会科学出版社 2014 年版。

[②] Hadley J., et al., "Effects of HMO Market Penetration on Physicians' Work Effort and Satisfaction", *Health Affairs*, Vol. 16, 1997, pp. 99 - 111.

适宜进行因子分析。采用探索性因子分析（EFA）和方差最大化正交旋转法对问卷的结构效度进行检验。21 个条目最终得到 6 个公因子，分别命名为情感耗竭（F18，含 5 个条目）、离职倾向（F19，含 3 个条目）、敬业倾向（F20，含 4 个条目）、职业认同（F21，含 4 个条目）、职业评价（F22，含 3 个条目）和呼吁倾向（F23，含 2 个条目），与预设的维度划分一致，见表 5 - 16。各公因子对方差总变异的累计贡献率为 76.85%，且任一公因子所提取的条目均具有较高的负荷值，表明问卷具有较好的内在结构效度。

表 5 - 16 乡村医生工作状态调查问卷的因子分析结果

条目	公因子					
	F18	F19	F20	F21	F22	F23
心力交瘁	0.816	0.236	-0.187	0.147	-0.038	0.025
筋疲力尽	0.806	0.017	-0.338	0.038	0.167	0.670
耗尽心神	0.753	0.242	0.200	0.119	0.177	0.062
感情耗尽	0.746	0.280	0.073	0.183	-0.038	0.012
没有能量	0.714	0.014	-0.302	0.161	-0.073	0.016
不做村医	0.254	0.816	-0.049	0.201	0.117	-0.022
离开卫生室	0.188	0.791	-0.016	0.093	0.118	0.017
找新工作	0.252	0.791	-0.126	0.131	0.127	0.058
遵从上级要求	0.001	0.082	0.855	0.048	-0.009	-0.017
积极完成岗位工作	0.022	0.103	0.787	0.115	-0.006	0.051
在规定时间内完成任务	0.067	0.001	0.787	0.990	-0.002	0.014
主动合作	0.079	0.001	0.565	0.087	-0.261	-0.001
工作有前途	0.215	0.184	0.038	0.766	-0.138	-0.032
不悔选择	0.158	0.486	0.090	0.560	0.005	0.011
工作有价值	0.155	0.166	0.307	0.490	0.115	-0.138
职业自豪感	0.081	0.429	0.286	0.446	-0.219	-0.001
舆论评价	0.060	0.138	0.121	0.113	0.856	-0.035
职业声誉	0.131	0.184	0.184	0.296	0.730	0.013
社会地位	0.233	0.066	0.071	0.251	0.712	0.022
交流意见	0.118	0.055	0.066	0.057	-0.028	0.878
反馈意图	0.180	-0.085	0.101	0.053	0.032	0.707

（二）区分效度检验

情感耗竭与职业评价、职业认同、离职倾向和呼吁倾向的相关系数分别为 - 0.31、 - 0.37、0.49 和 - 0.12。职业评价与职业认同、离职倾向、敬业倾向和呼吁倾向的相关系数分别为 0.55、 - 0.40、0.19 和 0.23。职业认同与离职倾向、敬业倾向和呼吁倾向的相关系数分别为 0.29、 - 0.58 和 0.19。离职倾向与敬业倾向和呼吁倾向的相关系数分别为 - 0.16 和 - 0.17，敬业倾向和呼吁倾向的相关系数为 0.11。分析显示，工作状态各维度间的相关系数相对较低，表明工作状态各维度间的区分效度较好，如表 5 - 17 所示。

表 5 - 17　　　　乡村医生工作状态调查问卷各维度间相关关系

维度	情感耗竭	职业评价	职业认同	离职倾向	敬业倾向	呼吁倾向
情感耗竭	1					
职业评价	- 0.31 **	1				
职业认同	- 0.37 **	0.55 **	1			
离职倾向	0.49 **	- 0.40 **	0.29 **	1		
敬业倾向	- 0.01	0.19 **	- 0.58 **	- 0.16 **	1	
呼吁倾向	- 0.12 **	0.23 **	0.19 **	- 0.17 **	0.11 **	1

注：** 表示 P < 0.01。

（三）信度检验

情感耗竭、职业评价、职业认同、离职倾向、敬业倾向和呼吁倾向六个维度的克朗巴哈系数分别为 0.87、0.67、0.67、0.85、0.77 和 0.70，说明同一维度各条目间具有较高的内部一致性。

（四）同源性方差检验与唯一维度检验

乡村医生工作状态调查问卷的因子分析共识别 6 个公因子，第一公因子的特征根为 5.75，对总方差的解释程度为 28.76%，因此同源方差问题对本书数据分析结果的影响不大。运用主成分分析法对问卷各维度的唯一性进行检验，结果如表 5 - 18 所示。六个维度的第一特征根均大于 1，而第二特征根均小于 1，可以认为乡村医生工作状态调查问卷各维度的唯一性较好。

表 5 – 18　　乡村医生工作状态调查问卷各维度的唯一维度检验

维度	特征根	
	第一特征根	第二特征根
情感耗竭	1. 82	0. 75
职业评价	2. 01	0. 86
职业认同	3. 26	0. 82
离职倾向	2. 31	0. 45
敬业倾向	2. 49	0. 90
呼吁倾向	1. 10	0. 91

七　定性分析的信度与效度

　　主要由两名分析员采用背靠背编码方式对收集到的定性资料进行信息提取和编码,以保证定性分析的评判信度。两名分析员均全程参与了本课题设计和现场调查,对乡村医生以及脆弱性等研究主题较为熟悉,且对内容分析法较为了解。在开始进行正式分析前,两位分析员首先熟悉分析步骤,预估分析中可能出现的问题及解决方法,然后进行独立分析和编码。对于编码一致的内容,将其作为分析结果,录入数据库;对于编码不一致的内容,由两人讨论、修改后录入数据库。

　　主要采用三角互证法保证定性分析的评价效度,采用检查法保证定性分析的解释效度。在调研中,针对同一问题,一方面,对卫生行政管理者、乡村医生和相关专家开展访谈,从不同人群的角度对访谈获得信息进行互证;另一方面,对于同一问题,采用定性访谈、问卷调查以及统计资料等多种方式收集相关信息,从多种途径对相关信息进行验证。在对定性资料进行解读的过程中,由一名研究基础深厚、对课题非常熟悉的资深研究者对初步分析结果进行检查,对其中存在的漏洞予以弥补,同时,也对分析结果进行提炼和升华。

第六章　乡村医生脆弱性的现状

　　本章主要运用描述性分析方法，对调查对象的基本情况以及乡村医生面临的扰动力情况、应对力情况的现状进行描述；运用集对分析法计算乡村医生脆弱性指数，并描述其总体水平；运用贡献度模型识别了扰动力和应对力的主要贡献性因素，并根据扰动力和应对力的大小与性质对脆弱性进行了分型分类探讨。

一　调查对象的基本情况

（一）调查地区的基本情况

1. 调查地区的经济发展情况

　　本书采用多阶段分层随机抽样方法，在山东省境内按照经济发展水平随机抽取 6 个地级市的 18 个县区进行调查。调查地区的经济发展情况如表 6 - 1 所示，6 市共下辖 57 个县区、3817.9 万人口，其中 F 市人口最多，达到 1022.1 万人，B 和 A 次之，分别为 924.7 万人和 706.7 万人，其余 3 市人口规模相对较小。6 市年 GDP 总额平均为 3738.4 亿元，其中 A 和 B 较高，属于经济发展较好地区；E 和 F 次之，属于经济发展中等地区；C 和 D 相对较低，属于经济发展相对较差地区。在公共财政预算收入方面，6 市的平均值为 298.2 亿元，其中 A 和 B 的财政收入相对较高，属于财政能力较强的地区；F 和 E 财政收入水平次之，属于财政能力中等的地区；C 和 D 财政收入相对较低，属于财政能力较弱的地区。在农村居民人均可支配收入方面，6 市平均水平为 13402.2 元，各地之间差别不大，A、B 等经济发展较好地区农村人均可支配收入相对较多，C、D 等经济发展相对较差地区农村人均可支配收入则相对较少。

表 6-1　　　　　　　　　　调查地区的经济发展情况

项目	A	B	C	D	E	F
县区数（个）	10	12	7	11	5	12
人口数（万人）	706.7	924.7	384.0	570.5	209.9	1022.1
GDP 总额（亿元）	5770.6	4786.7	2276.7	2596.1	3430.5	3569.8
公共财政预算收入（亿元）	543.1	430.2	187.2	171.3	206.2	251.0
农村居民人均可支配收入（元）	14726	14776	12691	12135	14456	11629

2. 调查样本的选择情况

调查地区的样本选择情况如表 6-2 所示。本书共调查 1035 名乡村医生，回收 1035 份问卷，回收率 100%。对收集的数据进行整理后（排除不合格的样本），6 市共调查来自 766 家卫生室乡村医生 1018 人，有效回收率达 98.36%。

表 6-2　　　　　　　　　　调查地区的样本选择情况

项目	A	B	C	D	E	F	合计
调查乡村医生数（人）	184	151	192	161	156	174	1018
乡村医生所在卫生室数（个）	151	111	115	130	127	132	766

（二）调查地区村卫生室的基本情况

调查地区村卫生室的基本情况如表 6-3 所示。卫生室平均服务半径为 1.85 千米，平均服务人口 1934 人，辖区居民年人均纯收入 10557.28 元。卫生室举办形式以村办和卫生院设点为主，分别占 36.3% 和 40.0%。在调查的村卫生室中，实行一体化管理的占 93.6%，93.5% 实施了基本药物制度。调查卫生室平均固定资产总值为 9.44 万元，平均业务用房面积 128.02 平方米。村卫生室年均总收入 16.05 万元，其中财政拨款 5.7 万元，药品收入 8.33 万元，诊疗收入 4.95 万元，85.7% 的村卫生室需要由乡村医生自付水电暖费用，46.5% 的村卫生室需要由乡村医生自付房屋租金。

表6-3　　　　　　　　　　调查地区村卫生室的基本情况

项目	均值	项目	构成比（%）
平均服务半径（千米）	1.85	一体化管理比例	93.6
平均服务人口数（人）	1934.00	实施基本药物制度比例	93.5
辖区居民年人均纯收入（元）	10557.28	水电暖费自付的比例	85.7
平均固定资产总值（万元）	9.44	房屋租金自付比例	46.5
平均业务用房面积（平方米）	128.02	卫生室办医形式	
平均专业设备总额（万元）	1.45	村办	36.3
年平均收入总计（万元）	16.05	联办	14.1
财政拨款（万元）	5.70	卫生院设点	40.0
药品收入（万元）	8.33	个体	8.8
诊疗收入（万元）	4.95	其他	0.9

（三）调查对象的基本情况

1. 调查地区乡村医生的基本情况

调查地区乡村医生的基本情况如表6-4所示。在所调查的乡村医生中，男性所占比例较大，女性偏少。表6-4显示，乡村医生平均年龄为44.9±10.8岁，31—40岁的乡村医生最多，占37.9%，其次是41—50岁的乡村医生，占30%，30岁及以下乡村医生较少，仅占5.1%，51岁及以上的乡村医生占到27%，表明乡村医生队伍老龄化现象日益突出。在工作年限方面，很大一部分乡村医生（41.1%）集中在11—20年。婚姻状况方面，绝大多数为已婚人群，占95.5%。在学历方面，76.1%为中专学历，大专及以上学历所占比重较小。在从医方式方面，48%为半农半医，完全脱产从事乡村医生工作的仅占20%。61.1%的乡村医生每周工作时间超过了78小时，每周工作50小时以下的仅占5.7%。调查的乡村医生中，拥有乡村医生资格证的占绝大多数（82.4%），拥有执业医师资格证和执业助理医师资格证的乡村医生所占比例较小。调查的乡村医生中，村卫生室负责人占52.7%，普通乡村医生占47.3%。

表 6 - 4　　　　　　　　　　　调查地区乡村医生基本情况

项目	类别	人数	比例（%）	项目	类别	人数	比例（%）
性别	男	683	67.3	从医方式	脱产	203	20.0
	女	332	32.7		医主农辅	289	28.5
年龄	≤30 岁	52	5.1		半农半医	486	48.0
	31—40 岁	385	37.9		农主医辅	32	3.2
	41—50 岁	304	30.0		其他	3	0.3
	≥51 岁	274	27.0	执业资格	无	25	2.5
婚姻状况	未婚	22	2.2		执业助理医师资格证	72	7.1
	已婚	965	95.5		执业医师资格证	75	7.4
	离婚	11	1.1		乡村医生资格证	839	82.4
	丧偶	13	1.3		其他	7	0.7
最高学历	初中及以下	64	6.3	工作年限	≤10 年	102	10.0
	中专	768	76.1		11—20 年	417	41.1
	大专	171	16.9		21—30 年	218	21.5
	本科及以上	6	0.6		31—40 年	134	13.2
每周工作时间	≤35 小时	33	3.3		≥41 年	144	14.2
	36—49 小时	24	2.4	工作角色	负责人	536	52.7
	50—63 小时	139	13.7		普通乡村医生	481	47.3
	64—77 小时	198	19.6				
	≥78 小时	618	61.1				

乡村医生的收入与保障情况如表 6 - 5 所示。乡村医生的年家庭收入约 35752.0 元，年人均收入约 18734.0 元，个人收入占家庭收入比例约 52.4%，工作收入占个人总收入比例约 67.8%，其期望年收入在43000—59000 元，与当前实际收入水平差距较大，年家庭生活开支约22899.8 元。乡村医生的收入来源包括诊疗收入、基本公共卫生补助、基本药物补助、药品收入等，首先乡村医生的诊疗收入是其主要的收入来源（60.8%），其次是基本公共卫生补助（30.2%），基本药物补助、药品收入等所占比例较小。

在养老保险方面，首先，新农保是乡村医生的主要养老保险，参保者占 54.9%，其次是城镇居民养老保险和城镇职工养老保险，分别占

14.5%和10.5%，参加商业保险的比例较小，仅为7.6%，有17.2%的乡村医生没有任何形式的养老保险。在医疗保险方面，新农合是乡村医生的主要医保形式，占81.6%，城镇居民基本医疗保险、居民医疗保险、城镇职工基本医疗保险、商业保险所占比例较低，分别为6.5%、5.1%、3.8%和2.5%，有7.9%的乡村医生未参加任何形式的医保。

表 6 - 5　　　　　　　调查地区乡村医生的收入与保障情况

项目	类别	值	项目	类别	值
收入情况	年家庭收入	35752.0 元	收入来源	诊疗收入	609（60.8%）
	年人均收入	18734.0 元		基本公共卫生补助	303（30.2%）
	个人收入占家庭收入比例	52.4%		基本药物补助	55（5.5%）
	工作收入占个人总收入比例	67.8%		药品收入	29（2.9%）
	期望年收入	43000—59000 元		其他	6（0.6%）
	年家庭生活开支	22899.8 元	医疗保险	无医保	80（7.9%）
养老保险	无养老保险	174（17.2%）		新农合	827（81.6%）
	新农保	557（54.9%）		城镇职工基本医疗保险	39（3.8%）
	商业保险	77（7.6%）		城镇居民基本医疗保险	66（6.5%）
	城镇职工养老保险	106（10.5%）		居民医疗保险	52（5.1%）
	城镇居民养老保险	147（14.5%）		商业保险	25（2.5%）
	其他	39（4.0%）		其他	7（0.7%）

注：养老保险、收入来源和医疗保险项目数据为回答人数及占比。

2. 调查地区农村居民的基本情况

调查地区农村居民基本情况如表 6 - 6 所示。本书共调查居民 1612 人，在受调查的村民中，已婚人群占比最大，为 81.8%。文化程度以初中和小学为主，分别为 39.0% 和 18.4%。主要收入来源包括农业收入和工资收入，分别占 39.1% 和 26.9%。职业类型以农业劳动者、从事非农劳动的农民和学生为主，分别占 43.3%、12.5% 和 10.7%。参加的医疗保险以新农合为主，占 77.4%。

表 6-6　　　　　　　　　调查地区农村居民的基本情况

项目	分类	人数	比例（%）	项目	分类	人数	比例（%）
婚姻状况	未婚	212	15.4	职业类型	机关企事业单位管理者	40	3.0
	已婚	1126	81.8		专业技术人员	90	6.7
	离婚	36	2.6		一般办事人员	63	4.7
	丧偶	2	0.3		商业/服务业员工	41	3.0
文化程度	没上过学	77	5.6		个体工商户	134	10.0
	小学	253	18.4		非农户产业工人	28	2.1
	初中	538	39.0		从事非农劳动的农民	168	12.5
	高中	161	11.7		农业劳动者	583	43.3
	技校	15	1.1		学生	144	10.7
	中专	88	6.4		其他	55	4.1
	大专	113	8.2	医疗保险	公费医疗	27	1.7
	本科及以上	133	9.7		城镇职工基本医疗保险	93	5.8
收入来源	农业收入	511	39.1		城镇居民基本医疗保险	92	5.7
	外出打工	217	16.6		新型农村合作医疗	1247	77.4
	工资收入	352	26.9		城乡居民医疗保险	110	6.8
	退休金	13	1.0		商业医疗保险	9	0.6
	政府补助	13	1.0		其他社会医疗保险	3	0.2
	养老金	34	2.6		没参加	20	1.2
	其他	168	12.8				

3. 定性访谈对象的基本情况

除问卷调查外，本书选择样本地区的乡村医生、乡镇卫生院管理人员、卫生行政部门管理人员以及乡村医生的培训人员，开展定性访谈，访谈对象的基本情况如表 6-7 所示。共访谈各类人员 38 人，其中男性占 63.2%，女性占 36.8%。乡村医生占 63.1%，乡镇卫生院和卫生行政部门管理者占 21.1%，乡村医生培训人员占 15.8%。地市卫生行政部门管理者占5.3%，县区卫生行政部门管理者占5.3%。通过阅读记录文本、编码、定性解析等步骤对收集的定性访谈资料进行分析，即根据研究主题将原始访谈记录资料逐级提取为有编码意义的概念和范畴，并予以整合，从中提取相关信息进行分析。

表6-7　　　　　　　　　　　访谈对象基本情况

项目	类别	人数	比例（%）	项目	类别	人数	比例（%）
性别	男	24	63.2	单位	地市卫生行政部门	2	5.3
	女	14	36.8		县区卫生行政部门	2	5.3
工作性质	管理人员	8	21.1		乡镇卫生院	10	26.3
	乡村医生培训人员	6	15.8		村卫生室	24	63.1
	乡村医生	24	63.1				

二　扰动力情况

（一）工作源扰动力现状分析

1. 工作量情况

调查显示，乡村医生平均每周工作85.15±24.33小时，远高于每周40小时，可见大部分乡村医生处于超负荷工作状态。其中，用于完成医疗服务的时间约占58.0%，用于基本公共卫生服务的时间约占30.9%，用于完成上级交代的其他工作的时间约占11.1%。在基本医疗服务方面，乡村医生自感工作量得分为3.68±0.80分，认为医疗工作量比较大或非常大的乡村医生分别占39.8%和16.3%。在基本公共卫生服务方面，乡村医生自感工作量得分为3.81±0.76分，认为自身基本公共卫生工作量比较大的乡村医生最多，占46.9%。如表6-8所示。

表6-8　　　　　　　　乡村医生自感工作量情况　　　　　　　　单位:%

条目	非常小	比较小	一般	比较大	非常大
医疗工作量	0.6	3.0	40.2	39.8	16.3
公共卫生工作量	0.3	1.7	32.9	46.9	18.3

2. 工作难度情况

调查显示，乡村医生自感工作压力得分为 3.88 ± 0.86 分。大部分乡村医生认为自身的工作压力比较大或者非常大，分别占 40.5% 和 26.4%。乡村医生自感工作难度得分为 3.50 ± 0.79 分。大部分乡村医生认为工作难度处于中等及较高水平，分别占 44.5% 和 38.2%。如表 6-9 所示。此外，工作内容的合理性部分，因问题的选项与表 6-9 中的选项不同，因而未在表中展示，如果需要可以添加非常不合理的占 14.7%，比较不合理的占 7.7%，一般合理的占 47.0%，比较合理的占 17.8%，非常合理的占 12.8%。

表 6-9　　　　　　　　　乡村医生自感工作难度情况　　　　　　单位:%

条目	非常小	比较小	一般	比较大	非常大
工作压力	0.5	4.2	28.4	40.5	26.4
工作难度	0.9	6.4	44.5	38.2	9.9

3. 工作安排情况

乡村医生对医疗工作满意度的得分为 2.94 ± 0.95 分。大部分乡村医生对医疗工作的满意度处于中等水平，占 43.1%；其次是较满意者，占 30.7%。乡村医生对基本公共卫生工作满意度的得分为 2.98 ± 0.97 分。大部分乡村医生对基本公共卫生工作的满意度处于中等水平，占 42.1%；其次是较满意者，占 28.6%。乡村医生对工作分配安排的满意度得分为 2.68 ± 0.89 分。大部分乡村医生对工作分配安排的合理性持一般态度和比较满意态度，分别占 40.9% 和 39.1%。如表 6-10 所示。

表 6-10　　　　　　　　　乡村医生对工作安排的满意度　　　　　单位:%

条目	非常满意	比较满意	一般	比较不满意	非常不满意
医疗工作	3.1	30.7	43.1	15.2	7.9
基本公共卫生工作	3.6	28.6	42.1	17.5	8.2
工作分配	5.6	39.1	40.9	9.9	4.5

（二）环境源扰动力现状分析

1. 横向相对剥夺感

乡村医生在职业收入方面的横向相对剥夺感得分为 3.93±1.11 分。大部分乡村医生认为与农村教师等参照群体相比，其职业收入低一点儿或低很多，分别占 30.7% 和 39.4%。乡村医生在社会地位方面的横向相对剥夺感得分为 2.15±0.85 分。大部分乡村医生认为与农村教师等参照群体相比，其社会地位差不多，占 43.7%。乡村医生在生活水平方面的横向相对剥夺感得分为 3.54±1.10 分。大部分乡村医生认为与农村教师等参照群体相比，其生活水平低一点儿或低很多，分别占 30.1% 和 22.8%。如表 6-11 所示。

表 6-11　　　　　　　　乡村医生横向相对剥夺感情况　　　　　　　　单位:%

条目	高很多	高一点	差不多	低一点	低很多
职业收入	3.3	9.6	17.0	30.7	39.4
社会地位	3.9	19.9	43.7	20.3	12.3
生活水平	3.6	14.9	28.6	30.1	22.8

2. 纵向相对剥夺感

乡村医生在职业收入方面的纵向相对剥夺感得分为 3.17±1.51 分。认为与五年前相比收入变化不大的占 29.2%，认为降低一点和低很多的乡村医生分别占 19.2% 和 18.9%。乡村医生在社会地位方面的纵向相对剥夺感得分为 2.83±0.99 分。认为与五年前相比，社会地位变化不大的占 49.8%。乡村医生在生活水平方面的纵向相对剥夺感得分为 2.74±1.10 分。认为与五年前相比，生活水平变化不大的占 34.3%，认为有所提高的乡村医生比例略高于认为有所降低的乡村医生比例，分别为 44.2% 和 21.5%。如表 6-12 所示。

表 6-12　　　　　　　　乡村医生纵向相对剥夺感情况　　　　　　　　单位:%

条目	提高很多	提高一点	变化不大	降低一点	降低很多
职业收入	7.1	25.6	29.2	19.2	18.9
社会地位	10.6	20.9	49.8	12.1	6.6
生活水平	11.6	32.6	34.3	12.9	8.6

3. 政策扰动力

乡村医生对考核机制的满意度得分为 2.77 ± 1.01 分。大部分村医对考核机制持一般或比较满意态度，分别占 38.4% 和 34.6%。乡村医生对工作环境的满意度得分为 2.95 ± 0.98 分。大部分乡村医生对自身的工作环境持一般或比较满意态度，分别占 47.1% 和 24.9%。乡村医生对药物制度的满意度得分为 3.60 ± 1.03 分。大部分乡村医生对药物制度比较不满意或非常不满意，分别占 26.6% 和 24.1%。乡村医生对身份定位的满意度得分为 3.81 ± 1.19 分。大部分乡村医生认为自身的身份定位非常不合理和比较不合理，分别占 39.1% 和 21.6%。如表6 - 13 所示。

表 6 - 13　　　　乡村医生面临的政策扰动力情况　　　　单位:%

条目	非常满意	比较满意	一般	比较不满意	非常不满意
考核机制	7.6	34.6	38.4	12.1	7.4
工作环境	5.6	24.9	47.1	13.7	8.7
药物制度	1.3	12.4	35.6	26.6	24.1
身份定位	4.3	10.4	24.5	21.6	39.1

4. 执业风险

乡村医生对自身出现医疗纠纷风险的评分为 4.23 ± 1.26 分。大部分乡村医生认为自身出现医疗纠纷的风险非常高或比较高，分别占 63.8% 和 16.0%。乡村医生对自身的执业风险的评分为 4.50 ± 0.81 分。大部分乡村医生认为自身的执业风险非常高或比较高，分别占 63.3% 和 29.1%。如表 6 - 14 所示。

表 6 - 14　　　　乡村医生的执业风险情况　　　　单位:%

条目	非常低	比较低	一般	比较高	非常高
自身出现医疗纠纷	8.7	3.0	8.5	16.0	63.8
乡村医生的执业风险	1.8	1.8	4.0	29.1	63.3

（三）扰动力情况的综合分析

1. 扰动力的总体情况

乡村医生扰动力总体得分为 3.39 ± 0.46 分，环境源扰动力略高于工作源扰动力。大部分乡村医生认为自身受到的扰动力比较大，占68.7%。在工作源扰动力方面，乡村医生工作源扰动力得分为3.31±0.56分，工作量得分相对较高，工作安排得分相对较低。认为工作源扰动力比较大或处于中等水平的分别占53.5%和35.8%。具体而言，乡村医生工作量得分为3.75±0.67分。大部分乡村医生认为工作量比较大或非常大，分别占53.4%和20.2%。乡村医生工作难度得分为3.45±0.70分。大部分乡村医生认为工作难度比较大或非常大，分别占47.3%和15.5%。乡村医生工作安排得分为2.87±0.74分。大部分乡村医生认为工作安排扰动处于中等水平，占51.1%。

在环境源扰动力方面，乡村医生环境源扰动力得分为3.47±0.54分，其中，执业风险得分相对较高，纵向相对剥夺感得分相对较低。大部分乡村医生认为自身受到的环境源扰动力比较大或非常大，分别占66.0%和14.3%。具体而言，乡村医生横向相对剥夺感得力分为3.55±0.92分。大部分乡村医生认为横向相对剥夺感比较大或非常大，分别占41.2%和27.1%。乡村医生纵向相对剥夺感得分为2.92±0.92分。较大部分乡村医生认为纵向相对剥夺感处于一般水平，占43.8%。乡村医生政策扰动力得分为3.29±0.74分。较大部分乡村医生认为自身受到的政策扰动力较大，占45.6%。乡村医生执业风险得分为4.37±0.84分。大部分乡村医生认为执业风险非常大，占65.2%。如表6-15所示。

表6-15　　　　　　乡村医生面临的扰动力情况　　　　单位:%

条目	非常小	比较小	一般	比较大	非常大
总体扰动力	0.0	0.1	21.3	68.7	10.0
工作源扰动力	0.1	0.4	35.8	53.5	10.2
工作量	0.0	1.0	25.4	53.4	20.2
工作难度	0.0	3.0	34.2	47.3	15.5
工作安排	0.4	20.0	51.1	22.0	6.5
环境源扰动力	0.0	0.5	19.3	66.0	14.3
横向相对剥夺感	0.7	9.1	21.9	41.2	27.1
纵向相对剥夺感	4.3	15.4	43.8	26.7	9.8
政策扰动力	0.2	6.4	34.2	45.6	13.6
执业风险	0.7	1.2	12.5	20.4	65.2

2. 关键扰动因素的识别

运用贡献度模型分析对各扰动因素和总体扰动力的贡献度（D_p）进行分析，结果如表 6-16 所示。在工作源扰动力方面，工作量和工作难度对总体扰动力的贡献度相对较大，分别为 38.10% 和 34.23%；工作安排的贡献度相对较低，为 27.67%。在环境源扰动力方面，执业风险的贡献度最大，为 33.26%，其次为横向相对剥夺感和政策扰动力，其贡献度分别为 25.19% 和 22.64%，纵向相对剥夺感的贡献度相对较低，为 18.91%。总体而言，环境源扰动力中的执业风险对相对总体扰动力的贡献最大，贡献度为 19.95%；其次为工作源扰动力中的工作量和环境源扰动力中的横向相对剥夺感、政策扰动力，贡献度分别为 15.24% 和 15.12%、14.58%；工作安排和纵向相对剥夺感对总体扰动力的贡献度相对较低，贡献度分别为 11.07% 和 11.35%。

表 6-16　　　　　　　总体扰动力中各扰动因素的贡献度　　　　　　　单位:%

工作源扰动力	维度内 D_p 值	总体 D_p 值	环境源扰动力	维度内 D_p 值	总体 D_p 值
工作量	38.10	15.24	横向相对剥夺感	25.19	15.12
工作难度	34.23	12.69	纵向相对剥夺感	18.91	11.35
工作安排	27.67	11.07	政策扰动力	22.64	14.58
—	—	—	执业风险	33.26	19.95

三　应对力情况

（一）工具性支持力现状

1. 经济支持力

乡村医生对收入水平的满意度得分为 1.98±0.99 分，职业收入对乡村医生的支持力较小。对自身收入水平非常不满意或比较不满意的乡村医生分别占 40.1% 和 30.7%。乡村医生对收入付出比的满意度得分为 2.20±1.11 分。认为付出远远大于收入的乡村医生占 34.4%，认为付出略大于收入的占 28.2%。乡村医生对养老保障水平的满意度得分为 1.60±0.92 分。62.4% 的乡村医生对养老保障水平非常不满意。乡村

医生对养老保障公平性的满意度得分为 1.71±0.93 分。认为养老保障非常
不公平或比较不公平的分别占 55.9% 和 23.0%。如表 6-17 所示。

表 6-17　　　　　　乡村医生获得的经济支持力情况　　　　　　单位:%

条目	非常不满意	比较不满意	一般	比较满意	非常满意
收入满意度	40.1	30.7	21.1	7.2	1.0
收入付出相称	34.4	28.2	22.4	12.6	2.3
养老保障水平满意度	62.4	21.8	10.3	4.3	1.2
养老保障公平性	55.9	23.0	15.9	4.5	0.6

2. 技术支持力

乡村医生对培训机会的满意度得分为 1.70±0.85 分。认为培训机
会非常少或比较少的乡村医生分别占 50.7% 和 33.0%。乡村医生对培
训机会公平性的满意度得分为 2.83±0.95 分。大部分乡村医生认为培
训机会公平性一般，占 39.9%。乡村医生对培训费用分担情况的满意
度得分为 3.14±1.03 分。认为培训费用分担比较合理和处于一般水平
的乡村医生分别占 33.7% 和 37.3%。乡村医生对工作自主权的满意度
得分为 2.71±0.91 分。大部分乡村医生认为自身的工作自主权处于中
等水平，占 50.4%。如表 6-18 所示。

表 6-18　　　　　　乡村医生获得的技术支持力情况　　　　　　单位:%

条目	非常不满意	比较不满意	一般	比较满意	非常满意
培训机会	50.7	33.0	12.4	3.5	0.4
培训机会公平性	9.4	25.0	39.9	24.1	1.6
培训费用分担	9.1	13.7	37.3	33.7	6.2
工作自主权	13.2	20.2	50.4	15.2	1.0

3. 制度支持力

乡村医生对自身所处政策环境的满意度得分为 3.12±1.08 分。
35.4% 的乡村医生对所处政策环境比较满意，但对自身所处政策环境不
满意的人所占比例依然较大，占 24.9%。乡村医生对问题反映渠道的
满意度得分为 3.34±1.08 分。大部分乡村医生认为问题反映渠道较为

畅通或非常畅通，分别占 36.2% 和 12.2% 。乡村医生对现有激励措施的满意度得分为 2.59 ± 1.05 分。大部分乡村医生对现有的激励措施持非常不满意或比较不满意的态度，分别占 36.7% 和 16.2% 。乡村医生对医疗纠纷保护制度的满意度得分为 2.53 ± 1.47 分。大部分乡村医生对医疗纠纷保护制度比较不满意或非常不满意，分别占 25.5% 和 18.8% 。如表 6 – 19 所示。

表 6 – 19　　　　　乡村医生获得的制度支持力情况　　　　单位:%

条目	非常不满意	比较不满意	一般	比较满意	非常满意
政策环境	11.0	13.9	33.7	35.4	6.0
问题反映渠道	7.4	12.1	32.0	36.2	12.2
激励措施	36.7	16.2	19.8	11.6	15.7
医疗纠纷保护制度	18.8	25.5	37.1	15.6	3.0

4. 发展空间支持力

乡村医生对自身职称晋升机会的满意度得分为 2.14 ± 1.07 分。大部分乡村医生认为自己的职称晋升机会非常少或比较少，分别占 39.7% 和 17.0% 。乡村医生对职称晋升公平性的满意度得分为 2.72 ± 1.12 分。大部分乡村医生认为同事之间职称晋升的公平性处于中等水平，占 41.6% 。乡村医生对外出进修机会的满意度得分为 1.70 ± 0.85 分，满意度较低。大部分乡村医生认为外出进修机会非常少或比较少，分别为 50.7% 和 33.0% 。如表 6 – 20 所示。

表 6 – 20　　　　乡村医生获得的发展空间支持力情况　　　单位:%

条目	非常不满意	比较不满意	一般	比较满意	非常满意
职称晋升机会	39.7	17.0	33.4	9.3	0.6
职称晋升公平性	21.5	12.8	41.6	20.9	3.2
进修机会	50.7	33.0	12.4	3.5	0.4

5. 资源支持力

乡村医生对村卫生室医疗设施的满意度得分为 2.92 ± 0.92 分。大部分乡村医生认为村卫生室的医疗设施配备处于中等水平，占 50.8% 。

乡村医生对村卫生室基础设施的满意度得分为 2.91±0.87 分。大部分乡村医生认为村卫生室基础设施配备水平处于中等水平，占 52.4%。如表 6－21 所示。

表 6－21　　　　乡村医生获得的资源支持力情况　　　　单位:%

条目	非常不满意	比较不满意	一般	比较满意	非常满意
医疗设施	9.9	14.7	50.8	22.2	2.4
基础设施	7.3	18.0	52.4	20.3	2.1

在对农村居民的调查中，大部分受调查的村民认为药品种类和药品数量基本能够满足其健康需求，分别占 44.0% 和 47.4%。大部分村民认为卫生室的医疗设备和卫生室环境处于一般水平，分别占 47.1% 和 43.2%。如表 6－22 所示。

表 6－22　　　农村居民视角下村卫生室的资源支持力情况　　　单位:%

条目	完全不满足	基本不满足	一般	基本满足	完全满足
药品种类	3.2	14.0	28.5	44.0	10.3
药品数量	2.5	9.5	25.6	47.4	15.0
医疗设备	3.4	12.8	47.1	26.1	10.5
卫生室环境	2.4	7.7	43.2	27.9	18.7

（二）情感性支持力现状

1. 上级情感支持力

乡村医生对领导关心自己需要的认同度得分为 3.43±0.91 分。41.1% 的乡村医生认为领导比较关心自己的需要。乡村医生对领导尊重自己意见的认同度得分为 3.44±0.87 分。40.2% 的乡村医生认为领导对自己的意见比较尊重。乡村医生对领导会对其耐心解释政策的认同度得分为 3.58±0.91 分。大部分乡村医生认为领导会比较耐心或非常耐心地向其解释政策，分别占 45.5% 和 13.0%。乡村医生对领导对其态度和蔼的认同度得分为 3.73±0.89 分。大部分乡村医生认为领导对其比较和蔼或非常和蔼，分别占 42.9% 和 19.2%。如表 6－23 所示。

表6－23		乡村医生获得的上级情感支持力情况		单位:%	
条目	非常不同意	比较不同意	一般	比较同意	非常同意
关心需要	4.3	6.8	38.9	41.1	8.8
尊重意见	3.6	6.1	41.5	40.2	8.6
耐心解释	3.1	7.0	31.4	45.5	13.0
态度和蔼	2.1	4.0	31.8	42.9	19.2

2. 人际情感支持力

乡村医生认为自己与卫生院医生的关系得分为 3.99 ± 0.76 分。大部分乡村医生认为自己与卫生院医生的关系比较和谐或非常和谐,分别占 48.1% 和 26.7%。乡村医生认为自己与卫生室同事的关系得分为 4.33 ± 0.69 分。大部分乡村医生认为自己与卫生室同事的关系比较和谐或非常和谐,分别占 46.9% 和 43.7%。乡村医生认为自己与乡镇卫生院领导的关系得分为 4.01 ± 0.76 分。大部分乡村医生认为自己与乡镇卫生院领导的关系比较和谐或非常和谐,分别占 50.2% 和 26.7%。乡村医生认为自己与患者的关系得分为 4.13 ± 0.66 分。大部分乡村医生认为自己与患者的关系比较和谐或非常和谐,分别占 59.4% 和 27.6%。如表6－24 所示。

表6－24		乡村医生获得的人际情感支持力情况		单位:%	
条目	非常不和谐	比较不和谐	一般	比较和谐	非常和谐
与卫生院医生的关系	0.2	1.3	23.7	48.1	26.7
与卫生室同事的关系	0.3	0.8	8.3	46.9	43.7
与乡镇卫生院领导的关系	0.4	1.6	21.2	50.2	26.7
与患者的关系	0.2	1.1	11.7	59.4	27.6

(三) 乡村医生内在应对力现状

1. 认知力

大部分乡村医生认为自身的自我认知能力比较高或非常高,分别占 52.8% 和 30.8%,认为自己思考能力比较高的占 53.4%。绝大多数乡村医生认为自己的责任感非常高或比较高,分别占 59.2% 和 37.0%。48.0% 的乡村医生认为自己有比较高的发展眼光,但也有 30.5% 的乡村医生认为自己的发展眼光一般。如表 6 - 25 所示。

表 6 - 25　　　　　　　　　乡村医生认知力情况　　　　　　单位:%

条目	非常低	比较低	一般	比较高	非常高
自我认知能力	0.3	3.2	12.9	52.8	30.8
思考能力	0.2	1.5	21.5	53.4	23.4
责任感	0.4	0.1	3.3	37.0	59.2
发展眼光	0.3	5.0	30.5	48.0	16.2

2. 工作应对力

认为自身公共卫生服务能力比较高和非常高的乡村医生分别占 43.9% 和 35.1%；认为自身诊疗能力比较高和非常高的分别占 52.3% 和 25.3%；认为自身需求导向能力比较高和非常高的分别占 58.2% 和 26.9%。如表 6 - 26 所示。

表 6 - 26　　　　　　　　乡村医生工作应对力情况　　　　　单位:%

条目	非常低	比较低	一般	比较高	非常高
公共卫生服务能力	4.7	2.1	14.2	43.9	35.1
诊疗能力	0.2	1.8	20.4	52.3	25.3
需求导向	0.3	1.2	13.4	58.2	26.9

3. 社会应对力

认为自身说服能力比较高和非常高的乡村医生分别占 56.7% 和 29.2%；认为自身工作适应能力比较高和非常高的分别占 52.6% 和 41.3%；认为自身应变能力比较高和非常高的分别占 52.4% 和 25.2%。如表 6 - 27 所示。

表 6 - 27　　　　　　　　村医生社会应对力情况　　　　　　单位:%

条目	非常低	比较低	一般	比较高	非常高
说服能力	0.3	0.7	13.1	56.7	29.2
工作适应能力	0.4	0.5	5.2	52.6	41.3
应变能力	0.3	1.9	20.2	52.4	25.2

（四）乡村医生总体应对力综合分析

1. 应对力的总体情况

总体而言，乡村医生应对力得分为 3.33±0.40 分。其中，内在应对力得分最高，为 3.87±0.47 分；工具性支持力得分最低，为 2.57±0.59 分；情感性支持力得分为 3.83±0.57 分。大部分乡村医生认为自己应对力比较强，占 77.2%。具体而言，61.7% 的乡村医生认为自己得到的工具性支持力一般；大部分乡村医生认为自己得到的情感性支持力比较大或非常大，分别占 58.1% 和 32.6%；大部分乡村医生认为自己的内在应对力比较强或非常强，分别占 61.5% 和 35.6%。如表 6-28 所示。

表 6-28　　　　　　　　　乡村医生应对力情况　　　　　　　　　单位:%

条目	非常小	比较小	一般	比较大	非常大
应对力	0.2	0.1	14.4	77.2	8.1
工具性支持力	0.3	17.0	61.7	20.4	0.8
情感性支持力	0.3	0.3	8.7	58.1	32.6
内在应对力	0.3	0.1	2.5	61.5	35.6

在工具性支持力方面，技术支持力得分最高，为 2.96±0.71 分；经济支持力得分最低，为 1.87±0.83 分；制度支持力、发展空间支持力和资源支持力的得分分别为 2.91±0.78 分、2.19±0.81 分和 2.92±0.82 分。具体而言，大部分乡村医生认为自己获得的经济支持力比较小或非常小，分别占 42.2% 和 26.2%；大部分乡村医生认为自己获得的技术支持力一般或比较大，分别占 43.4% 和 40.3%；大部分乡村医生认为自己获得的制度支持力一般或比较大，分别占 44.1% 和 33.3%；大部分乡村医生认为自己获得的发展空间支持力一般或比较小，分别占 40.1% 和 33.2%。如表 6-29 所示。

表 6-29　　　　　　乡村医生获得的工具性支持力情况　　　　　　单位:%

条目	非常小	比较小	一般	比较大	非常大
经济支持力	26.2	42.2	22.0	8.8	0.8
技术支持力	1.2	11.7	43.4	40.3	3.5
制度支持力	1.2	15.2	44.1	33.3	6.2
发展空间支持力	15.7	33.2	40.1	10.8	0.2
资源支持力	4.8	14.7	52.2	25.7	2.7

在情感性支持力方面，乡村医生的人际情感支持力得分相对较高，为 4.12 ± 0.57 分；上级情感支持力得分相对较低，为 3.54 ± 0.78 分。具体而言，大部分乡村医生认为自己获得的上级情感支持力比较大或非常大，分别占 47.5% 和 20.2%，大部分乡村医生认为自己获得的人际情感支持力比较大或非常大，分别占 50.3% 和 45.1%。如表 6 - 30所示。

表 6 - 30　　　　　　乡村医生获得的情感性支持力情况　　　　　　单位:%

条目	非常小	比较小	一般	比较大	非常大
上级情感支持力	0.8	4.4	27.1	47.5	20.2
人际情感支持力	0.2	0.4	4.0	50.3	45.1

在内在应对力方面，社会应对力得分最高，为 3.97 ± 0.49 分；认知力得分最低，为 3.74 ± 0.54 分；工作应对力居中，为 3.85 ± 0.59分。具体而言，大部分乡村医生认为自身的认知力比较高，占 62.5%；大部分乡村医生认为自身的工作应对力比较高或非常高，分别占58.0% 和 25.5%；大部分乡村医生认为自身的社会应对力比较高或非常高，分别占 65.1% 和 26.3%。如表 6 - 31 所示。

表 6 - 31　　　　　　　乡村医生内在应对力情况　　　　　　　单位:%

条目	非常低	比较低	一般	比较高	非常高
认知力	0.6	0.4	18.5	62.5	18.0
工作应对力	0.4	0.5	15.6	58.0	25.5
社会应对力	0.6	0.5	7.5	65.1	26.3

2. 关键扰动因素的识别

运用贡献度模型分析各类应对力对总体应对力的贡献度（D_p），结果如表 6 - 32 所示。在外部支持力中，人际情感支持力和上级情感支持力的贡献度相对较大，分别为 22.55% 和 18.78%；工具性支持力中技术支持力和资源支持力的贡献度相对较大，分别为 14.48% 和 14.16%，经济支持力和发展空间支持力的贡献度相对较小，分别为 6.43% 和

9.53%；内在应对力方面，三者差别不大。总体而言，外部支持力中的人际情感支持力对应对力的贡献最大，贡献度为14.35%；外部支持力中的经济支持力、技术支持力、制度支持力、发展空间支持力和资源支持力贡献度相对较低。

表6-32　　乡村医生应对力中应对力因素的贡献度　　　　单位:%

外部支持力	维度内 D_p 值	总体 D_p 值	内在应对力	维度内 D_p 值	总体 D_p 值
经济支持力	6.43	4.09	认知力	33.04	12.01
技术支持力	14.48	9.21	工作应对力	33.45	12.16
制度支持力	14.07	8.96	社会应对力	33.50	12.18
发展空间支持力	9.53	6.06	—	—	—
资源支持力	14.16	9.01	—	—	—
上级情感支持力	18.78	11.95	—	—	—
人际情感支持力	22.55	14.35	—	—	—

四　基于脆弱性指数的脆弱性评价

（一）乡村医生的脆弱性水平

构建脆弱性指数，并计算脆弱性指数得分有利于简明地反映乡村医生的总体脆弱性水平。多数研究者认为脆弱性是多变量间非线性的模糊耦合结果，因而简单的加法和乘法计算方式并不合适，需要选择更加合适的计算方式。本书根据乡村医生脆弱性内涵，采用集对分析法计算村医的脆弱性指数。

设集合 M = ｛乡村医生脆弱性评价指标｝，集合 N = ｛乡村医生脆弱性评价标准｝，M 和 N 结合成集对 H = ｛M, N｝。则乡村医生脆弱性问题可以表述为 Q = ｛E, G, W, D｝，其中，E 为评价方案，G 为各评价方案的二级指标，W_p 为指标权重（本书中假设各指标权重相等且均为1），D 为脆弱性评价矩阵，评估指标值为 d_{kp}。然后，确定现有各评价方案中的最优指标和最劣指标，形成最优集和最劣集 U 和 V，进而根据集合 ｛U_p, V_p｝，可计算 d_{kp} 的对立度 c_{kp} 和同一度 a_{kp}（见式6-1或式

6-2）以及集对 H 中方案 a_k 与最优方案 a_p 的贴近度指数 r_k（见式6-3）。

d_{kp} 与评价结果为负相关关系：

$$\begin{cases} c_{kp} = \dfrac{d_{kp}}{U_p + V_p} \\ a_{kp} = \dfrac{U_p V_p}{d_{kp}(U_p + V_p)} \end{cases} \tag{6-1}$$

d_{kp} 与评价结果为正相关关系：

$$\begin{cases} c_{kp} = \dfrac{U_p V_p}{d_{kp}(U_p + V_p)} \\ a_{kp} = \dfrac{d_{kp}}{U_p + V_p} \end{cases} \tag{6-2}$$

$$r_k = a_k / (a_k + c_k) \tag{6-3}$$

$$\text{其中：} a_k = \sum W_p a_{kp} \tag{6-4}$$

$$c_k = \sum W_p c_{kp} \tag{6-5}$$

通过集对分析得出乡村医生的脆弱性指数得分为 0.49 ± 0.06 分，总体上处于中度脆弱水平。其中，处于中度脆弱状态的乡村医生所占比例最大，为69.5%，处于重度脆弱状态的乡村医生占21.8%，处于轻度脆弱状态的乡村医生占8.7%。

（二）脆弱性的分类

根据乡村医生面临的扰动力和应对力的大小，可将其脆弱性划分为高扰动力—高应对力的风险型脆弱性、高扰动力—低应对力的危机型脆弱性、低扰动力—高应对力的准备型脆弱性以及低扰动力—低应对力的桃源型脆弱性四种类型。危机型脆弱性表示乡村医生面临的扰动力较大而应对力较小；准备型脆弱性表示乡村医生的应对力较大而扰动力较小，处于为脆弱性的出现做准备的状态；风险型脆弱性表示乡村医生的应对力和其所受到的扰动力均较大，其不脆弱的状态是靠高应对力维持的，如果乡村医生外部支持力陡然减小，其将迅速滑入危机型脆弱性，因而具有内在不稳定性；桃源型脆弱性表示乡村医生的应对力及其所受到的扰动力均比较小，处于自身能力不强、外部支持力较小、扰动力也较小的"恬静"状态，一旦扰动力增加，其将滑入危机型脆弱性，因而具有外在不稳定性。以扰动力得分均值为横分线，以应对力得分均值

为纵分线绘制平面直角坐标象限图，如图 6 – 1 所示。分析显示，危机
型和准备型脆弱性比例略大，分别为 35.41% 和 34.73%，风险型和桃
源型脆弱性比例略小，分别为 14.76% 和 15.10%。

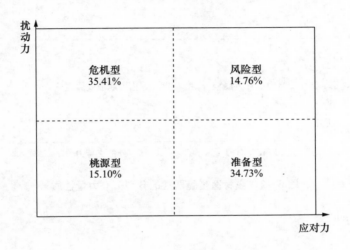

图 6 – 1　乡村医生脆弱性的分型——力量大小

　　根据乡村医生面临的扰动力和应对力的来源构成，可将其脆弱性划
分为工作源扰动力—内在应对力的自力职业发展型脆弱性、工作源扰动
力—外部支持力的借力职业发展型脆弱性、环境源扰动力—内在应对力
的自力环境融入型脆弱性和环境源扰动力—外部支持力的借力环境融入
型脆弱性四种类型，如图 6 – 2 所示。自力职业发展型脆弱性占 35.97%，
表示乡村医生所受的主要扰动力来自工作源，主要应对力来自内在应对
力，处于依靠自身能力完成工作任务，实现职业发展的状态。自力环境
融入型脆弱性所占比例最大，为 56.09%，表示乡村医生所受的扰动力
主要来源于环境源，应对力主要来源于内在应对力，处于依靠自身能力
适应并融入其所处环境的状态。借力职业发展型脆弱性占 3.98%，表
示乡村医生所受的扰动力主要来源于工作源，主要应对力来自外部支持
力，处于自身能力不足，需依靠外力完成工作任务从而实现职业发展的
状态。借力环境融入型脆弱性占 7.96%，表示乡村医生所受的扰动力
主要来源于环境源，主要应对力来自外部支持力，处于依靠外力适应并
融入社会环境的状态。

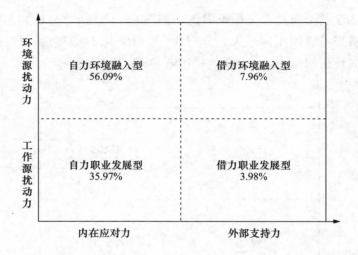

图 6 − 2　乡村医生脆弱性的分型——力量性质

第七章　乡村医生脆弱性的人群差异

本章主要运用描述性分析方法对不同人口学特征和不同工作特征乡村医生面临的扰动力、应对力及脆弱性情况进行描述，并运用 χ^2 检验对乡村医生面临的扰动力、应对力及脆弱性的人群差异进行检验与分析，以识别扰动力高、应对力弱、脆弱性强的重点人群。

一　扰动力的人群差异

（一）工作源扰动力的人群差异

1. 不同人口学特征人群间的差异

（1）不同人口学特征乡村医生的工作量感受差异

不同年龄、不同学历乡村医生的工作量感受不同。中青年和高学历乡村医生感受到的工作量相对较大，如表 7－1 所示。在年龄分布方面，31—40 岁乡村医生选择工作量大的比例最高，为 82.1%；51 岁及以上乡村医生这一比例相对较低，为 61.1%。在学历分布方面，大专及以上学历乡村医生选择工作量大的比例最高，为 81.6%；初中及以下学历乡村医生这一比例相对较低，为 53.3%。不同性别乡村医生的工作量感受差别不大。男性和女性乡村医生选择工作量大的比例差别不大，分别为 72.5% 和 75.7%。

表 7－1　　　　不同人口学特征乡村医生的工作量差异　　　　单位:%

变量	类别	工作量小	一般	工作量大	χ^2 值	P 值
性别	男	1.2	26.3	72.5	1.59	0.46
	女	0.6	23.6	75.7		

续表

变量	类别	工作量小	一般	工作量大	χ^2 值	P 值
年龄	≤30 岁	0.1	31.3	68.6	49.30	<0.01
	31—40 岁	0.3	17.6	82.1		
	41—50 岁	0.1	24.9	75.0		
	≥51 岁	3.3	35.6	61.1		
学历	初中及以下	1.7	45.0	53.3	19.63	0.01
	中专	1.1	25.3	73.6		
	大专及以上	0.1	18.3	81.6		

（2）不同人口学特征乡村医生的工作难度差异

不同年龄、不同学历乡村医生的工作难度不同。中青年乡村医生、中高学历乡村医生和已婚及离婚乡村医生的工作难度相对较大，如表7-2所示。在年龄分布方面，31—40 岁乡村医生选择工作难度大的比例最高，为69.6%；51 岁及以上、30 岁及以下的乡村医生这一比例相对较低，分别为50.4%和59.6%。在学历分布方面，大专及以上学历乡村医生选择工作难度大的比例最高，为67.8%；初中及以下学历乡村医生这一比例相对较低，为41.3%。男女乡村医生的工作难度差别不大，选择工作难度大的乡村医生比例分别为63.9%和60.5%。

表7-2　　　　　　不同人口学特征乡村医生的工作难度差异　　　　单位:%

变量	类别	负担小	一般	负担大	χ^2 值	P 值
性别	男	3.2	32.9	63.9	1.56	0.46
	女	2.7	36.7	60.5		
年龄	≤30 岁	3.8	36.5	59.6	31.94	<0.01
	31—40 岁	1.0	29.4	69.6		
	41—50 岁	3.3	31.3	65.5		
	≥51 岁	5.5	44.1	50.4		
学历	初中及以下	9.5	49.2	41.3	20.42	0.01
	中专	2.8	33.8	63.4		
	大专及以上	2.4	29.8	67.8		

（3）不同人口学特征乡村医生的工作安排接受度差异

不同性别、不同年龄的乡村医生对工作安排的接受度不同，如表7－3所示。男性51岁及以上的乡村医生对工作安排的接受度相对较高。在性别分布方面，男性乡村医生中选择对工作安排满意的占23.1%，高于女性乡村医生的15.0%。在年龄分布方面，51岁及以上的乡村医生对工作安排的满意率最高，为29.6%；31—40岁的乡村医生对工作安排的满意率最低，为14.9%。不同学历的乡村医生对工作安排接受度的差别不大。初中及以下学历乡村医生对工作安排的满意率略高，为29.5%；大专及以上学历乡村医生对工作安排的满意率略低，为18.3%。

表7－3　　　　不同人口学特征乡村医生的工作安排接受度差异　　　单位:%

变量	类别	满意	一般	不满意	χ^2 值	P 值
性别	男	23.1	49.6	27.3	8.68	0.01
	女	15.0	54.5	30.6		
年龄	≤30 岁	21.6	51.0	27.4	21.55	<0.01
	31—40 岁	14.9	53.8	31.3		
	41—50 岁	18.8	52.3	28.9		
	≥51 岁	29.6	45.9	24.4		
学历	初中及以下	29.5	52.5	18.0	5.55	0.24
	中专	20.1	51.1	28.8		
	大专及以上	18.3	50.9	30.8		

2. 不同工作特征人群间的差异

（1）不同工作特征乡村医生的工作量差异

不同工作年限、不同从医方式、不同一体化管理模式下乡村医生的工作量不同。工作11—20年、脱产和医主农辅从医以及一体化管理的乡村医生的工作量相对较大，如表7－4所示。在工作年限分布方面，工作11—20年的乡村医生中选择工作量大的比例最高，为81.4%；工作41年及以上的乡村医生这一比例较低，为51.7%。在从医方式分布方面，医主农辅和脱产从医的乡村医生中选择工作量大的比例相对较高，分别为78.4%和77.4%；半农半医和农主医辅从医的乡村医生这一比例分别为69.7%和60.7%。在一体化管理模式的分布方面，参与松散型一体化管理的乡村医生中选择工作量大的比例最高，为79.5%；非一体化管理模式下的乡村医生这一比例相对较低，为52.8%。

　　不同执业资格和工作角色的乡村医生工作量差别不大。在执业资格方面，无执业资格、拥有执业（助理）医师资格以及乡村医生执业资格的乡村医生中选择工作量大的比例分别为70.8%、72.9%和73.7%。在工作角色的分布方面，村卫生室负责人和普通乡村医生中选择工作量大的比例分别为75.1%和71.9%。

表7－4　　　　　　　　不同工作特征乡村医生的工作量差异　　　　　　单位:%

变量	类别	工作量小	一般	工作量大	χ^2值	P值
执业资格	无	4.2	25.0	70.8	0.45	0.98
	执业（助理）医师	1.4	25.7	72.9		
	乡村医生	1.0	25.3	73.7		
工作年限	≤10 年	1.0	23.7	75.3	57.37	<0.01
	11—20 年	0.3	18.3	81.4		
	21—30 年	0.5	24.2	75.3		
	31—40 年	3.1	26.9	70.0		
	≥41 年	2.8	45.5	51.7		
从医方式	脱产	1.5	21.1	77.4	15.23	0.01
	医主农辅	0.4	21.2	78.4		
	半农半医	1.3	29.0	69.7		
	农主医辅	3.6	35.7	60.7		
工作角色	负责人	0.8	24.1	75.1	1.66	0.44
	普通乡村医生	1.3	26.8	71.9		
一体化管理模式	紧密型一体化	1.4	28.4	70.2	19.31	0.01
	松散型一体化	0.6	19.9	79.5		
	非一体化	2.8	44.4	52.8		

　　（2）不同工作特征乡村医生的工作难度差异

　　不同工作年限、不同工作角色乡村医生的工作难度不同。工作30年及以下的中低年资乡村医生、作为村卫生室负责人的乡村医生的工作难度相对较大，如表7-5所示。在工作年限分布方面，工作10年及以下、11—20年以及21—30年的乡村医生中选择工作难度大的比例相对较高，分别为66.7%、67.1%和69.3%；工作41年及以上的乡村医生这一比例较小，为41.5%。在工作角色的分布方面，村卫生室负责人中选择工作难度大的这一比例相对较高，为66.0%；普通村医的这一比例相对较低，为59.1%。

不同执业资格、不同从医方式、不同一体化管理模式下乡村医生的工作难度差别不大。在执业资格方面，无执业资格、拥有执业（助理）医师资格以及乡村医生执业资格的乡村医生中选择工作难度大的比例分别为60.0%、65.1%和62.4%。在从医方式分布方面，农主医辅从医的乡村医生中选择工作难度大的比例略高，为78.1%；脱产、医主农辅和半农半医从医的乡村医生这一比例略低，分别为65.3%、61.3%和61.6%。在一体化管理模式的分布方面，非一体化管理模式下的乡村医生中选择工作难度大的比例略低，为58.2%；参与松散型和紧密型一体化管理模式的乡村医生占比略高，分别为64.5%和62.6%。

表7-5　　　　　　不同工作特征乡村医生的工作难度差异　　　　　单位:%

变量	类别	负担小	一般	负担大	χ^2	P值
执业资格	无	4.0	36.0	60.0	1.36	0.85
	执业（助理）医师	3.4	31.5	65.1		
	乡村医生	3.0	34.6	62.4		
工作年限	≤10年	2.9	30.4	66.7	42.01	<0.01
	11—20年	1.9	30.9	67.1		
	21—30年	2.3	28.4	69.3		
	31—40年	3.0	38.8	58.2		
	≥41年	7.7	50.7	41.5		
从医方式	脱产	3.5	31.2	65.3	4.99	0.54
	医主农辅	3.1	35.6	61.3		
	半农半医	3.1	35.3	61.6		
	农主医辅	3.3	18.6	78.1		
工作角色	负责人	1.9	32.1	66.0	8.45	0.02
	普通乡村医生	4.4	36.5	59.1		

续表

变量	类别	负担小	一般	负担大	χ^2	P 值
一体化管理模式	紧密型一体化	2.6	34.8	62.6	2.40	0.66
	松散型一体化	3.6	31.9	64.5		
	非一体化	3.0	38.8	58.2		

（3）不同工作特征乡村医生的工作安排接受度差异

不同工作年限、不同一体化管理模式下乡村医生对工作安排的接受度不同。工作31年及以上的中高年资的乡村医生、参与松散型一体化管理的乡村医生对工作安排的接受度相对较高，如表7-6所示。在工作年限分布方面，工作31—40年和41年及以上的乡村医生中对工作安排持满意态度的比例相对较高，分别为28.5%和30.8%；工作30年及以下的乡村医生这一比例相对较低，工作10年及以下、11—20年和21—30年的乡村医生中对工作安排持满意态度的比例分别为16.5%、15.8%和19.2%。在一体化管理模式的分布方面，参与松散型一体化管理的乡村医生中对工作安排持满意态度的比例相对较高，为23.3%；非一体化管理模式下的乡村医生这一比例相对较低，为13.9%。

不同执业资格、不同从医方式、不同工作角色乡村医生的工作难度差别不大。在执业资格方面，无执业资格、拥有执业（助理）医师资格以及乡村医生执业资格的乡村医生中对工作安排持满意态度的比例分别为12.5%、20.1%和20.8%。在从医方式分布方面，脱产从医的乡村医生对工作安排持满意态度的比例略低，为15.5%；医主农辅、半农半医和农主医辅从医的乡村医生这一比例略高，分别为23.7%、20.4%和21.4%。在工作角色的分布方面，村卫生室负责人中对工作安排持满意态度的比例略高，为23.2%；普通乡村医生这一比例略低，为17.5%。

表7-6　　　　不同工作特征乡村医生的工作安排接受度差异　　　　单位:%

变量	类别	满意	一般	不满意	χ^2 值	P 值
执业资格	无	12.5	66.7	20.8	2.75	0.60
	执业（助理）医师	20.1	49.3	30.6		
	乡村医生	20.8	51.0	28.2		

变量	类别	满意	一般	不满意	χ^2 值	P 值
工作年限	≤10 年	16.5	47.4	36.1	25.63	<0.01
	11—20 年	15.8	55.8	28.4		
	21—30 年	19.2	49.0	31.8		
	31—40 年	28.5	44.6	26.9		
	≥41 年	30.8	48.3	21.0		
从医方式	脱产	15.5	53.1	31.4	9.68	0.14
	医主农辅	23.7	53.6	22.7		
	半农半医	20.4	48.7	30.9		
	农主医辅	21.4	50.0	28.6		
工作角色	负责人	23.2	49.3	27.5	4.78	0.09
	普通乡村医生	17.5	52.9	29.6		
一体化管理模式	紧密型一体化	17.7	52.0	30.3	14.43	0.01
	松散型一体化	23.3	48.5	28.2		
	非一体化	13.9	75.0	11.1		

（二）环境源扰动力的人群差异

1. 不同人口学特征人群间的差异

（1）不同人口学特征乡村医生的横向相对剥夺感差异

不同年龄、不同学历乡村医生的横向相对剥夺感不同，如表 7 - 7 所示。中青年、高学历乡村医生的横向相对剥夺感相对较重。在年龄分布方面，31—40 岁、30 岁及以下的乡村医生中选择横向相对剥夺感重的比例最高，分别为 75.3% 和 75.0%；51 岁及以上的乡村医生这一比例相对较低，为 59.9%。在学历分布方面，大专及以上学历乡村医生选择横向相对剥夺感重的比例相对较高，为 77.0%；初中及以下学历乡村医生这一比例相对较低，为 60.9%。男女乡村医生选择横向相对剥夺感重的比例差别不大，分别为 68.4% 和 68.2%。

表 7 - 7 　　不同人口学特征乡村医生的横向相对剥夺感差异　　单位:%

变量	类别	剥夺感轻	一般	剥夺感重	χ^2 值	P 值
性别	男	9.8	21.8	68.4	0.01	0.99
	女	10.0	21.8	68.2		

续表

变量	类别	剥夺感轻	一般	剥夺感重	χ^2 值	P 值
年龄	≤30 岁	9.6	15.4	75.0	23.60	<0.01
	31—40 岁	6.3	18.4	75.3		
	41—50 岁	9.7	24.4	65.9		
	≥51 岁	15.1	25.0	59.9		
学历	初中及以下	12.5	26.6	60.9	9.10	0.05
	中专	9.9	23.2	66.9		
	大专及以上	8.6	14.4	77.0		

（2）不同人口学特征乡村医生的纵向相对剥夺感差异

不同人口学特征乡村医生的纵向相对剥夺感差别不大，如表 7 – 8 所示。在性别分布方面，男性和女性乡村医生中选择纵向相对剥夺感重的比例分别为 37.2% 和 34.3%。在年龄方面，31—40 岁和 41—50 岁的乡村医生中选择纵向相对剥夺感重的比例略高，分别为 39.9% 和 39.3%；51 岁及以上和 30 岁及以下的乡村医生这一比例略低，分别为 29.9% 和 26.9%。在学历分布方面，中专学历乡村医生中选择纵向相对剥夺感重的比例略高，为 37.9%；初中及以下乡村医生选择纵向相对剥夺感重的比例略低，为 31.3%。

表 7 – 8　　　　不同人口学特征乡村医生的纵向相对剥夺感差异　　　单位:%

变量	类别	剥夺感轻	一般	剥夺感重	χ^2 值	P 值
性别	男	19.4	43.4	37.2	0.85	0.65
	女	20.8	44.9	34.3		
年龄	≤30 岁	25.0	48.1	26.9	10.81	0.09
	31—40 岁	17.8	42.3	39.9		
	41—50 岁	18.8	41.9	39.3		
	≥51 岁	22.9	47.2	29.9		
学历	初中及以下	26.6	42.2	31.3	5.60	0.23
	中专	19.8	42.3	37.9		
	大专及以上	17.0	50.0	33.0		

（3）不同人口学特征乡村医生面临的政策扰动力差异

不同年龄、不同学历乡村医生面临的政策扰动力不同，如表7－9所示。中青年、高学历乡村医生面临的政策扰动力相对较大。在年龄分布方面，31—40岁的乡村医生中选择政策扰动力大的比例最高，为64.2%；51岁及以上的乡村医生这一比例最低，为51.1%。在学历分布方面，大专及以上学历乡村医生选择政策扰动力大的比例相对较高，为67.6%；初中及以下学历乡村医生这一比例较低，为37.3%。男性和女性乡村医生选择政策扰动力大的比例差别不大，分别为58.5%和60.3%。

表7－9　　　　不同人口学特征乡村医生面临的政策扰动力差异　　　　单位:%

变量	类别	扰动力小	一般	扰动力大	χ^2 值	P 值
性别	男	6.6	34.9	58.5	0.34	0.84
	女	6.7	33.0	60.3		
年龄	≤30岁	9.8	29.4	60.8	15.00	0.02
	31—40岁	4.6	31.2	64.2		
	41—50岁	8.2	31.9	59.9		
	≥51岁	7.1	41.8	51.1		
学历	初中及以下	8.5	54.2	37.3	17.11	<0.01
	中专	6.8	34.1	59.1		
	大专及以上	5.3	27.1	67.6		

（4）不同人口学特征乡村医生的执业风险差异

不同年龄、不同学历乡村医生感受到的执业风险不同，如表7－10所示。中青年、高学历乡村医生感受到的执业风险相对较高。在年龄分布方面，30岁及以下的乡村医生中选择执业风险高的比例最高，为94.2%；51岁及以上的乡村医生这一比例较低，为69.2%。在学历分布方面，大专及以上学历乡村医生选择执业风险高的比例较高，为90.4%；初中及以下学历乡村医生这一比例较低，为61.9%。男女乡村医生选择执业风险高的比例差别不大，分别为84.3%和88.6%。

表7－10　　　　不同人口学特征乡村医生对执业风险认知的差异　　　　单位:%

变量	类别	风险低	一般	风险高	χ^2 值	P 值
性别	男	1.9	13.8	84.3	3.63	0.16
	女	1.8	9.6	88.6		

续表

变量	类别	风险低	一般	风险高	χ^2 值	P 值
年龄	≤30 岁	0.1	5.7	94.2	86.39	<0.01
	31—40 岁	1.0	4.9	94.0		
	41—50 岁	1.3	10.6	88.1		
	≥51 岁	4.0	26.7	69.2		
学历	初中及以下	6.4	31.7	61.9	35.26	<0.01
	中专	1.4	11.9	86.7		
	大专及以上	2.3	7.3	90.4		

2. 不同工作特征人群间的差异

（1）不同工作特征乡村医生的横向相对剥夺感差异

不同工作年限、不同从医方式、不同一体化管理模式乡村医生的横向相对剥夺感不同。初入职、脱产从医以及参与松散型一体化管理的乡村医生的横向相对剥夺感相对较为严重，如表 7 – 11 所示。在工作年限分布方面，工作 10 年及以下的乡村医生中选择横向相对剥夺感重的比例最高，为77.5%；工作31—40 年和41 年及以上的乡村医生这一比例相对较低，分别为60.2% 和60.8%。在从医方式分布方面，脱产从医的乡村医生中选择横向相对剥夺感重的比例最高，为76.9%；农主医辅从医的乡村医生这一比例相对较低，为53.1%。在一体化管理模式的分布方面，参与松散型一体化管理的乡村医生中选择横向相对剥夺感重的比例相对较高，为74.5%；非一体化管理模式下的乡村医生这一比例相对较低，为48.5%。

不同执业资格、不同工作角色乡村医生的横向相对剥夺感差别不大。在执业资格方面，无执业资格、拥有执业（助理）医师资格以及乡村医生执业资格的乡村医生中选择横向相对剥夺感重的比例分别为62.5%、66.7%和68.5%。在工作角色的分布方面，普通乡村医生中选择横向相对剥夺感重的比例略高，为71.6%；村卫生室负责人这一比例略低，为65.2%。

表 7 –11　　　　不同工作特征乡村医生的横向相对剥夺感差异　　　　单位:%

变量	类别	剥夺感轻	一般	剥夺感重	χ^2 值	P 值
执业资格	无	4.2	33.3	62.5	2.54	0.64
	执业（助理）医师	10.6	22.7	66.7		
	乡村医生	10.0	21.6	68.5		

续表

变量	类别	剥夺感轻	一般	剥夺感重	χ^2 值	P 值
工作年限	≤10 年	4.9	17.6	77.5	17.99	0.02
	11—20 年	8.2	20.5	71.3		
	21—30 年	10.4	21.8	67.8		
	31—40 年	16.5	23.3	60.2		
	≥41 年	11.2	28.0	60.8		
从医方式	脱产	5.5	17.6	76.9	17.33	0.01
	医主农辅	9.5	21.8	68.7		
	半农半医	10.8	23.2	66.0		
	农主医辅	25.0	21.9	53.1		
工作角色	负责人	10.2	24.6	65.2	5.33	0.07
	普通乡村医生	9.5	18.9	71.6		
一体化管理模式	紧密型一体化	9.4	25.0	65.6	27.38	<0.01
	松散型一体化	9.7	15.8	74.5		
	非一体化	12.1	39.4	48.5		

（2）不同工作特征乡村医生的纵向相对剥夺感差异

不同工作年限、不同从医方式乡村医生的纵向相对剥夺感不同。工作 11—20 年和 21—30 年、脱产从医的乡村医生的纵向相对剥夺感相对较为严重，如表 7-12 所示。在工作年限分布方面，工作 11—20 年和 21—30 年的乡村医生中选择纵向相对剥夺感重的比例相对较高，分别为 40.5% 和 41.5%；工作 10 年及以下和 41 年及以上的乡村医生这一比例相对较低，分别为 29.4% 和 23.2%。在从医方式分布方面，脱产从医的乡村医生中选择纵向相对剥夺感重的比例最高，为 42.3%；医主农辅从医的乡村医生这一比例相对较低，为 29.6%。

不同执业资格、不同工作角色、不同一体化管理模式乡村医生的纵向相对剥夺感差别不大。在执业资格方面，无执业资格、拥有执业（助理）医师资格以及乡村医生执业资格的乡村医生中选择纵向相对剥夺感重的比例分别为 45.8%、43.2% 和 35.1%。在工作角色的分布方面，普通乡村医生和村卫生室负责人中选择纵向相对剥夺感重的比例差别不大，分别为 36.5% 和 36.3%。在一体化管理模式的分布方面，参与松散型一体化管理的乡村医生中选择纵向相对剥夺感重的比例略高，为38.2%；非一体化管理模式下的乡村医生这一比例略低，为29.8%。

表7-12　　　　不同工作特征乡村医生的纵向相对剥夺感差异　　　单位:%

变量	类别	剥夺感轻	一般	剥夺感重	χ^2 值	P 值
执业资格	无	25.0	29.2	45.8	7.43	0.12
	执业（助理）医师	21.2	35.6	43.2		
	乡村医生	19.3	45.6	35.1		
工作年限	≤10 年	26.5	44.1	29.4	28.95	<0.01
	11—20 年	19.0	40.5	40.5		
	21—30 年	13.8	44.7	41.5		
	31—40 年	15.8	48.9	35.3		
	≥41 年	30.3	46.5	23.2		
从医方式	脱产	14.4	43.3	42.3	14.89	0.02
	医主农辅	19.5	50.9	29.6		
	半农半医	21.5	39.9	38.6		
	农主医辅	21.9	43.8	34.3		
工作角色	负责人	20.1	43.6	36.3	0.078	0.96
	普通乡村医生	19.4	44.1	36.5		
一体化管理模式	紧密型一体化	19.9	44.3	35.8	2.71	0.61
	松散型一体化	18.5	43.3	38.2		
	非一体化	25.4	44.8	29.8		

（3）不同工作特征乡村医生面临的政策扰动力差异

不同执业资格、不同工作年限乡村医生面临的政策扰动力不同。暂无执业资格、工作不足30年的乡村医生面临的政策扰动力相对较大，如表7-13所示。在执业资格方面，暂无执业资格的乡村医生中选择政策扰动力大的比例最高，为72.0%；拥有乡村医生执业资格的乡村医生这一比例最低，为57.0%。在工作年限分布方面，工作10年及以下、11—20年和21—30年的乡村医生中选择政策扰动力大的比例相对较高，分别为61.2%、62.8%和62.3%；工作41年及以上的乡村医生这一比例相对较低，为47.9%。

　　不同从医方式、不同工作角色、不同一体化管理模式下乡村医生面临的政策扰动力差别不大。在从医方式分布方面，脱产从医的乡村医生中选择政策扰动力大的比例略高，为 64.5%；农主医辅从医的乡村医生这一比例略低，为 48.3%。在工作角色的分布方面，普通乡村医生和村卫生室负责人中选择政策扰动力大的比例分别为 59.9% 和 58.5%。在一体化管理模式的分布方面，参与松散型一体化管理的乡村医生中选择政策扰动力大的比例略高，为 60.3%；非一体化管理模式下的乡村医生这一比例略低，为 51.4%。

表 7-13　　　　　不同工作特征乡村医生面临的政策扰动力差异　　　　单位:%

变量	类别	扰动力小	一般	扰动力大	χ^2 值	P 值
执业资格	无	8.0	20.0	72.0	8.86	0.04
	执业（助理）医师	5.5	26.2	68.3		
	乡村医生	6.7	36.3	57.0		
工作年限	≤10 年	8.2	30.6	61.2	20.91	0.01
	11—20 年	6.3	30.9	62.8		
	21—30 年	5.0	32.7	62.3		
	31—40 年	3.1	42.6	54.3		
	≥41 年	12.1	40.0	47.9		
从医方式	脱产	6.3	29.2	64.5	6.61	0.36
	医主农辅	5.8	37.2	57.0		
	半农半医	6.6	34.0	59.4		
	农主医辅	13.8	37.9	48.3		
工作角色	负责人	7.3	34.2	58.5	0.83	0.66
	普通乡村医生	5.8	34.3	59.9		
一体化管理模式	紧密型一体化	6.6	34.6	58.8	1.24	0.87
	松散型一体化	6.5	33.2	60.3		
	非一体化	8.1	40.5	51.4		

　　（4）不同工作特征乡村医生的执业风险差异
　　不同工作年限乡村医生感受到的执业风险不同。低工作年限的乡村医生感受到的执业风险相对较大，如表 7-14 所示。在执业风险的工作年限分布中，工作 10 年及以下、11—20 年和 21—30 年的乡村医生中选择执业风险大的比例相对较高，分别为 95.1%、92.1% 和 89.0%；工作 41 年及以上的乡村医生这一比例相对较低，为 62.2%。

表 7 – 14　　　不同工作特征乡村医生对执业风险认知的差异　　　单位:%

变量	类别	风险小	一般	风险大	χ^2 值	P 值
执业资格	无	4.0	8.0	88.0	6.36	0.17
	执业（助理）医师	4.0	15.0	81.0		
	乡村医生	1.6	12.3	86.1		
工作年限	≤10 年	1.0	3.9	95.1	83.03	<0.01
	11—20 年	0.7	7.2	92.1		
	21—30 年	1.8	9.2	89.0		
	31—40 年	2.2	20.1	77.7		
	≥41 年	5.6	32.2	62.2		
从医方式	脱产	2.0	10.8	87.2	8.04	0.24
	医主农辅	1.4	12.2	86.4		
	半农半医	1.6	14.2	84.2		
	农主医辅	6.3	3.1	90.6		
工作角色	负责人	2.1	13.8	84.1	2.04	0.36
	普通乡村医生	1.7	11.1	87.2		
一体化管理模式	紧密型一体化	1.9	14.5	83.6	5.10	0.28
	松散型一体化	2.0	11.4	86.6		
	非一体化	1.5	6.0	92.5		

　　不同执业资格、不同从医方式、不同工作角色、不同一体化管理模式下乡村医生感受到的执业风险差别不大。在执业资格方面，暂无执业资格和拥有乡村医生执业资格的乡村医生中选择执业风险大的比例略高，分别为88.0%和86.1%；拥有执业（助理）医师资格的乡村医生这一比例略低，为81.0%。在从医方式分布方面，农主医辅从医的乡村医生中选择执业风险大的比例略高，为90.6%；脱产、医主农辅和半农半医从医的乡村医生这一比例略低，分别为87.2%、86.4%和84.2%。在工作角色的分布方面，村卫生室负责人和普通村医中选择执业风险大的比例分别为84.1%和87.2%。在一体化管理模式的分布方

面，参与松散型和紧密型一体化管理的乡村医生中选择执业风险大的比例略低，分别为 86.6% 和 83.6%；非一体化管理模式下的乡村医生这一比例略高，为 92.5%。

（三）不同特征乡村医生面临的扰动力情况

1. 不同人口学特征人群间的差异

（1）不同人口学特征乡村医生面临的工作源扰动力情况

不同性别、不同年龄、不同学历乡村医生感受到的工作源扰动力不同，如表 7－15 所示。女性、中年、高学历乡村医生感受到的工作源扰动力相对较大。在性别分布方面，女性乡村医生选择工作源扰动力大的比例为 69.0%，高于男性乡村医生的 61.1%。在年龄分布方面，31—40 岁的乡村医生中选择工作源扰动力大的比例最高，为 73.6%；51 岁及以上的乡村医生这一比例最低，为 46.2%。在学历分布方面，大专及以上学历乡村医生选择工作源扰动力大的比例相对较高，为 74.6%；初中及以下学历乡村医生这一比例相对较低，为 37.7%。

表 7－15　　不同人口学特征乡村医生面临的工作源扰动力差异　　单位:%

变量	类别	扰动力小	一般	扰动力大	χ^2 值	P 值
性别	男	0.5	38.4	61.1	5.68	0.04
	女	0.3	30.7	69.0		
年龄	≤30 岁	0.1	35.2	64.7	53.66	<0.01
	31—40 岁	0.3	26.1	73.6		
	41—50 岁	0.7	32.3	67.0		
	≥51 岁	0.4	53.4	46.2		
学历	初中及以下	0.1	62.2	37.7	27.91	<0.01
	中专	0.6	35.8	63.7		
	大专及以上	0.1	25.3	74.6		

（2）不同人口学特征乡村医生面临的环境源扰动力情况

不同年龄、不同学历乡村医生感受到的环境源扰动力不同，如表 7－16 所示。中青年、高学历乡村医生感受到的环境源扰动力相对较大。在年龄分布方面，31—40 岁的乡村医生中选择环境源扰动力大的比例最高，为 84.7%；51 岁及以上的乡村医生这一比例最低，为 68.7%。在学历分布方面，大专及以上学历乡村医生选择环境源扰动力大的比例最高，为 84.8%；初中及以下乡村医生这一比例最低，为 65.6%。男性和女性乡村医生选择环境源扰动力大的比例差别不大，分别为 80.3% 和 79.9%。

表 7－16　　　　不同人口学特征乡村医生面临的环境源扰动力差异　　　单位:%

变量	类别	扰动力小	一般	扰动力大	χ^2 值	P 值
性别	男	0.8	18.9	80.3	2.67	0.26
	女	0.1	20.0	79.9		
年龄	≤30 岁	0.1	17.3	82.6	35.23	<0.01
	31—40 岁	0.3	12.3	84.7		
	41—50 岁	0.3	18.9	80.8		
	≥51 岁	1.1	30.2	68.7		
学历	初中及以下	4.9	29.5	65.6	36.32	<0.01
	中专	0.2	19.6	80.2		
	大专及以上	1.2	14.0	84.8		

（3）不同人口学特征乡村医生面临的总体扰动力情况

不同年龄、不同学历乡村医生感受到的扰动力不同，如表 7－17 所示。中青年、高学历乡村医生感受到的扰动力相对较大。在年龄分布方面，31—40 岁的乡村医生中选择扰动力大的比例最高，为 87.9%；51 岁及以上的乡村医生这一比例最低，为 63.3%。在学历分布方面，大专及以上学历乡村医生选择扰动力大的比例最高，为 83.3%；初中及以下乡村医生这一比例最低，为 62.1%。男性和女性乡村医生选择扰动力大的比例差别不大，分别为 78.2% 和 79.4%。

表 7－17　　　　不同人口学特征乡村医生面临的总体扰动力差异　　　单位:%

变量	类别	扰动力小	一般	扰动力大	χ^2 值	P 值
性别	男	0.2	21.6	78.2	0.62	0.73
	女	0.1	20.5	79.4		
年龄	≤30 岁	0.1	21.5	78.4	56.95	<0.01
	31—40 岁	0.1	12.0	87.9		
	41—50 岁	0.2	19.2	80.6		
	≥51 岁	0.4	36.3	63.3		

续表

变量	类别	扰动力小	一般	扰动力大	χ^2 值	P 值
学历	初中及以下	1.1	36.2	62.1	25.38	<0.01
	中专	0.1	21.0	78.9		
	大专及以上	0.2	16.5	83.3		

2. 不同工作特征人群间的差异

（1）不同工作特征乡村医生面临的工作源扰动力情况

不同工作年限乡村医生感受到的工作源扰动力不同。低工作年限的乡村医生感受到的工作源扰动力相对较大，如表 7 - 18 所示。在工作源扰动力的工作年限分布中，工作 10 年及以下和 11—20 年的乡村医生中选择工作源扰动力大的比例相对较高，分别为 70.1% 和 72.0%；工作 41 年及以上的乡村医生这一比例相对较低，为 39.0%。

表 7 - 18　　　不同工作特征乡村医生面临的工作源扰动力差异　　　单位:%

变量	类别	扰动力小	一般	扰动力大	χ^2 值	P 值
执业资格	无	4.0	25.0	71.0	1.60	0.81
	执业（助理）医师	0.7	32.9	66.4		
	乡村医生	0.4	36.6	63.0		
工作年限	≤10 年	1.0	28.9	70.1	60.98	<0.01
	11—20 年	0.3	27.7	72.0		
	21—30 年	1.0	30.8	68.2		
	31—40 年	0.8	46.2	53.1		
	≥41 年	0.7	60.3	39.0		
从医方式	脱产	0.5	31.1	68.4	4.97	0.55
	医主农辅	0.4	34.3	65.3		
	半农半医	0.6	37.9	61.5		
	农主医辅	3.1	42.9	54.0		
工作角色	负责人	0.6	35.9	63.5	0.84	0.66
	普通乡村医生	0.2	35.8	64.0		
一体化管理模式	紧密型一体化	0.2	34.9	64.9	1.55	0.82
	松散型一体化	0.6	35.1	64.3		
	非一体化	3.0	38.7	58.3		

　　不同执业资格、不同从医方式、不同工作角色、不同一体化管理模式下乡村医生面临的工作源扰动力差别不大。在执业资格方面，暂无执业资格的乡村医生中选择工作源扰动力大的比例略高，为71.0%；拥有执业（助理）医师资格和乡村医生执业资格的乡村医生这一比例略低，分别为66.4%和63.0%。在从医方式分布方面，脱产从医的乡村医生中选择工作源扰动力大的比例略高，为68.4%；农主医辅从医的乡村医生这一比例略低，为54.0%。在工作角色的分布方面，村卫生室负责人和普通村医选择工作源扰动力大的比例分别为63.5%和64.0%。在一体化管理模式分布方面，参与松散型和紧密型一体化管理的乡村医生中选择工作源扰动力大的比例略高，分别为64.3%和64.9%；非一体化管理模式下的乡村医生这一比例略低，为58.3%。

　　（2）不同工作特征乡村医生面临的环境源扰动力情况

　　不同工作年限、不同从医方式乡村医生感受到的环境源扰动力不同。低工作年限、脱产从医的乡村医生感受到的环境源扰动力相对较大，如表7-19所示。在环境源扰动力的工作年限分布中，工作10年及以下、11—20年和21—30年的乡村医生中选择环境源扰动力大的比例相对较高，分别为84.3%、84.8%和83.2%；工作41年及以上的乡村医生相对较低，为61.9%。在从医方式分布方面，脱产从医的乡村医生中选择环境源扰动力大的比例相对较高，为87.8%；医主农辅从医的乡村医生这一比例相对较低，为77.2%。

表7-19　　　　　不同工作特征乡村医生面临的环境源扰动力差异　　　单位:%

变量	类别	扰动力小	一般	扰动力大	χ^2 值	P 值
执业资格	无	4.0	8.0	88.0	4.90	0.29
	执业（助理）医师	1.4	20.7	77.9		
	乡村医生	0.4	19.5	80.1		
工作年限	≤10年	1.0	14.7	84.3	38.03	<0.01
	11—20年	0.2	15.0	84.8		
	21—30年	0.5	16.3	83.2		
	31—40年	0.8	22.6	76.6		
	≥41年	1.5	36.6	61.9		

续表

变量	类别	扰动力小	一般	扰动力大	χ^2 值	P 值
从医方式	脱产	1.0	11.2	87.8	11.35	0.04
	医主农辅	0.4	22.4	77.2		
	半农半医	0.4	20.2	79.4		
	农主医辅	3.1	16.3	80.6		
工作角色	负责人	0.2	21.3	78.5	5.04	0.08
	普通乡村医生	0.9	17.0	82.1		
一体化管理模式	紧密型一体化	0.5	21.2	78.3	3.75	0.44
	松散型一体化	0.6	16.6	82.8		
	非一体化	1.5	21.2	77.3		

不同执业资格、不同工作角色、不同一体化管理模式下乡村医生感受到的环境源扰动力差别不大。在执业资格方面，暂无执业资格的乡村医生中选择环境源扰动力大的比例略高，为88.0%；拥有乡村医生执业资格和执业（助理）医师资格的乡村医生这一比例略低，分别为80.1%和77.9%。在工作角色的分布方面，村卫生室负责人选择环境源扰动力大的比例略低，为78.5%；普通乡村医生略高，为82.1%。在一体化管理模式的分布方面，参与松散型一体化管理的乡村医生中选择环境源扰动力大的比例略高，为82.8%；参与紧密型一体化以及非一体化管理的乡村医生这一比例略低，分别为78.3%和77.3%。

（3）不同工作特征乡村医生面临的总体扰动力情况

不同工作年限乡村医生感受到的总体扰动力不同。低工作年限的乡村医生感受到的总体扰动力相对较大，如表7-20所示。在总体扰动力的工作年限分布中，工作10年及以下、11—20年和21—30年的乡村医生中选择总体扰动力大的比例相对较高，分别为82.5%、85.6%和82.5%；工作41年及以上的乡村医生这一比例相对较低，为54.8%。

不同执业资格、不同从医方式、不同工作角色、不同一体化管理模式下乡村医生感受到的总体扰动力差别不大。在执业资格方面，暂无执业资格的乡村医生中选择总体扰动力大的比例略高，为88.0%；

拥有执业（助理）医师资格和乡村医生执业资格的乡村医生这一比例略低，分别为79.6%和78.2%。在从医方式分布方面，脱产从医的乡村医生中选择总体扰动力大的比例略高，为83.5%；农主医辅从医的乡村医生这一比例略低，为70.3%。在工作角色的分布方面，村卫生室负责人和普通乡村医生中选择总体扰动力大的比例分别为77.8%和79.6%。在一体化管理模式的分布方面，参与松散型一体化管理的乡村医生中选择总体扰动力大的比例略高，为81.8%；参与紧密型一体化以及非一体化管理的乡村医生这一比例略低，分别为75.7%和77.1%。

表7-20　　　　不同工作特征乡村医生面临的总体扰动力差异　　　单位：%

变量	类别	扰动力小	一般	扰动力大	χ^2 值	P 值
执业资格	无	4.0	8.0	88.0	8.31	0.08
	执业（助理）医师	0.7	19.7	79.6		
	乡村医生	0.1	21.7	78.2		
工作年限	≤10 年	1.0	16.5	82.5	66.71	<0.01
	11—20 年	0.3	14.1	85.6		
	21—30 年	0.5	17.0	82.5		
	31—40 年	0.8	27.1	72.1		
	≥41 年	0.8	44.4	54.8		
从医方式	脱产	0.5	16.0	83.5	8.38	0.21
	医主农辅	0.4	22.3	77.3		
	半农半医	0.2	21.6	78.2		
	农主医辅	3.7	29.0	70.3		
工作角色	负责人	0.2	22.0	77.8	1.30	0.52
	普通乡村医生	0.2	20.2	79.6		
一体化管理模式	紧密型一体化	0.2	24.1	75.7	6.19	0.19
	松散型一体化	0.2	18.0	81.8		
	非一体化	2.9	20.0	77.1		

二　应对力的人群差异

（一）乡村医生工具性支持力的人群差异

1. 不同人口学特征人群间的差异

（1）不同人口学特征乡村医生获得的经济支持力差异

不同学历乡村医生获得的经济支持力不同，如表 7 – 21 所示。初中及以下学历乡村医生中选择经济支持力大的比例相对较高，为 14.3%；中专和大专及以上学历乡村医生这一比例相对较低，分别为 9.2% 和 9.7%。不同性别、不同年龄乡村医生感受到的经济支持力差别不大。在性别分布方面，男性和女性乡村医生选择经济支持力大的比例分别为 10.0% 和 8.8%。在年龄分布方面，30 岁及以下的乡村医生选择经济支持力大的比例略高，为 13.5%；31—40 岁和 41—50 岁的乡村医生这一比例略低，分别为 7.6% 和 9.6%。

表 7 – 21　　　　不同人口学特征乡村医生获得的经济支持力差异　　　单位:%

变量	类别	支持力小	一般	支持力大	χ^2 值	P 值
性别	男	69.5	20.5	10.0	2.58	0.28
	女	66.4	24.8	8.8		
年龄	≤30 岁	59.6	26.9	13.5	6.55	0.36
	31—40 岁	70.5	21.9	7.6		
	41—50 岁	70.8	19.6	9.6		
	≥51 岁	65.1	23.5	11.4		
学历	初中及以下	49.2	36.5	14.3	11.93	0.02
	中专	69.3	21.5	9.2		
	大专及以上	71.0	19.3	9.7		

（2）不同人口学特征乡村医生获得的技术支持力差异

不同年龄乡村医生感受到的技术支持力不同，如表 7 – 22 所示。30

岁及以下和 51 岁及以上乡村医生中选择技术支持力大的比例相对较高，分别为 49.0% 和 50.0%；31—40 岁的乡村医生这一比例最低，为38.7%。不同性别、不同学历乡村医生感受到的技术支持力差别不大。在性别分布方面，男性和女性乡村医生选择技术支持力大的比例分别为44.1% 和 43.1%。在学历分布方面，初中及以下学历乡村医生选择技术支持力大的比例略高，为 54.7%；大专及以上学历乡村医生这一比例略低，为 40.7%。

表 7-22　　　　不同人口学特征乡村医生获得的技术支持力差异　　　单位:%

变量	类别	支持力小	一般	支持力大	χ^2 值	P 值
性别	男	12.5	43.4	44.1	0.21	0.90
	女	13.5	43.4	43.1		
年龄	≤30 岁	7.8	43.1	49.0	13.01	0.04
	31—40 岁	16.0	45.3	38.7		
	41—50 岁	13.6	43.4	43.0		
	≥51 岁	8.8	41.2	50.0		
学历	初中及以下	9.4	35.9	54.7	5.46	0.24
	中专	12.4	43.9	43.7		
	大专及以上	16.4	42.9	40.7		

（3）不同人口学特征乡村医生获得的制度支持力差异

不同学历乡村医生感受到的制度支持力不同，如表 7-23 所示。初中及以下学历乡村医生中选择制度支持力大的比例相对较高，为43.6%；大专及以上学历乡村医生这一比例相对较低，为 35.8%。不同性别、不同年龄乡村医生感受到的制度支持力差别不大。在性别分布方面，男性和女性乡村医生选择制度支持力大的比例分别为 38.0% 和42.7%。在年龄分布方面，30 岁及以下乡村医生选择制度支持力大的比例略高，为 48.0%；31—40 岁、41—50 岁、50 岁及以上乡村医生这一比例略低，分别为 39.4%、38.2% 和 40.0%。

（4）不同人口学特征乡村医生获得的发展空间支持力差异

表 7 – 23　　　不同人口学特征乡村医生获得的制度支持力差异　　　单位:%

变量	类别	支持力小	一般	支持力大	χ^2 值	P 值
性别	男	16.6	45.4	38.0	2.05	0.36
	女	15.8	41.5	42.7		
年龄	≤30 岁	16.0	36.0	48.0	6.73	0.35
	31—40 岁	17.3	43.3	39.4		
	41—50 岁	18.9	42.9	38.2		
	≥51 岁	12.4	47.6	40.0		
学历	初中及以下	1.6	54.8	43.6	11.76	0.02
	中专	17.1	43.0	39.9		
	大专及以上	18.2	46.0	35.8		

　　不同年龄、不同学历乡村医生获得的发展空间支持力不同,如表 7 - 24 所示。30 岁及以下和 51 岁及以上、初中及以下学历乡村医生获得的发展空间支持力相对较大。在年龄分布方面,51 岁及以上和 30 岁及以下乡村医生中选择发展空间支持力大的比例相对较高,分别为 15.7% 和 14.0%;31—40 岁、41—50 岁的乡村医生这一比例相对较低,分别为 8.0% 和 10.1%。在学历分布方面,初中及以下学历乡村医生中选择发展空间支持力大的比例相对较高,为 20.6%;大专及以上学历乡村医生这一比例相对较低,为 5.7%。男性和女性乡村医生选择发展空间支持力大的比例差别不大,分别为 11.2% 和 10.5%。

表 7 – 24　　　不同人口学特征乡村医生获得的发展空间支持力差异　　　单位:%

变量	类别	支持力小	一般	支持力大	χ^2 值	P 值
性别	男	48.2	40.6	11.2	0.34	0.84
	女	50.2	39.3	10.5		
年龄	≤30 岁	52.0	34.0	14.0	27.56	<0.01
	31—40 岁	56.3	35.7	8.0		
	41—50 岁	50.3	39.5	10.1		
	≥51 岁	36.7	47.6	15.7		
学历	初中及以下	30.2	49.2	20.6	17.96	<0.01
	中专	48.5	40.0	11.6		
	大专及以上	56.3	38.1	5.7		

（5）不同人口学特征乡村医生获得的资源支持力差异

不同人口学特征乡村医生获得的资源支持力差别不大，如表 7 - 25 所示。在性别分布方面，男性和女性乡村医生选择资源支持力大的比例分别为 29.8% 和 25.6%。在年龄分布方面，51 岁及以上和 30 岁及以下乡村医生中选择资源支持力大的比例略高，分别为 33.7% 和 32.7%；31—40 岁、41—50 岁乡村医生这一比例略低，分别为 26.2% 和 25.4%。在学历分布方面，初中及以下学历乡村医生中选择资源支持力大的比例略高，为 34.4%；大专及以上学历乡村医生这一比例略低，为 24.8%。

表 7 - 25　　　　不同人口学特征乡村医生获得的资源支持力差异　　　单位:%

变量	类别	支持力小	一般	支持力大	x^2 值	P 值
性别	男	19.7	50.5	29.8	2.32	0.31
	女	19.3	55.1	25.6		
年龄	≤30 岁	15.4	51.9	32.7	7.25	0.30
	31—40 岁	20.8	53.0	26.2		
	41—50 岁	20.8	53.8	25.4		
	≥51 岁	16.8	49.5	33.7		
学历	初中及以下	10.9	54.7	34.4	4.74	0.32
	中专	19.9	51.2	28.9		
	大专及以上	19.8	55.4	24.8		

2. 不同工作特征人群间的差异

（1）不同工作特征乡村医生获得的经济支持力差异

采用不同从医方式的乡村医生感受到的经济支持力不同。农主医辅从医的乡村医生感受到的经济支持力相对较小，如表 7 - 26 所示。在从医方式分布方面，脱产、医主农辅和半农半医从医的乡村医生中选择经济支持力大的比例相对较高，分别为 10.0%、9.4% 和 9.5%；农主医辅从医的乡村医生这一比例相对较低，为 6.2%。

不同执业资格、不同工作年限、不同工作角色、不同一体化管理模式下乡村医生感受到的经济支持力差别不大。在执业资格方面，拥有执业（助理）医师资格的乡村医生中选择经济支持力小的比例略高，为

75.5%；暂无执业资格和拥有乡村医生执业资格的乡村医生这一比例略低，分别为 64.0% 和 67.2%。在工作年限分布中，工作 21—30 年和工作 31—40 年的乡村医生中选择经济支持力小的比例略高，分别为 72.8% 和 71.4%；工作 41 年及以上的乡村医生这一比例略低，为 59.2%。在工作角色的分布方面，村卫生室负责人和普通乡村医生中选择经济支持力小的比例差别不大，分别为 69.2% 和 67.6%。在一体化管理模式的分布方面，参与松散型一体化管理的乡村医生中选择经济支持力小的比例略高，为 70.9%；非一体化管理的乡村医生这一比例略低，为 60.6%。

表7-26　　　不同工作特征乡村医生获得的经济支持力差异　　　单位:%

变量	类别	支持力小	一般	支持力大	χ^2 值	P 值
执业资格	无	64.0	28.0	8.0	4.66	0.32
	执业（助理）医师	75.5	16.3	8.2		
	乡村医生	67.2	22.8	10.0		
工作年限	≤10 年	63.7	24.5	11.8	11.17	0.19
	11—20 年	69.8	21.3	8.9		
	21—30 年	72.8	19.4	7.8		
	31—40 年	71.4	21.1	7.5		
	≥41 年	59.2	26.0	14.8		
从医方式	脱产	80.6	9.4	10.0	24.40	<0.01
	医主农辅	64.6	26.0	9.4		
	半农半医	65.8	24.7	9.5		
	农主医辅	75.0	18.8	6.2		
工作角色	负责人	69.2	21.1	9.7	0.568	0.75
	普通乡村医生	67.6	23.0	9.4		
一体化管理模式	紧密型一体化	67.0	21.8	11.2	8.05	0.09
	松散型一体化	70.9	20.3	8.8		
	非一体化	60.6	33.3	6.1		

（2）不同工作特征乡村医生获得的技术支持力差异

不同工作年限的乡村医生感受到的技术支持力不同。高年资乡村医生感受到的技术支持力相对较大，如表7-27所示。在技术支持力的工作年限分布中，工作 41 年及以上的乡村医生中选择技术支持力大的比

例最高，为 53.5%；工作 10 年及以下的乡村医生这一比例最低，
为 36.0%。

表 7-27　　　　不同工作特征乡村医生获得的技术支持力差异　　　单位:%

变量	类别	支持力小	一般	支持力大	χ^2 值	P 值
执业资格	无	8.0	60.0	32.0	7.84	0.10
	执业（助理）医师	12.9	51.0	36.1		
	乡村医生	12.8	41.8	45.5		
工作年限	≤10 年	18.0	46.0	36.0	14.08	0.04
	11—20 年	13.5	45.1	41.1		
	21—30 年	14.8	42.1	43.1		
	31—40 年	8.2	44.8	47.0		
	≥41 年	8.5	38.0	53.5		
从医方式	脱产	16.4	45.8	37.8	7.43	0.28
	医主农辅	9.4	44.3	46.3		
	半农半医	13.5	42.3	44.2		
	农主医辅	12.5	40.6	46.9		
工作角色	负责人	10.9	42.4	46.7	5.72	0.06
	普通乡村医生	15.1	44.4	40.5		
一体化管理模式	紧密型一体化	13.4	42.6	44.0	2.33	0.68
	松散型一体化	13.7	43.9	42.4		
	非一体化	7.5	44.8	47.8		

不同执业资格、不同从医方式、不同工作角色、不同一体化管理模
式下乡村医生感受到的技术支持力差别不大。在执业资格方面，拥有乡
村医生执业资格的乡村医生中选择技术支持力大的比例略高，为
45.5%；暂无执业资格的乡村医生这一比例略低，为 32.0%。在从医
方式分布方面，医主农辅、半农半医和农主医辅从医的乡村医生中选择
技术支持力大的比例略高，分别为 46.3%、44.2% 和 46.9%；脱产从
医的乡村医生这一比例略低，为 37.8%。在工作角色分布方面，村卫
生室负责人和普通乡村医生选择技术支持力大的比例分别为 46.7% 和
40.5%。在一体化管理模式的分布方面，非一体化管理模式下的乡村医

生中选择技术支持力大的比例略高，为47.8%；参与松散型一体化管理和紧密型一体化管理的乡村医生这一比例略低，分别为42.4%和44.0%。

（3）不同工作特征乡村医生获得的制度支持力差异

采用不同从医方式的乡村医生感受到的制度支持力不同。医主农辅从医的乡村医生获得的制度支持力相对较大，如表7-28所示。在从医方式分布方面，医主农辅从医的乡村医生中选择制度支持力大的比例略高，为46.4%；脱产从医的乡村医生这一比例略低，为33.2%。

表7-28　　　　不同工作特征乡村医生获得的制度支持力差异　　　　单位:%

变量	类别	支持力小	一般	支持力大	χ^2 值	P 值
执业资格	无	12.5	45.8	41.7	4.66	0.33
	执业（助理）医师	16.7	51.4	31.9		
	乡村医生	16.1	43.0	40.9		
工作年限	≤10 年	22.0	37.0	41.0	12.16	0.14
	11—20 年	18.4	42.0	39.6		
	21—30 年	14.7	45.9	39.4		
	31—40 年	14.0	52.7	33.3		
	≥41 年	11.3	44.0	44.7		
从医方式	脱产	17.1	49.7	33.2	14.25	0.03
	医主农辅	10.7	45.9	46.4		
	半农半医	19.5	41.0	39.5		
	农主医辅	16.1	45.2	38.7		
工作角色	负责人	17.4	42.0	40.6	2.30	0.32
	普通乡村医生	15.1	46.5	38.4		
一体化管理模式	紧密型一体化	17.7	41.8	40.5	5.57	0.23
	松散型一体化	16.6	46.4	37.0		
	非一体化	9.2	43.1	47.7		

不同执业资格、不同工作年限、不同工作角色、不同一体化管理模式下乡村医生感受到的制度支持力差别不大。在执业资格方面，拥有乡村医生执业资格和暂无执业资格的乡村医生中选择制度支持力大的比例略高，分别为40.9%和41.7%；拥有执业（助理）医师资格的乡村医

生这一比例略低，为31.9%。在工作年限分布中，工作10年及以下和41年及以上的乡村医生中选择制度支持力大的比例略高，分别为41.0%和44.7%；工作31—40年的乡村医生这一比例略低，为33.3%。在工作角色的分布方面，村卫生室负责人和普通乡村医生中选择制度支持力大的比例分别为40.6%和38.4%。在一体化管理模式方面，非一体化管理模式下的乡村医生中选择制度支持力大的比例略高，为47.7%；参与松散型一体化管理和紧密型一体化管理的乡村医生这一比例略低，分别为37.0%和40.5%。

（4）不同工作特征乡村医生获得的发展空间支持力差异

不同工作年限乡村医生获得的发展空间支持力不同，如表7-29所示。在工作年限分布中，工作41年及以上的乡村医生中选择发展空间支持力大的比例相对较高，为20.3%；工作21—30年的乡村医生这一比例相对较低，为6.6%。

表7-29　　不同工作特征乡村医生获得的发展空间支持力差异　　　单位:%

变量	类别	支持力小	一般	支持力大	χ^2值	P值
执业资格	无	50.0	41.7	8.3	1.06	0.90
	执业（助理）医师	45.8	43.8	10.4		
	乡村医生	49.3	39.6	11.2		
工作年限	≤10年	63.6	25.3	11.1	40.81	<0.01
	11—20年	50.2	39.9	9.9		
	21—30年	55.7	37.7	6.6		
	31—40年	37.6	50.4	12.0		
	≥41年	34.8	44.9	20.3		
从医方式	脱产	50.5	36.6	12.9	10.96	0.09
	医主农辅	44.6	44.6	10.8		
	半农半医	49.5	39.9	10.6		
	农主医辅	71.9	25.0	3.1		
工作角色	负责人	50.2	39.6	10.2	1.11	0.57
	普通乡村医生	47.4	40.6	12.0		
一体化管理模式	紧密型一体化	46.8	41.0	12.2	4.82	0.31
	松散型一体化	52.4	37.4	10.2		
	非一体化	42.6	47.5	9.9		

不同执业资格、不同从医方式、不同工作角色、不同一体化管理模式下乡村医生获得的发展空间支持力差别不大。在执业资格方面，拥有乡村医生执业资格和执业（助理）医师资格的乡村医生中选择发展空间支持力大的比例略高，分别为11.2%和10.4%；暂无执业资格的乡村医生这一比例略低，为8.3%。在从医方式分布方面，农主医辅从医的乡村医生中选择发展空间支持力大的比例较低，为3.1%；脱产、半农半医和医主农辅从医的乡村医生占比略高，分别为12.9%、10.6%和10.8%。在工作角色的分布方面，村卫生室负责人和普通乡村医生中选择发展空间支持力大的比例分别为10.2%和12.0%。在一体化管理模式的分布方面，非一体化管理模式下的乡村医生中选择发展空间支持力大的比例略低，为9.9%；参与紧密型和松散型一体化管理的乡村医生这一比例略高，分别为12.2%和10.2%。

（5）不同工作特征乡村医生获得的资源支持力差异

不同一体化管理模式下乡村医生获得的资源支持力不同。参与松散型一体化管理的乡村医生获得的资源支持力相对较大，如表7-30所示。在一体化管理模式的分布方面，参与松散型一体化管理的乡村医生选择资源支持力大的比例略高，为32.7%；非一体化管理模式下的乡村医生这一比例略低，为17.9%。

表7-30　　　　不同工作特征乡村医生获得的资源支持力差异　　　单位:%

变量	类别	支持力小	一般	支持力大	χ^2 值	P 值
执业资格	无	12.0	64.0	24.0	2.28	0.69
	执业（助理）医师	21.8	51.7	26.5		
	乡村医生	19.1	52.0	28.9		
工作年限	≤10 年	20.6	51.0	28.4	9.27	0.32
	11—20 年	20.9	53.6	25.5		
	21—30 年	19.3	53.2	27.5		
	31—40 年	21.6	47.8	30.6		
	≥41 年	12.6	51.7	35.7		
从医方式	脱产	16.8	50.0	33.2	9.37	0.15
	医主农辅	16.3	53.3	30.4		
	半农半医	21.9	53.0	25.1		
	农主医辅	28.1	46.9	25.0		

变量	类别	支持力小	一般	支持力大	χ^2 值	P 值
工作角色	负责人	20.0	51.5	28.5	0.344	0.84
	普通乡村医生	18.7	53.0	28.3		
一体化管理模式	紧密型一体化	22.9	51.6	25.5	13.11	0.01
	松散型一体化	16.4	50.9	32.7		
	非一体化	22.4	59.7	17.9		

不同执业资格、不同工作年限、不同从医方式、不同工作角色的乡村医生获得的资源支持力差别不大。在执业资格方面，拥有乡村医生执业资格的乡村医生中选择资源支持力大的比例略高，为28.9%；暂无执业资格的乡村医生这一比例略低，为24.0%。在工作年限分布方面，工作41年及以上的乡村医生中选择资源支持力大的比例略高，为35.7%；工作10年及以下、11—20年和21—30年的乡村医生这一比例略低，分别为28.4%、25.5%和27.5%。在从医方式分布方面，脱产从医和医主农辅从医的乡村医生中选择资源支持力大的比例略高，分别为33.2%和30.4%；半农半医和农主医辅从医的乡村医生这一比例略低，分别为25.1%和25.0%。在工作角色的分布方面，村卫生室负责人和普通乡村医生中选择资源支持力大的比例差别不大，分别为28.5%和28.3%。

（二）乡村医生情感性支持力的人群差异

1. 不同人口学特征人群间的差异

（1）不同人口学特征乡村医生获得的上级情感支持力差异

不同人口学特征乡村医生获得的上级情感支持力差别不大，如表7-31所示。在性别分布方面，男性和女性乡村医生选择上级情感支持力大的比例均较高，分别为68.9%和65.0%。在年龄分布方面，30岁及以下、31—40岁、41—50岁、51岁及以上乡村医生中选择上级情感支持力大的比例分别为67.4%、66.8%、69.9%和66.8%。在学历分布方面，大专及以上学历乡村医生获得的上级情感支持力略大，其选择上级情感支持力大的比例为68.8%；初中及以下学历乡村医生这一比例略低，为63.9%。

表 7 - 31　　不同人口学特征乡村医生获得的上级情感支持力差异　　单位:%

变量	类别	支持力小	一般	支持力大	χ^2 值	P 值
性别	男	5.4	25.7	68.9	2.59	0.32
	女	4.8	30.2	65.0		
年龄	≤30 岁	3.8	28.8	67.4	3.38	0.76
	31—40 岁	4.4	28.8	66.8		
	41—50 岁	6.3	23.8	69.9		
	≥51 岁	5.2	28.0	66.8		
学历	初中及以下	3.3	32.8	63.9	1.56	0.82
	中专	5.1	27.0	67.9		
	大专及以上	5.7	25.5	68.8		

（2）不同人口学特征乡村医生获得的人际情感支持力差异

不同性别乡村医生获得的人际情感支持力不同，如表 7 - 32 所示。男性乡村医生选择人际情感支持力大的比例为 96.2%，高于女性乡村医生的 94.3%。不同年龄、不同学历乡村医生获得的人际情感支持力差别不大。在年龄分布方面，30 岁及以下乡村医生中选择人际情感支持力大的比例略高，为 98.0%；其余依次为 41—50 岁、31—40 岁和51 岁及以上的乡村医生，其选择人际情感支持力大的比例分别为96.7%、95.3% 和 94.1%。在学历分布方面，中专学历、大专及以上学历乡村医生中选择人际情感支持力大的比例略高，分别为 96.0% 和96.6%；初中及以下学历乡村医生这一比例略低，为 90.5%。

表 7 - 32　　不同人口学特征乡村医生获得的人际情感支持力差异　　单位:%

变量	类别	支持力小	一般	支持力大	χ^2 值	P 值
性别	男	0.6	3.2	96.2	5.51	0.04
	女	0.1	5.6	94.3		
年龄	≤30 岁	0.1	1.9	98.0	4.67	0.59
	31—40 岁	0.3	4.4	95.3		
	41—50 岁	0.7	2.6	96.7		
	≥51 岁	0.4	5.5	94.1		
学历	初中及以下	1.6	7.9	90.5	8.39	0.08
	中专	0.1	3.9	96.0		
	大专及以上	1.1	2.3	96.6		

2. 不同工作特征人群间的差异

（1）不同工作特征乡村医生获得的上级情感支持力差异

不同执业资格、不同从医方式的乡村医生获得的上级情感支持力不同。暂无执业资格、医主农辅从医的乡村医生获得的上级情感支持力相对较大，如表 7 - 33 所示。在执业资格方面，暂无执业资格的乡村医生中选择上级情感支持力大的比例相对较高，为 84.0%；拥有执业（助理）医师资格的乡村医生这一比例相对较低，为 63.0%。在从医方式分布方面，医主农辅从医的乡村医生中选择上级情感支持力大的比例相对较高，为 74.0%；农主医辅从医的乡村医生这一比例相对较低，为 43.7%。

表 7 - 33　　　不同工作特征乡村医生获得的上级情感支持力差异　　单位:%

变量	类别	支持力小	一般	支持力大	χ^2 值	P 值
执业资格	无	4.0	12.0	84.0	12.64	0.01
	执业（助理）医师	10.3	26.7	63.0		
	乡村医生	4.3	27.6	68.1		
工作年限	≤10 年	7.8	26.5	65.7	3.15	0.93
	11—20 年	4.1	27.6	68.3		
	21—30 年	5.5	25.7	68.8		
	31—40 年	6.2	27.9	65.9		
	≥41 年	5.0	27.7	67.3		
从医方式	脱产	3.5	28.0	68.5	17.62	0.01
	医主农辅	4.6	21.4	74.0		
	半农半医	6.2	29.1	64.7		
	农主医辅	6.3	50.0	43.7		
工作角色	负责人	4.3	26.5	69.2	1.87	0.39
	普通乡村医生	6.0	27.7	66.3		
一体化管理模式	紧密型一体化	7.3	26.1	66.6	8.73	0.07
	松散型一体化	3.2	29.1	67.7		
	非一体化	6.0	23.9	70.1		

不同工作年限、不同工作角色、不同一体化管理方式下乡村医生获

得的上级情感支持力差别不大。在工作年限分布中，工作 11—20 年、21—30 年和 41 年及以上的乡村医生中选择上级情感支持力大的比例略高，分别为 68.3%、68.8% 和 67.3%；工作 10 年及以下和 31—40 年的乡村医生中，选择上级情感支持力大的比例略低，分别为 65.7% 和 65.9%。在工作角色的分布方面，村卫生室负责人和普通乡村医生中选择上级情感支持力大的比例分别为 69.2% 和 66.3%。在一体化管理模式的分布方面，参与紧密型、松散型一体化管理的乡村医生以及非一体化管理模式下的乡村医生中选择上级情感支持力大的比例分别为 66.6%、67.7% 和 70.1%。

（2）不同工作特征乡村医生获得的人际情感支持力差异

不同工作特征乡村医生获得的人际情感支持力差别不大，如表 7 - 34 所示。在执业资格方面，拥有乡村医生执业资格的乡村医生选择人际情感支持力大的比例略高，为 96.2%；拥有执业（助理）医师资格的乡村医生和暂无执业资格的乡村医生这一比例略低，分别为 91.2% 和 92.0%。在工作年限分布中，工作 21—30 年的乡村医生中选择人际情感支持力大的比例略高，为 98.2%；工作 31—40 年的乡村医生这一比例略低，为 92.6%。

表 7 - 34　　　不同工作特征乡村医生获得的人际情感支持力差异　　　单位：%

变量	类别	支持力小	一般	支持力大	χ^2 值	P 值
执业资格	无	4.0	4.0	92.0	8.65	0.07
	执业（助理）医师	0.7	8.2	91.2		
	乡村医生	0.4	3.5	96.2		
工作年限	≤10 年	1.0	4.9	94.1	9.65	0.29
	11—20 年	0.7	4.1	95.2		
	21—30 年	0.4	1.4	98.2		
	31—40 年	0.7	6.7	92.6		
	≥41 年	0.7	3.5	95.8		
从医方式	脱产	0.5	1.5	98.0	6.98	0.32
	医主农辅	0.3	3.9	95.8		
	半农半医	0.6	5.2	94.2		
	农主医辅	3.1	3.1	93.8		
工作角色	负责人	0.6	4.1	95.3	0.81	0.67
	普通乡村医生	0.2	4.0	95.8		

续表

变量	类别	支持力小	一般	支持力大	χ^2 值	P 值
一体化管理模式	紧密型一体化	0.2	5.1	94.7		
	松散型一体化	0.2	3.6	96.2	5.94	0.20
	非一体化	1.5	1.5	97.0		

在从医方式分布方面，脱产从医的乡村医生中选择人际情感支持力大的比例略高，为98.0%；医主农辅、半农半医和农主医辅从医的乡村医生这一比例略低，分别为95.8%、94.2%和93.8%。在工作角色的分布方面，村卫生室负责人和普通乡村医生中选择人际情感支持力大的比例差别不大，分别为95.3%和95.8%。在一体化管理模式的分布方面，参与紧密型、松散型一体化管理的乡村医生以及非一体化管理模式下的乡村医生中选择人际情感支持力大的比例差别不大，分别为94.7%、96.2%和97.0%。

（三）乡村医生内在应对力的人群差异

1. 不同人口学特征人群间的差异

（1）不同人口学特征乡村医生的认知力差异

不同人口学特征乡村医生的认知力差别不大，如表7-35所示。在性别分布方面，男性乡村医生中认为自身认知力高的人群所占比例略高，为81.9%，女性为78.4%。在年龄分布方面，31—40岁和41—50岁的乡村医生中认为自身认知力高的比例略高，分别为81.2%和84.1%；30岁及以下和51岁及以上乡村医生这一比例略低，分别为78.2%和77.9%。在学历分布方面，大专及以上学历乡村医生中认为自身认知力高的比例略高，为82.2%，初中及以下学历乡村医生中这一比例略低，为78.1%。

表 7-35　　　　　　不同人口学特征乡村医生的认知力差异　　　单位:%

变量	类别	能力低	一般	能力高	χ^2 值	P 值
性别	男	0.3	17.8	81.9	2.10	0.35
	女	0.6	21.0	78.4		

续表

变量	类别	能力低	一般	能力高	χ^2 值	P 值
年龄	≤30 岁	0.7	21.1	78.2	6.95	0.33
	31—40 岁	0.5	18.3	81.2		
	41—50 岁	0.7	15.2	84.1		
	≥51 岁	0.8	21.3	77.9		
学历	初中及以下	0.7	21.2	78.1	1.82	0.77
	中专	0.5	18.7	80.8		
	大专及以上	0.6	17.2	82.2		

（2）不同人口学特征乡村医生的工作应对力差异

不同人口学特征乡村医生的工作应对力差别不大，如表7-36所示。在性别分布方面，男性乡村医生中认为自身工作应对力高的比例略高，为85.1%，女性为81.1%。在年龄分布方面，31—40岁和41—50岁的乡村医生中认为自身工作应对力高的比例略高，分别为84.9%和84.1%；30岁及以下和51岁及以上的乡村医生这一比例略低，分别为82.4%和81.0%。在学历分布方面，中专学历乡村医生中认为自身工作应对力高的比例略高，为84.4%；初中及以下学历乡村医生这一比例略低，为75.2%。

表7-36　　　不同人口学特征乡村医生的工作应对力差异　　　单位:%

变量	类别	能力低	一般	能力高	χ^2 值	P 值
性别	男	0.3	14.6	85.1	3.81	0.15
	女	0.9	18.0	81.1		
年龄	≤30 岁	0.3	17.3	82.4	5.19	0.52
	31—40 岁	1.0	14.1	84.9		
	41—50 岁	0.3	15.6	84.1		
	≥51 岁	2.0	17.0	81.0		
学历	初中及以下	0.6	24.2	75.2	3.87	0.42
	中专	0.5	15.1	84.4		
	大专及以上	0.6	15.8	83.6		

（3）不同人口学特征乡村医生的社会应对力差异

不同人口学特征乡村医生的社会应对力差别不大，如表 7 - 37 所示。在性别分布方面，男性乡村医生中认为自身社会应对力高的比例略高，为 92.8%，女性为 90.4%。在年龄分布方面，31—40 岁和 41—50 岁的乡村医生中认为自身社会应对力高的比例略高，分别为 92.2% 和 92.5%；30 岁及以下和 51 岁及以上的乡村医生这一比例略低，分别为 88.2% 和 91.4%。在学历分布方面，初中及以下学历乡村医生中认为自身工作应对力高的比例略高，为 95.2%；中专学历乡村医生这一比例略低，为 91.4%。

表 7 - 37　　　　　不同人口学特征乡村医生的社会应对力差异　　　　单位:%

变量	类别	能力低	一般	能力高	χ^2 值	P 值
性别	男	0.1	7.1	92.8	2.37	0.31
	女	0.4	9.2	90.4		
年龄	≤30 岁	0.5	11.3	88.2	4.09	0.67
	31—40 岁	0.4	7.4	92.2		
	41—50 岁	0.3	7.2	92.5		
	≥51 岁	0.4	8.2	91.4		
学历	初中及以下	0.2	4.6	95.2	2.15	0.71
	中专	0.1	8.5	91.4		
	大专及以上	0.2	6.3	93.5		

2. 不同工作特征人群间的差异

（1）不同工作特征乡村医生的认知力差异

不同工作特征乡村医生的认知力差异如表 7 - 38 所示，不同一体化管理模式下乡村医生的认知力不同，不同执业资格、不同工作年限、不同从医方式和不同工作角色的乡村医生的认知力差别不大。在一体化管理模式方面，参与紧密型一体化管理的乡村医生中，认为自身认知力高的比例相对较高，为 92.5%；非一体化管理模式下的乡村医生这一比例相对较低，为 78.5%。在执业资格方面，拥有乡村医生执业资格的乡村医生中认为自身认知力高的比例略高，为 84.2%；拥有执业（助理）医师资格的乡村医生和暂无执业资格的乡村医生这一比例略低，分别为80.5%和80.0%。在工作年限方面，工作11—20年、21—30年和41年及以上的乡村医生中认为自身认知力高的比例略高，分别为81.2%、83.6%和85.2%；工作10年及以下和31—40年的乡村医生这一比例略低，分别为78.4%和71.6%。在从医方式方面，脱产从医的乡村医生中认为自身认知力高的比例略高，为85.9%；农主医辅从医的乡村医生这一比例略低，为75.0%。在工作角色方面，村卫生室负责人中认为自身认知力高的比例略高，为82.4%；普通乡村医生这一比例略低，为79.1%。

表7-38　　　　　　不同工作特征乡村医生的认知力差异　　　　　　单位:%

变量	类别	能力低	一般	能力高	χ^2 值	P 值
执业资格	无	4.0	16.0	80.0	1.79	0.77
	执业（助理）医师	0.5	19.0	80.5		
	乡村医生	0.4	15.4	84.2		
工作年限	≤10 年	2.0	19.6	78.4	14.92	0.06
	11—20 年	0.5	18.3	81.2		
	21—30 年	0.3	16.1	83.6		
	31—40 年	1.5	26.9	71.6		
	≥41 年	0.4	14.4	85.2		
从医方式	脱产	0.5	13.6	85.9	11.15	0.08
	医主农辅	0.3	18.7	81.0		
	半农半医	0.2	20.4	79.4		
	农主医辅	3.1	21.9	75.0		
工作角色	负责人	0.6	17.1	82.4	2.87	0.24
	普通乡村医生	0.2	20.7	79.1		
一体化管理模式	紧密型一体化	3.0	4.5	92.5	23.02	<0.01
	松散型一体化	0.4	18.4	81.2		
	非一体化	0.5	21.0	78.5		

（2）不同工作特征乡村医生的工作应对力差异

不同工作特征乡村医生的工作应对力差异如表7-39所示，不同一体化管理模式下乡村医生的工作应对力不同，不同执业资格、不同工作年限、不同从医方式和不同工作角色的乡村医生的工作应对力差别不大。在一体化管理模式方面，参与松散型一体化管理的乡村医生中认为自身工作应对力高的比例相对较高，为87.6%；参与紧密型一体化管理的乡村医生这一比例相对较低，为60.6%。在执业资格方面，拥有乡村医生执业资格的乡村医生中认为自身工作应对力高的比例略高，为85.5%；暂无执业资格的乡村医生这一比例略低，为72.0%。在工作年限方面，工作11—20年和41年及以上的乡村医生中认为自身工作应对力高的比例略高，分别为87.5%和84.0%；工作10年及以下的乡村医生这一比例略低，为75.5%。在从医方式方面，脱产、医主农辅和半农半医从医的乡村医生中，认为自身工作应对力高的比例略高，分别为83.6%、83.9%和84.1%；农主医辅从医的乡村医生这一比例略低，为78.1%。在工作角色方面，村卫生室负责人中认为自身工作应对力高的比例略高，为84.4%；普通乡村医生这一比例略低，为83.1%。

表7−39　　　　　　不同工作特征乡村医生的工作应对力差异　　　单位:%

变量	类别	能力低	一般	能力高	χ^2 值	P 值
执业资格	无	7.0	21.0	72.0	3.47	0.48
	执业（助理）医师	0.5	15.6	83.9		
	乡村医生	0.7	13.8	85.5		
工作年限	≤10 年	1.0	23.5	75.5	13.67	0.09
	11—20 年	0.7	11.8	87.5		
	21—30 年	0.5	18.4	81.1		
	31—40 年	2.0	18.0	80.0		
	≥41 年	2.0	14.0	84.0		
从医方式	脱产	0.5	15.9	83.6	1.40	0.97
	医主农辅	0.7	15.4	83.9		
	半农半医	0.4	15.5	84.1		
	农主医辅	6.3	15.6	78.1		
工作角色	负责人	0.6	15.0	84.4	0.52	0.77
	普通乡村医生	0.4	16.5	83.1		
一体化管理模式	紧密型一体化	4.5	34.8	60.6	47.55	<0.01
	松散型一体化	0.2	12.2	87.6		
	非一体化	0.2	17.1	82.6		

（3）不同工作特征乡村医生的社会应对力差异

不同工作特征乡村医生的社会应对力差异如表7-40所示，不同工作年限、不同从医方式乡村医生的社会应对力不同，不同执业资格、不同工作角色和不同一体化管理模式下乡村医生的社会应对力差别不大。在工作年限方面，工作11—20年、21—30年和41年及以上的乡村医生中认为自身社会应对力高的比例相对较高，分别为92.2%、94.4%和96.2%；工作10年及以下和工作31—40年的乡村医生这一比例相对较低，分别为86.1%和87.9%。在从医方式方面，脱产、医主农辅和半农半医从医的乡村医生中认为自身社会应对力高的比例相对较高，分别为92.6%、91.4%和92.4%；农主医辅从医的乡村医生这一比例相对较低，为84.4%。

表7-40　　　　不同工作特征乡村医生的社会应对力差异　　　单位:%

变量	类别	能力低	一般	能力高	χ^2 值	P 值
执业资格	无	4.0	12.5	83.5	0.94	0.92
	执业（助理）医师	0.1	7.7	92.2		
	乡村医生	0.5	7.2	92.3		
工作年限	≤10年	0.4	13.5	86.1	19.11	0.01
	11—20年	0.3	7.5	92.2		
	21—30年	0.3	5.3	94.4		
	31—40年	0.8	11.4	87.9		
	≥41年	0.6	3.2	96.2		
从医方式	脱产	0.3	7.1	92.6	31.45	<0.01
	医主农辅	0.2	8.4	91.4		
	半农半医	0.1	7.5	92.4		
	农主医辅	3.1	12.5	84.4		
工作角色	负责人	0.2	7.4	92.4	1.14	0.57
	普通乡村医生	0.3	8.2	91.5		
一体化管理模式	紧密型一体化	0.2	8.8	91.0	2.09	0.72
	松散型一体化	0.3	7.3	92.4		
	非一体化	4.8	7.2	88.0		

在执业资格方面，拥有乡村医生执业资格和执业（助理）医师资格的乡村医生中认为自身社会应对力高的比例略高，分别为92.3%和92.2%；暂无执业资格的乡村医生这一比例略低，为83.5%。在工作角色方面，村卫生室负责人中认为自身社会应对力高的比例略高，为92.4%；普通乡村医生这一比例略低，为91.5%。在一体化管理模式方面，参与松散型一体化管理的乡村医生中认为自身社会应对力高的比例略高，为92.4%；参与非一体化管理的乡村医生这一比例略低，为88.0%。

（四）不同特征乡村医生的应对力情况

1. 不同人口学特征人群间的差异

（1）不同人口学特征乡村医生获得的工具性支持力

不同年龄、不同学历乡村医生获得的工具性支持力不同，如表7-41所示。41岁及以上、初中及以下学历乡村医生获得的工具性支持力相对较大。在年龄分布方面，41—50岁和51岁及以上乡村医生选择工具性支持力大的比例较高，分别为23.2%和24.2%；31—40岁和30岁及以下乡村医生这一比例较低，分别为17.4%和20.8%。在学历分布方面，初中及以下学历乡村医生选择工具性支持力大的比例较高，为30.6%；大专及以上学历乡村医生这一比例较低，为16.7%。不同性别乡村医生获得的工具性支持力差别不大，男性和女性乡村医生选择工具性支持力大的比例分别为19.8%和24.1%。

表7-41　　不同人口学特征乡村医生获得的工具性支持力差异　　单位:%

变量	类别	支持力小	一般	支持力大	χ^2 值	P 值
性别	男	16.7	63.5	19.8	3.25	0.20
	女	18.1	57.8	24.1		
年龄	≤30 岁	10.4	68.8	20.8	12.76	0.05
	31—40 岁	20.4	62.2	17.4		
	41—50 岁	18.7	58.1	23.2		
	≥51 岁	12.3	63.5	24.2		
学历	初中及以下	6.5	62.9	30.6	9.29	0.03
	中专	17.4	61.0	21.6		
	大专及以上	19.5	63.8	16.7		

（2）不同人口学特征乡村医生获得的情感性支持力

不同人口学特征乡村医生获得的情感性支持力差别不大，如表7－42 所示。在性别分布方面，男性和女性乡村医生选择情感性支持力大的比例分别为91.4%和90.0%。在年龄分布方面，30 岁及以下、31—40 岁、41—50 岁和51 岁及以上乡村医生中选择情感性支持力大的比例分别为90.4%、91.4%、90.4%和91.4%。在学历分布方面，初中及以下学历、中专学历和大专及以上学历乡村医生中，选择情感性支持力大的比例分别为90.1%、91.3%和90.3%。

表7－42　　　不同人口学特征乡村医生获得的情感性支持力差异　　　单位:%

变量	类别	支持力小	一般	支持力大	χ^2 值	P 值
性别	男	0.3	8.3	91.4	0.56	0.76
	女	0.3	9.7	90.0		
年龄	≤30 岁	0.1	9.5	90.4	0.58	0.99
	31—40 岁	0.3	8.3	91.4		
	41—50 岁	0.3	9.3	90.4		
	≥51 岁	0.4	8.2	91.4		
学历	初中及以下	0.1	9.8	90.1	0.86	0.93
	中专	0.3	8.4	91.3		
	大专及以上	0.6	9.1	90.3		

（3）不同人口学特征乡村医生的内在应对力

不同人口学特征乡村医生的内在应对力水平差别不大，如表7－43 所示。在性别分布方面，男性和女性乡村医生选择内在应对力水平高的比例分别为97.9%和96.2%。在年龄分布方面，30 岁及以下、31—40 岁、41—50 岁和51 岁及以上乡村医生中选择内在应对力水平高的比例分别为94.0%、97.6%、98.5%和96.2%。在学历分布方面，初中及以下学历、中专学历和大专及以上学历乡村医生中选择内在应对力水平高的比例分别为98.3%、97.7%和95.9%。

表7-43　　　　不同人口学特征乡村医生内在应对力的差异　　　单位:%

变量	类别	能力低	一般	能力高	χ^2 值	P 值
性别	男	0.1	1.9	97.9	3.54	0.17
	女	0.1	3.7	96.2		
年龄	≤30 岁	0.2	5.8	94.0	7.55	0.27
	31—40 岁	0.1	2.3	97.6		
	41—50 岁	0.1	1.4	98.5		
	≥51 岁	0.4	3.4	96.2		
学历	初中及以下	0.2	1.5	98.3	2.56	0.63
	中专	0.1	2.1	97.7		
	大专及以上	0.1	4.0	95.9		

（4）不同人口学特征乡村医生的总体应对力

不同人口学特征乡村医生对扰动的总体应对力差别不大,如表 7-44所示。在性别分布方面,男性和女性乡村医生选择应对能力高的比例分别为86.2%和83.6%。在年龄分布方面,30岁及以下、31—40岁、41—50岁和51岁及以上乡村医生中选择应对能力高的比例分别为87.5%、84.5%、84.1%和87.5%。在学历分布方面,初中及以下学历、中专学历和大专及以上学历乡村医生中选择应对能力高的比例分别为89.5%、85.8%和82.5%。

表7-44　　　　不同人口学特征乡村医生总体应对力的差异　　　单位:%

变量	类别	能力低	一般	能力高	χ^2 值	P 值
性别	男	0.1	13.7	86.2	1.10	0.30
	女	0.1	16.3	83.6		
年龄	≤30 岁	0.2	12.3	87.5	1.66	0.65
	31—40 岁	0.1	15.4	84.5		
	41—50 岁	0.2	15.7	84.1		
	≥51 岁	0.1	12.4	87.5		
学历	初中及以下	0.1	10.4	89.5	2.02	0.37
	中专	0.2	14.0	85.8		
	大专及以上	0.1	17.4	82.5		

2. 不同工作特征人群间的差异

（1）不同工作特征乡村医生获得的工具性支持力

采用不同从医方式的乡村医生获得的工具性支持力不同。脱产从医的乡村医生获得的工具性支持力略显不足，如表 7-45 所示。在从医方式分布方面，脱产从医的乡村医生中选择工具性支持力大的比例相对较低，为 16.5%；医主农辅、半农半医和农主医辅从医的乡村医生这一比例相对较高，分别为 22.4%、21.7% 和 22.6%。

表 7-45　　　　不同工作特征乡村医生获得的工具性支持力差异　　　单位：%

变量	类别	支持力小	一般	支持力大	x^2 值	P 值
执业资格	无	21.7	56.6	21.7	2.81	0.59
	执业（助理）医师	17.0	66.7	16.3		
	乡村医生	16.6	61.4	22.0		
工作年限	≤10 年	24.0	55.2	20.8	13.42	0.10
	11—20 年	18.6	62.1	19.3		
	21—30 年	17.6	62.9	19.5		
	31—40 年	12.6	66.1	21.3		
	≥41 年	11.1	60.0	28.9		
从医方式	脱产	19.1	64.4	16.5	16.93	0.01
	医主农辅	10.1	67.5	22.4		
	半农半医	19.9	58.4	21.7		
	农主医辅	25.8	51.6	22.6		
工作角色	负责人	15.1	63.6	21.3	2.95	0.23
	普通乡村医生	19.2	59.7	21.1		
一体化管理模式	紧密型一体化	18.3	59.5	22.2	5.35	0.25
	松散型一体化	17.0	63.9	19.1		
	非一体化	13.6	55.9	30.5		

不同执业资格、不同工作年限、不同工作角色、不同一体化管理模式下乡村医生获得的工具性支持力差别不大。在执业资格方面，暂无执业资格、拥有执业（助理）医师资格的乡村医生和拥有乡村医生执业资格的乡村医生中选择工具性支持力大的比例差别不大，分别为 21.7%、16.3% 和 22.0%。在工作年限分布方面，工作 41 年及以上的

乡村医生中选择工具性支持力大的比例略高，为28.9%；工作11—20年和工作21—30年的乡村医生这一比例略低，分别为19.3%和19.5%。在工作角色的分布方面，村卫生室负责人和普通乡村医生中选择工具性支持力大的比例分别为21.3%和21.1%。非一体化管理模式下的乡村医生中选择工具性支持力大的比例略高，为30.5%；参与紧密型和松散型一体化管理的乡村医生这一比例略低，分别为22.2%和19.1%。

（2）不同工作特征乡村医生获得的情感性支持力

具有不同执业资格的乡村医生获得的情感性支持力不同。拥有执业（助理）医师资格的乡村医生获得的情感性支持力略显不足，如表7-46所示。在执业资格方面，拥有执业（助理）医师资格的乡村医生中选择情感性支持力大的比例相对较低，为82.9%；拥有乡村医生执业资格的乡村医生和暂无执业资格的乡村医生这一比例相对较高，分别为92.3%和92.0%。

表7-46　　　　不同工作特征乡村医生获得的情感性支持力差异　　　单位:%

变量	类别	能力低	一般	能力高	χ^2 值	P 值
执业资格	无	4.0	4.0	92.0	14.35	0.01
	执业（助理）医师	0.7	16.4	82.9		
	乡村医生	0.2	7.5	92.3		
工作年限	≤10 年	1.0	13.7	85.3	9.30	0.32
	11—20 年	0.2	7.9	91.9		
	21—30 年	0.5	8.3	91.2		
	31—40 年	0.8	10.9	88.3		
	≥41 年	0.7	5.0	94.3		
从医方式	脱产	0.5	6.0	93.5	7.12	0.31
	医主农辅	0.4	7.4	92.2		
	半农半医	0.4	11.0	88.6		
	农主医辅	3.1	3.1	93.8		
工作角色	负责人	0.2	9.1	90.7	3.46	0.18
	普通乡村医生	0.6	8.4	91.0		
一体化管理模式	紧密型一体化	0.2	11.5	88.3	7.84	0.10
	松散型一体化	0.4	6.4	93.2		
	非一体化	1.5	7.5	91.0		

不同工作年限、不同从医方式、不同工作角色、不同一体化管理模式下乡村医生获得的情感性支持力差别不大。在工作年限分布方面，工作11—20年、21—30年和41年及以上的乡村医生中选择情感性支持力大的比例略高，分别为91.9%、91.2%和94.3%；工作10年及以下和31—40年的乡村医生这一比例略低，分别为85.3%和88.3%。在从医方式分布方面，半农半医从医的乡村医生选择情感性支持力大的比例略低，为88.6%；脱产、医主农辅和农主医辅从医的乡村医生这一比例略高，分别为93.5%、92.2%和93.8%。在工作角色的分布方面，村卫生室负责人和普通乡村医生中选择情感性支持力大的比例分别为90.7%和91.0%。在一体化管理模式方面，参与紧密型一体化管理的乡村医生中选择情感性支持力大的比例略低，为88.3%；参与松散型一体化和非一体化管理的乡村医生这一比例略高，分别为93.2%和91.0%。

（3）不同工作特征乡村医生的内在应对力

不同工作特征乡村医生的内在应对力差别不大，如表7－47所示。在执业资格方面，拥有乡村医生执业资格的乡村医生中选择内在应对力高的比例略高，为97.9%；暂无执业资格的乡村医生这一比例略低，为92.0%。在工作年限分布中，工作11—20年、21—30年和41年及以上的乡村医生中选择内在应对力高的比例略高，分别为97.5%、99.1%和98.6%；工作10年及以下和31—40年的乡村医生这一比例略低，分别为94.1%和93.9%。

表7－47　　　　不同工作特征乡村医生的内在应对力差异　　　　单位:%

变量	类别	能力低	一般	能力高	χ^2 值	P 值
执业资格	无	4.0	4.0	92.0	5.05	0.28
	执业（助理）医师	0.7	4.2	95.1		
	乡村医生	0.1	1.9	97.9		
工作年限	≤10 年	1.0	4.9	94.1	1.37	0.24
	11—20 年	0.2	2.3	97.5		
	21—30 年	0.5	0.4	99.1		
	31—40 年	0.8	5.3	93.9		
	≥41 年	0.7	0.7	98.6		

变量	类别	能力低	一般	能力高	χ^2 值	P 值
从医方式	脱产	0.5	1.0	98.5	9.78	0.13
	医主农辅	0.4	2.4	97.2		
	半农半医	0.2	2.7	97.1		
	农主医辅	3.1	3.1	93.8		
工作角色	负责人	0.2	2.5	97.3	0.90	0.64
	普通乡村医生	0.2	2.4	97.4		
一体化管理模式	紧密型一体化	0.2	3.1	96.7	4.02	0.40
	松散型一体化	0.2	1.8	98.0		
	非一体化	1.5	3.1	95.4		

在从医方式分布方面，农主医辅从医的乡村医生中选择内在应对力高的比例略低，为93.8%；脱产、医主农辅和半农半医从医的乡村医生这一比例略高，分别为98.5%、97.2%和97.1%。在工作角色的分布方面，村卫生室负责人和普通乡村医生中选择内在应对力高的比例差别不大，分别为97.3%和97.4%。在一体化管理模式方面，参与紧密型、松散型一体化管理和非一体化管理的乡村医生中选择内在应对力高的比例差别不大，分别为96.7%、98.0%和95.4%。

（4）不同工作特征乡村医生的总体应对力

不同从医方式的乡村医生对扰动的总体应对力不同。医主农辅从医的乡村医生对扰动的总体应对力相对较高，如表7-48所示。在从医方式分布方面，医主农辅从医的乡村医生中选择总体应对力大的比例略高，为89.3%；半农半医从医的乡村医生这一比例略低，为82.2%。

表7-48　　　　不同工作特征乡村医生的总体应对力差异　　　　单位:%

变量	类别	能力低	一般	能力高	χ^2 值	P 值
执业资格	无	4.0	12.0	84.0	1.38	0.50
	执业（助理）医师	0.7	17.1	82.2		
	乡村医生	0.1	14.0	85.9		

续表

变量	类别	能力低	一般	能力高	χ^2 值	P 值
工作年限	≤10 年	1.0	21.9	77.1	7.11	0.13
	11—20 年	0.3	14.1	85.6		
	21—30 年	0.5	14.0	85.5		
	31—40 年	0.8	13.2	86.0		
	≥41 年	0.7	10.0	89.3		
从医方式	脱产	0.5	13.2	86.3	7.76	0.05
	医主农辅	0.4	10.3	89.3		
	半农半医	0.2	17.6	82.2		
	农主医辅	3.1	12.9	84.0		
工作角色	负责人	0.2	13.2	86.6	0.95	0.33
	普通乡村医生	0.2	15.5	84.3		
一体化管理模式	紧密型一体化	0.3	16.1	83.6	2.40	0.30
	松散型一体化	0.2	14.0	85.8		
	非一体化	2.0	8.6	89.4		

　　不同执业资格、不同工作年限、不同工作角色、不同一体化管理模式下乡村医生获得的总体应对力差别不大。在执业资格方面，拥有乡村医生执业资格、执业（助理）医师资格和暂无执业资格的乡村医生中选择总体应对力大的比例差别不大，分别为85.9%、82.2%和84.0%。在工作年限分布方面，工作10年及以下的乡村医生中选择总体应对力大的比例略低，为77.1%；工作41年及以上的乡村医生这一比例略高，为89.3%。在工作角色的分布方面，村卫生室负责人和普通乡村医生中选择总体应对力大的比例分别为86.6%和84.3%。在一体化管理模式方面，非一体化管理模式下的乡村医生中选择总体应对力大的比例略高，为89.4%；参与紧密型和松散型一体化管理的乡村医生占比略低，分别为83.6%和85.8%。

三 乡村医生脆弱性的人群差异

（一）不同人口学特征人群间的差异

1. 不同人口学特征乡村医生的脆弱性水平差异

不同年龄、不同学历乡村医生的脆弱性水平不同。在年龄分布方面，30 岁及以下和 51 岁及以上乡村医生中，轻度脆弱人群所占比例相对较高，分别为 14.6% 和 12.1%；31—40 岁、41—50 岁乡村医生这一比例略低，分别为 5.6% 和 8.7%。在学历分布方面，初中及以下学历乡村医生中轻度脆弱人群的比例略高，为 15.4%；中专学历和大专及以上学历乡村医生这一比例略低，分别为 8.4% 和 8.2%。不同性别乡村医生脆弱性水平差别不大，男性和女性乡村医生基本一致。如表 7－49 所示。

表 7－49　　　　　不同人口学特征乡村医生的脆弱性水平差异　　　　单位：%

变量	类别	轻度脆弱	中度脆弱	重度脆弱	χ^2 值	P 值
性别	男	9.0	70.7	20.3	2.49	0.29
	女	8.2	66.8	25.0		
年龄	≤30 岁	14.6	66.7	18.8	23.06	0.01
	31—40 岁	5.6	68.2	26.1		
	41—50 岁	8.7	66.4	24.9		
	≥51 岁	12.1	75.0	12.9		
学历	初中及以下	15.4	78.8	5.8	11.11	0.03
	中专	8.4	69.7	21.8		
	大专及以上	8.2	65.8	25.9		

2. 不同人口学特征乡村医生的脆弱性类型分布差异

不同年龄、不同学历乡村医生脆弱性类型（按力量大小）分布不同。在年龄分布方面，30 岁及以下和 31—40 岁乡村医生中，危机型脆弱性人群所占比例相对较高，分别为 35.4% 和 43.9%；41—50 岁乡村医生中，危机型和准备型脆弱性人群所占比例相对较大，分别为

36.4%和33.2%，风险型脆弱性人群所占比例也相对较大，为19.4%；51岁及以上乡村医生中，准备型脆弱性人群所占比例相对较大，为45.8%。在学历分布方面，初中及以下学历乡村医生中，准备型脆弱性人群所占比例相对较高，为46.2%；中专学历和大专及以上学历乡村医生中，危机型脆弱性人群所占比例相对较高，分别为35.7%和39.9%。不同性别乡村医生中的脆弱性类型差异不大，危机型和准备型脆弱性人群所占比例相对较高，男性和女性乡村医生分别为34.9%、35.5%和36.4%、33.2%。如表7-50所示。

表7-50 不同人口学特征乡村医生脆弱性类型分布——力量大小 单位：%

变量	类别	危机型	风险型	桃源型	准备型	χ^2值	P值
性别	男	34.9	15.0	14.6	35.5	0.71	0.87
	女	36.4	14.3	16.1	33.2		
年龄	≤30岁	35.4	14.6	18.8	31.3	60.35	<0.01
	31—40岁	43.9	16.0	11.3	28.8		
	41—50岁	36.4	19.4	11.1	33.2		
	≥51岁	22.1	8.3	23.8	45.8		
学历	初中及以下	15.4	11.5	26.9	46.2	23.11	<0.01
	中专	35.7	13.9	15.8	34.6		
	大专及以上	39.9	20.3	8.2	31.6		

不同人口学特征乡村医生脆弱性类型（按力量性质）分布差异不大，如表7-51所示。在性别方面，男性乡村医生中自力环境融入型脆弱性人群所占比例略高，为57.7%，借力环境融入型、自力职业发展型和借力职业发展型所占比例略低，分别为7.5%、31.3%和3.5%；女性乡村医生中自力环境融入型脆弱性人群所占比例略低，为52.7%，借力环境融入型、自力职业发展型和借力职业发展型脆弱性人群所占比例略高，分别为9.0%、33.3%和5.0%。在年龄分布方面，31—40岁和41—50岁的乡村医生中，自力环境融入型脆弱性人群所占比例略高，分别为57.7%和57.3%；30岁及以下和51岁及以上乡村医生中的自力环境融入型脆弱性人群所占比例略低，分别为52.1%和53.6%。在学历分布方面，大专及以上学历乡村医生中自力环境融入型脆弱性人群

所占比例略高，为58.9%；初中及以下学历和中专学历乡村医生中自力环境融入型脆弱性人群所占比例略低，分别为55.8%和55.4%。

表7-51　不同人口学特征乡村医生脆弱性类型分布——力量性质　　单位:%

变量	类别	自力环境融入型	借力环境融入型	自力职业发展型	借力职业发展型	χ^2 值	P 值
性别	男	57.7	7.5	31.3	3.5	2.69	0.44
	女	52.7	9.0	33.3	5.0		
年龄	≤30 岁	52.1	12.5	31.3	4.2	7.61	0.57
	31—40 岁	57.7	7.7	31.0	3.6		
	41—50 岁	57.3	5.1	34.4	3.2		
	≥51 岁	53.6	10.0	31.4	5.0		
学历	初中及以下	55.8	9.6	32.7	1.9	2.27	0.89
	中专	55.4	8.3	32.2	4.1		
	大专及以上	58.9	5.7	31.0	4.4		

（二）不同工作特征人群间的差异

1. 不同工作特征乡村医生的脆弱性水平差异

不同工作年限、不同一体化管理模式下乡村医生的脆弱性水平不同。在工作年限分布方面，工作41年及以上的乡村医生中轻度脆弱人群的比例相对较低，为17.1%。在一体化管理模式的分布方面，非一体化管理模式下的乡村医生中轻度脆弱人群的比例相对较高，为19.4%；参与松散型管理和紧密型管理乡村医生这一比例相对较低，分别为7.1%和10.0%。不同执业资格、不同从医方式和不同工作角色乡村医生的脆弱性水平差异不大。在执业资格方面，暂无执业资格的乡村医生中轻度脆弱人群的比例略低，为4.8%。在从医方式分布方面，医主农辅从医的乡村医生中轻度脆弱人群的比例略高，为10.7%；农主医辅从医的乡村医生这一比例略低，为3.8%。在工作角色的分布方面，村卫生室负责人中轻度脆弱人群的比例略高，为10.4%；普通乡村医生这一比例略低，为7.0%。如表7-52所示。

表 7－52 不同工作特征乡村医生脆弱性水平的差异 单位:%

变量	类别	轻度脆弱	中度脆弱	重度脆弱	χ^2 值	P 值
执业资格	无	4.8	71.4	23.8	0.66	0.96
	执业（助理）医师	8.8	70.0	21.2		
	乡村医生	8.7	68.3	23.0		
工作年限	≤10 年	9.8	60.9	29.3	30.91	<0.01
	11—20 年	7.2	68.9	24.0		
	21—30 年	6.0	67.9	26.1		
	31—40 年	8.5	74.4	17.1		
	≥41 年	17.1	74.8	8.1		
从医方式	脱产	7.6	71.5	20.9	10.53	0.10
	医主农辅	10.7	73.6	15.7		
	半农半医	8.1	66.6	25.3		
	农主医辅	3.8	69.2	26.9		
工作角色	负责人	10.4	69.8	19.8	4.29	0.12
	普通乡村医生	7.0	69.2	23.7		
一体化管理模式	紧密型一体化	10.0	64.9	25.1	12.29	0.02
	松散型一体化	7.1	72.6	20.3		
	非一体化	19.4	71.0	9.7		

2. 不同工作特征乡村医生的脆弱性类型分布差异

不同工作年限、不同工作角色乡村医生的脆弱性类型分布不同。在工作年限方面，工作 10 年及以下、11—20 年、21—30 年的乡村医生中，危机型脆弱性人群所占比例相对较高，分别为 38.0%、42.1% 和 39.1%；工作 31—40 年、41 年及以上的乡村医生中，准备型脆弱性人群所占比例相对较高，分别为 41.0% 和 51.2%；工作 21—30 年的乡村医生中，风险型脆弱性人群所占比例相对较高，为 20.7%。在工作角色方面，村卫生室负责人中准备型脆弱性人群所占比例较高，为 39.4%；而普通乡村医生中，危机型脆弱性人群所占比例较大，为 38.5%。

不同执业资格、不同从医方式、不同一体化管理模式下乡村医生的脆弱性类型分布差异不大。在执业资格方面，拥有执业（助理）医师资格的乡村医生中，危机型脆弱性和风险型脆弱性人群的比例略高，分别为38.1%和15.1%；暂无执业资格的乡村医生中，危机型脆弱性人群的比例略低，为28.6%。在从医方式方面，脱产从医的乡村医生中，危机型脆弱性人群所占比例略高，为39.0%；医主农辅从医的乡村医生中，准备型脆弱性人群所占比例略高，为36.4%；半农半医和农主医辅从医的乡村医生中，危机型脆弱性和准备型脆弱性人群相差不大，所占比例均较高，分别为37.3%、34.8%和34.6%、34.6%。在一体化管理模式方面，非一体化管理模式下的乡村医生中，准备型脆弱性人群所占比例较大，为41.9%；参与紧密型和松散型一体化管理的乡村医生中危机型脆弱性人群和准备型脆弱性人群相差不大，所占比例均较高，分别为36.5%、35.3%和35.3%、33.4%。如表7-53所示。

表7-53　　不同工作特征乡村医生脆弱性类型分布——力量大小　　单位:%

变量	类别	危机型	风险型	桃源型	准备型	χ^2 值	P 值
执业资格	无	28.6	14.3	23.8	33.3	2.15	0.91
	执业(助理)医师	38.1	15.1	12.7	34.1		
	乡村医生	35.1	14.7	15.1	35.1		
工作年限	≤10 年	38.0	19.6	14.1	28.3	72.32	<0.01
	11—20 年	42.1	15.4	11.0	31.4		
	21—30 年	39.1	20.7	10.3	29.9		
	31—40 年	28.2	8.5	22.2	41.0		
	≥41 年	15.4	6.5	26.8	51.2		
从医方式	脱产	39.0	16.3	14.0	30.8	10.42	0.32
	医主农辅	30.2	16.9	16.5	36.4		
	半农半医	37.3	13.8	14.1	34.8		
	农主医辅	34.6	3.8	26.9	34.6		
工作角色	负责人	32.4	13.4	14.8	39.4	9.38	0.03
	普通乡村医生	38.5	16.2	15.5	29.8		
一体化管理模式	紧密型一体化	36.5	11.4	16.8	35.3	8.82	0.18
	松散型一体化	35.3	17.9	13.4	33.4		
	非一体化	29.0	12.9	16.1	41.9		

不同工作特征乡村医生脆弱性类型（按力量性质）分布差异不大，如表 7-54 所示。在执业资格方面，暂无执业资格的乡村医生中，自力环境融入型脆弱性人群所占比例略高，为 61.9%，自力职业发展型脆弱性人群所占比例略低，为 19.0%；拥有执业（助理）医师资格和乡村医生执业资格的乡村医生中，自力环境融入型脆弱性人群所占比例略低，分别为 57.1% 和 55.6%，自力职业发展型脆弱性人群所占比例略高，分别为 31.0% 和 32.7%。在工作年限方面，工作 11—20 年和 21—30 年的乡村医生中，自力环境融入型脆弱性人群所占比例略高，分别为 57.7% 和 56.0%；工作 10 年及以下、31—40 年和 41 年及以上乡村医生中自力环境融入型脆弱性人群所占比例略低，分别为 55.4%、54.7% 和 53.3%。在从医方式方面，脱产从医的乡村医生中，自力环境融入型脆弱性人群所占比例略高，为 61.0%；医主农辅、半农半医和农主医辅从医的乡村医生中，自力环境融入型脆弱性人群所占比例略低，分别为 55.0%、54.9% 和 53.8%。在工作角色方面，普通乡村医生中的自力环境融入型脆弱性人群所占比例略高，为 57.3%；自力职业发展型脆弱性人群所占比例略低，为 29.7%；村卫生室负责人中自力环境融入型脆弱性人群所占比例略低，为 54.8%，自力职业发展型脆弱性人群所占比例略高，为 34.1%。在一体化管理模式的分布方面，非一体化管理模式下的乡村医生中，自力环境融入型脆弱性人群所占比例略高，为 74.2%；参与紧密型和松散型一体化管理的乡村医生中除自力环境融入型脆弱性人群以外，自力职业发展型脆弱性人群所占比例也较高，分别为 33.4% 和 32.3%。

表 7-54　不同工作特征乡村医生脆弱性类型分布——力量性质　　单位:%

变量	类别	自力环境融入型	借力环境融入型	自力职业发展型	借力职业发展型	χ^2 值	P 值
执业资格	无	61.9	9.5	19.0	9.5	3.44	0.75
	执业（助理）医师	57.1	8.7	31.0	3.2		
	乡村医生	55.6	7.7	32.7	4.0		

续表

变量	类别	自力环境融入型	借力环境融入型	自力职业发展型	借力职业发展型	χ^2 值	P 值
工作年限	≤10 年	55.4	8.7	32.6	3.3	11.35	0.50
	11—20 年	57.7	8.0	30.1	4.1		
	21—30 年	56.0	6.0	35.9	2.2		
	31—40 年	54.7	6.8	30.8	7.7		
	≥41 年	53.3	11.5	32.8	2.5		
从医方式	脱产	61.0	7.6	29.7	1.7	5.00	0.83
	医主农辅	55.0	8.7	31.4	5.0		
	半农半医	54.9	7.6	33.3	4.2		
	农主医辅	53.8	11.5	30.8	3.8		
工作角色	负责人	54.8	7.3	34.1	3.7	2.3	0.51
	普通乡村医生	57.3	8.7	29.7	4.2		
一体化管理模式	紧密型一体化	51.6	9.8	33.4	5.2	12.25	0.05
	松散型一体化	58.0	6.7	32.3	3.0		
	非一体化	74.2	3.2	16.1	6.5		

第八章 乡村医生脆弱性的地域差异

本章主要运用描述性分析方法对不同经济发展水平地区乡村医生面临的扰动力、应对力及脆弱性情况进行描述，并运用χ^2检验、方差分析等对乡村医生面临的扰动力、应对力及脆弱性的地域差异进行检验与分析，以识别扰动力强、应对力弱、脆弱性强的重点地区。

一 扰动力的地域差异

（一）工作源扰动力的地域差异

1. 工作量的地域差异

不同地区乡村医生的工作量差别不大。经济发展较好地区乡村医生中选择工作量大的比例略高，为 75.5%。经济发展中等地区次之，为74.2%。经济发展较差地区略低，为 71.2%。如表 8 - 1 所示。

表 8 - 1　　　　　不同地区乡村医生工作量的差异　　　　单位:%

地区	工作量小	一般	工作量大	χ^2 值	P 值
经济发展较好地区	1.2	23.3	75.5		
经济发展中等地区	0.3	25.4	74.2	3.56	0.47
经济发展较差地区	1.5	27.3	71.2		

2. 工作难度的地域差异

不同地区乡村医生的工作难度差别不大，经济发展较好和中等地区乡村医生中选择工作难度大的乡村医生比例略高，分别为 63.8% 和63.3%。经济发展较差地区略低，为 61.4%。如表 8 - 2 所示。

表8-2		不同地区乡村医生工作难度的差异		单位:%	
地区	接受度低	一般	接受度高	χ^2 值	P 值
经济发展较好地区	2.7	33.5	63.8		
经济发展中等地区	3.0	33.6	63.3	0.65	0.96
经济发展较差地区	3.4	35.2	61.4		

3. 工作安排接受度的地域差异

不同地区乡村医生工作安排接受度的差别不大,接受度水平总体不高。具体而言,经济发展中等地区乡村医生选择工作安排接受度低的比例略高,为22.0%,经济发展较好和较差的地区略低,分别为20.4%和19.1%。如表8-3所示。

表8-3		不同地区乡村医生工作安排接受度的差异		单位:%	
地区	接受度低	一般	接受度高	χ^2 值	P 值
经济发展较好地区	20.4	51.4	28.3		
经济发展中等地区	22.0	49.2	28.8	1.02	0.91
经济发展较差地区	19.1	52.5	28.4		

(二) 环境源扰动力的地域差异

1. 横向相对剥夺感的地域差异

不同地区乡村医生的横向相对剥夺感不同。具体而言,经济发展较好地区乡村医生选择横向相对剥夺感重的比例相对较高,为72.3%。经济发展中等地区次之,为70.4%。经济发展较差地区相对较低,为62.4%。如表8-4所示。

表8-4		不同地区乡村医生横向相对剥夺感的差异		单位:%	
地区	剥夺感轻	一般	剥夺感重	χ^2 值	P 值
经济发展较好地区	8.4	19.3	72.3		
经济发展中等地区	10.1	19.5	70.4	9.26	0.04
经济发展较差地区	11.0	26.6	62.4		

2. 纵向相对剥夺感的地域差异

不同地区乡村医生的纵向相对剥夺感差别不大。具体而言，经济发展较好地区乡村医生选择纵向相对剥夺感重的比例略高，为38.0%。经济发展中等和较差地区略低，分别为35.8%和35.6%。如表8-5所示。

表8-5　　　　　不同地区乡村医生纵向相对剥夺感的差异　　　单位:%

地区	剥夺感轻	一般	剥夺感重	χ^2 值	P 值
经济发展较好地区	15.9	46.1	38.0		
经济发展中等地区	18.7	45.6	35.8	8.96	0.06
经济发展较差地区	24.5	39.9	35.6		

3. 政策扰动力的地域差异

不同地区乡村医生受到的政策扰动力差别不大。具体而言，经济发展较好地区乡村医生认为自身受到政策扰动力较大的比例相对较高，为61.4%。经济发展中等和较差地区略低，分别为59.9%和56.5%。如表8-6所示。

表8-6　　　　　不同地区乡村医生面临的政策扰动力差异　　　单位:%

地区	扰动力小	一般	扰动力大	χ^2 值	P 值
经济发展较好地区	6.1	32.5	61.4		
经济发展中等地区	5.1	35.0	59.9	3.99	0.41
经济发展较差地区	8.4	35.2	56.5		

4. 执业风险的地域差异

不同地区乡村医生执业风险差异不大，总体而言执业风险较高。具体而言，经济发展中等地区乡村医生认为自身执业风险高的比例略低，为82.7%。经济发展较好和较差地区略高，分别为86.8%和87.2%。如8-7所示。

表 8-7   不同地区乡村医生执业风险的差异   单位:%

地区	风险低	一般	风险高	χ^2 值	P 值
经济发展较好地区	1.2	12.0	86.8		
经济发展中等地区	2.4	14.9	82.7	4.28	0.37
经济发展较差地区	2.0	10.8	87.2		

(三) 扰动力地域差异的综合分析

1. 不同地区乡村医生面临的工作源扰动力情况

不同地区乡村医生受到的工作源扰动力差别不大,总体处于较高的水平。具体而言,经济发展较差地区乡村医生认为自身受到工作源扰动力较大的比例相对较高,为65.3%。经济发展较好和中等地区相对较低,分别为63.1%和62.7%。如表8-8所示。

表 8-8   不同地区乡村医生面临的工作源扰动力差异   单位:%

地区	扰动力小	一般	扰动力大	χ^2 值	P 值
经济发展较好地区	0.4	36.5	63.1		
经济发展中等地区	0.7	36.6	62.7	2.73	0.60
经济发展较差地区	0.6	34.1	65.3		

雷达图 (见图8-1) 分析显示,总体上各地区 (其中,A 和 B 为经济发展较好地区,C 和 D 为经济发展较差地区,E 和 F 为经济发展中等地区) 乡村医生的工作量扰动水平大于工作难度和工作安排扰动水平。具体而言,在 F 地区、C 地区、A 地区和 E 地区,乡村医生面临的扰动水平由大到小依次为工作量、工作难度和工作安排。在 B 地区和 D 地区,认为工作量大的人群比例与认为工作难度大的人群比例基本持平,显著高于认为工作安排扰动大的人群比例。

2. 不同地区乡村医生面临的环境源扰动力情况

不同地区乡村医生受到的环境源扰动力不同,总体处于较高的水平。具体而言,经济发展较好地区乡村医生认为自身受到环境源扰动力

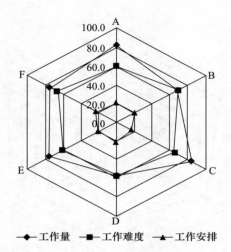

图 8-1　工作源扰动力的地域分布雷达图

较大的比例相对较高，为 88.0%。经济发展中等和较差地区相对较低，分别为 77.4% 和 75.5%。如表 8-9 所示。

表 8-9　　　　　不同地区乡村医生面临的环境源扰动力差异　　　　单位:%

地区	扰动力小	一般	扰动力大	χ^2 值	P 值
经济发展较好地区	0.3	11.7	88.0		
经济发展中等地区	0.6	22.0	77.4	18.78	<0.001
经济发展较差地区	0.6	23.9	75.5		

　　雷达图（见图 8-2）分析显示，总体上，各地区（其中，A 和 B 为经济发展较好地区，C 和 D 为经济发展较差地区，E 和 F 为经济发展中等地区）乡村医生的执业风险水平大于横向相对剥夺感水平、政策扰动力水平和纵向相对剥夺感水平。具体而言，在 F 地区、D 地区、C 地区、A 地区和 B 地区，乡村医生面临的环境扰动力由大到小依次为执业风险、横向相对剥夺感、政策扰动力、纵向相对剥夺感。在 E 地区，认为执业风险大的人群比例最高，认为纵向相对剥夺感大的人群比例最小，认为横向相对剥夺感大的人群比例和认为政策扰动力大的人群比例差别不大。

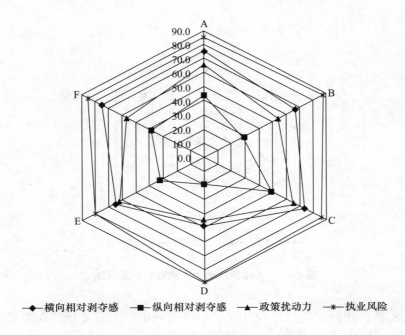

——◆——横向相对剥夺感 ——■——纵向相对剥夺感 ——▲——政策扰动力 ——✳——执业风险

图 8-2   环境源扰动力的地域分布雷达图

3. 不同地区乡村医生面临的总体扰动力情况

不同地区乡村医生受到的总体扰动力不同。具体而言，经济发展较好地区乡村医生认为自身受到总体扰动力大的比例较大，为81.7%。经济发展中等和较差地区相对较低，分别为76.1%和77.5%。如表8-10所示。

表 8-10   不同地区乡村医生面临的总体扰动力差异   单位:%

地区	扰动力小	一般	扰动力大	χ^2 值	P 值
经济发展较好地区	0.4	17.9	81.7		
经济发展中等地区	0.3	23.6	76.1	5.41	0.25
经济发展较差地区	0.3	22.2	77.5		

雷达图（见图8-3）分析显示，各地区（其中，A 地区和 B 地区为经济发展较好地区，C 地区和 D 地区为经济发展较差地区，E 地区和 F 地区为经济发展中等地区）乡村医生面临的环境源扰动力大于工作源

扰动力，D 地区乡村医生面临的总体扰动力相对较低。在 B 地区、A 地区和 F 地区，认为环境源扰动力大的人群比例与认为工作源扰动力大的人群比例差别较大。在 C 地区、D 地区和 E 地区，认为环境源扰动力大的人群比例与认为工作源扰动力大的人群比例差别相对较小。

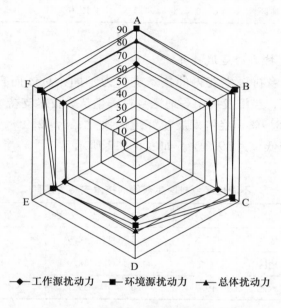

图 8 – 3　总体扰动力的地域分布雷达图

二　应对力的地域差异

（一）工具性支持力的地域差异

1. 经济支持力的地域差异

不同地区乡村医生获得的经济支持力差别不大，总体而言水平不高。具体而言，经济发展较好地区乡村医生认为经济支持力小的比例略高，为 72.2%。经济发展中等和较差地区略低，分别为 66.3% 和 67.0%。如表 8 – 11 所示。

表 8 - 11　　　　　　不同地区乡村医生获得的经济支持力差异　　　　单位:%

地区	支持力小	一般	支持力大	χ^2 值	P 值
经济发展较好地区	72.2	20.8	6.9		
经济发展中等地区	66.3	24.0	9.7	6.45	0.17
经济发展较差地区	67.0	21.1	12.0		

2. 技术支持力的地域差异

不同地区乡村医生获得的技术支持力不同,总体而言处于中等偏上。具体而言,经济发展中等地区乡村医生认为技术支持力大的比例相对较高,为48.9%。经济发展较好地区次之,为42.9%。经济发展较差地区相对较低,为39.7%。如表 8 - 12 所示。

表 8 - 12　　　　　不同地区乡村医生获得的技术支持力差异　　　　单位:%

地区	支持力小	一般	支持力大	χ^2 值	P 值
经济发展较好地区	11.8	45.3	42.9		
经济发展中等地区	6.7	44.4	48.9	27.19	<0.001
经济发展较差地区	19.7	40.6	39.7		

3. 制度支持力的地域差异

不同地区乡村医生获得的制度支持力差别不大,总体而言处于中等偏上。具体而言,经济发展中等地区乡村医生认为制度支持力大的比例略小,为35.9%。经济发展较好和较差地区略大,分别为41.8%和40.7%。如表 8 - 13 所示。

表 8 - 13　　　　　不同地区乡村医生获得的制度支持力差异　　　　单位:%

地区	支持力小	一般	支持力大	χ^2 值	P 值
经济发展较好地区	15.8	42.4	41.8		
经济发展中等地区	17.6	46.4	35.9	2.74	0.60
经济发展较差地区	15.8	43.6	40.7		

4. 发展空间支持力的地域差异

不同地区乡村医生获得的发展空间支持力差异不大，总体而言发展空间支持力不足。具体而言，经济发展中等地区乡村医生认为发展空间支持力较小的比例略高，为 52.4%。经济发展较好和较差地区略低，分别为 46.7% 和 47.9%。如表 8 - 14 所示。

表 8 - 14　　　不同地区乡村医生获得的发展空间支持力差异　　　单位:%

地区	支持力小	一般	支持力大	χ^2 值	P 值
经济发展较好地区	46.7	42.7	10.6		
经济发展中等地区	52.4	35.7	11.9	3.76	0.44
经济发展较差地区	47.9	41.6	10.5		

5. 资源支持力的地域差异

不同地区乡村医生获得的资源支持力差异不大，总体而言处于中等水平。具体而言，经济发展中等地区乡村医生认为自身获得的资源支持力大的比例略高，为 33.9%。经济发展较好和较差地区略低，分别为 24.3% 和 27.0%。如表 8 - 15 所示。

表 8 - 15　　　不同地区乡村医生获得的资源支持力差异　　　单位:%

地区	支持力小	一般	支持力大	χ^2 值	P 值
经济发展较好地区	20.4	55.4	24.3		
经济发展中等地区	18.8	47.3	33.9	8.40	0.08
经济发展较差地区	19.3	53.7	27.0		

（二）情感性支持的地域差异

1. 上级情感支持力的地域差异

不同地区乡村医生获得的上级情感支持力不同，总体而言支持力较大。具体而言，经济发展较差地区乡村医生认为上级情感支持力大的比例相对较高，为 70.6%。经济发展较好和中等地区相对较低，分别为 67.7% 和 64.7%。如表 8 - 16 所示。

表 8 - 16 不同地区乡村医生获得的上级情感支持力差异 单位:%

地区	支持力小	一般	支持力大	χ^2 值	P 值
经济发展较好地区	2.1	30.2	67.7		
经济发展中等地区	6.1	29.2	64.7	14.72	<0.001
经济发展较差地区	7.1	22.3	70.6		

2. 人际情感支持力的地域差异

不同地区乡村医生获得的人际情感支持力差别不大,总体而言支持力较大。具体而言,经济发展较好和中等地区乡村医生认为人际情感支持力大的比例略高,分别为 96.4% 和 96.1%。经济发展较差地区略小,为 94.3%。如表 8 - 17 所示。

表 8 - 17 不同地区乡村医生获得的人际情感支持力差异 单位:%

地区	支持力小	一般	支持力大	χ^2 值	P 值
经济发展较好地区	0.3	3.3	96.4		
经济发展中等地区	0.3	3.6	96.1	2.11	0.72
经济发展较差地区	0.6	5.1	94.3		

(三) 内在应对力的地域差异

1. 认知力的地域差异

不同地区乡村医生的认知力不同,总体而言认知力较强。具体而言,经济发展较好地区乡村医生认为自身认知力强的比例相对较高,为 85.0%。经济发展较差地区次之,为 80.1%。经济发展中等地区相对较低,为 77.4%。如表 8 - 18 所示。

表 8 - 18 不同地区乡村医生认知力的差异 单位:%

地区	认知力弱	一般	认知力强	χ^2 值	P 值
经济发展较好地区	0.3	14.7	85.0		
经济发展中等地区	0.9	21.7	77.4	9.70	0.04
经济发展较差地区	0.3	19.6	80.1		

2. 工作应对力的地域差异

不同地区乡村医生的工作应对力不同，总体水平较高。具体而言，经济发展中等地区乡村医生认为自身工作应对力强的比例相对较低，为78.7%。经济发展较好和较差地区相对较高，分别为86.7%和85.8%。如表8－19所示。

表8－19　　　　不同地区乡村医生工作应对力的差异　　　单位:%

地区	应对力弱	一般	应对力强	χ^2 值	P 值
经济发展较好地区	0.2	13.1	86.7		
经济发展中等地区	0.9	20.4	78.7	11.21	0.02
经济发展较差地区	0.6	13.6	85.8		

3. 社会应对力的地域差异

不同地区乡村医生的社会应对力差别不大，总体水平较高。具体而言，经济发展中等地区乡村医生认为自身社会应对力强的比例略低，为89.1%。经济发展较好和较差地区略高，分别为92.2%和94.1%。如表8－20所示。

表8－20　　　　不同地区乡村医生社会应对力的差异　　　单位:%

地区	应对力弱	一般	应对力强	χ^2 值	P 值
经济发展较好地区	0.2	7.6	92.2		
经济发展中等地区	0.3	10.6	89.1	7.61	0.11
经济发展较差地区	0.2	5.7	94.1		

（四）应对力地域差异的综合分析

1. 不同地区乡村医生的工具性支持力

不同地区乡村医生获得的工具性支持力不同，总体而言水平一般。具体而言，经济发展较差和中等地区乡村医生认为工具性支持力大的比例略高，分别为23.5%和21.2%。经济发展较好地区略低，为18.6%。如表8－21所示。

雷达图分析显示，总体而言，各地区（其中，A地区和B地区为经济发展较好地区，C地区和D地区为经济发展较差地区，E地区和F地

表 8 – 21　　　　　不同地区乡村医生获得的工具性支持力差异　　　　单位:%

地区	支持力小	一般	支持力大	χ^2 值	P 值
经济发展较好地区	16.7	64.7	18.6		
经济发展中等地区	13.8	65.0	21.2	9.11	0.06
经济发展较差地区	20.6	55.9	23.5		

区为经济发展中等地区）乡村医生获得的技术支持力相对较高，制度支持力和资源支持力次之，发展空间支持力和经济支持力相对较小。具体而言，在 F 地区和 A 地区，乡村医生获得外部支持力由大到小依次为技术支持力、制度支持力、资源支持力、发展空间支持力和经济支持力，但是 F 地区乡村医生的发展空间支持力和经济支持力差别不大。在 B 地区和 D 地区，乡村医生获得外部支持力由大到小依次为制度支持力、技术支持力、资源支持力、发展空间支持力和经济支持力，但是 D 地区乡村医生的发展空间支持力和经济支持力差别不大。在 E 地区，乡村医生获得外部支持力由大到小依次为技术支持力、资源支持力、制度支持力、发展空间支持力和经济支持力。在 C 地区，乡村医生获得外部支持力由大到小依次为技术支持力、制度支持力、资源支持力、经济支持力和发展空间支持力。如图 8 – 4 所示。

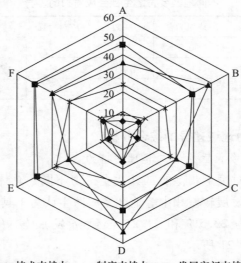

——◆——经济支持力　——■——技术支持力　——▲——制度支持力　——✕——发展空间支持力　——＊——资源支持力

图 8 – 4　工具性支持力的地域分布雷达图

2. 不同地区乡村医生的情感性支持力

不同地区乡村医生获得的情感性支持力不同，总体而言水平较高。具体而言，经济发展较好地区乡村医生认为获得情感性支持力大的比例最高，为94.3%。经济发展中等地区次之，为90.9%。经济发展较差地区相对较小，为87.7%。如表8-22所示。

表8-22　　　　　　　不同地区乡村医生获得的情感性支持力差异　　　　　　　单位:%

地区	支持小	一般	支持大	χ^2 值	P 值
经济发展较好地区	0.2	5.5	94.3		
经济发展中等地区	0.3	8.8	90.9	10.37	0.04
经济发展较差地区	0.6	11.7	87.7		

雷达图分析显示，总体而言，各地区（其中，A 地区和 B 地区为经济发展较好地区，C 地区和 D 地区为经济发展较差地区，E 地区和 F 地区为经济发展中等地区）乡村医生获得的人际情感支持力大于上级情感支持力。具体而言，在 B 地区和 D 地区，乡村医生获得的上级情感支持力与人际情感支持力的差距略小；在 F 地区、E 地区、A 地区和 C 地区，乡村医生获得的上级情感支持力与人际情感支持力的差距略大。如图8-5所示。

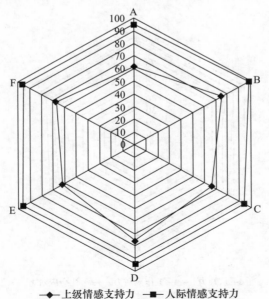

——◆——上级情感支持力　——■——人际情感支持力

图8-5　情感性支持力的地域分布雷达图

3. 不同地区乡村医生的内在应对力

不同地区乡村医生内在应对力水平差异不大，总体而言水平相对较高。具体而言，经济发展中等地区乡村医生认为自身内在应对力强的比例略低，为96.9%。经济发展较好和较差地区略高，均为97.2%。如表8-23所示。

表8-23 不同地区乡村医生内在应对力的差异 单位:%

地区	内在应对力弱	一般	内在应对力强	χ^2 值	P 值
经济发展较好地区	0.4	2.4	97.2		
经济发展中等地区	0.3	2.8	96.9	2.29	0.68
经济发展较差地区	2.5	2.3	97.2		

雷达图分析显示，总体而言，各地区（其中，A 地区和 B 地区为经济发展较好地区，C 地区和 D 地区为经济发展较差地区，E 和 F 为经济发展中等地区）乡村医生的内在应对力中，社会应对力最强，工作应对力次之，认知力相对较弱。具体而言，在六个地区，乡村医生内在应对力由强到弱依次为社会应对力、工作应对力和认知力，但 E 地区、A 地区和 D 地区乡村医生工作应对力与认知力水平差别不大。如图8-6所示。

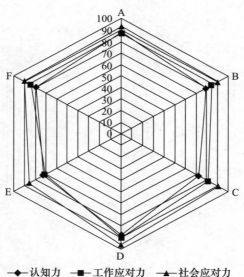

图8-6 内在应对力的地域分布雷达图

4. 不同地区乡村医生的总体应对力

不同地区乡村医生总体应对力水平差别不大，总体而言水平相对较高。具体而言，经济发展较好地区乡村医生选择应对力强的比例略高，为88.2%。经济发展中等地区次之，为84.6%。经济发展较差地区略低，为83.2%。如表8-24所示。

表8-24　　　　　　　不同地区乡村医生总体应对力的差异　　　　　　　单位:%

地区	应对力弱	一般	应对力强	χ^2 值	P 值
经济发展较好地区	0.2	11.6	88.2		
经济发展中等地区	0.3	15.1	84.6	3.60	0.17
经济发展较差地区	0.3	16.5	83.2		

雷达图分析显示，总体而言，各地区（其中，A 地区和 B 地区为经济发展较好地区，C 地区和 D 地区为经济发展较差地区，E 地区和 F 地区为经济发展中等地区）乡村医生的工具性支持力相对较小，情感性支持力和内在应对力相对较大。具体而言，在六个地区，乡村医生总体应对力由强到弱依次为内在应对力、情感性支持力和工具性支持力，但是 F 地区和 B 地区乡村医生情感性支持力和内在应对力差别不大。如图8-7所示。

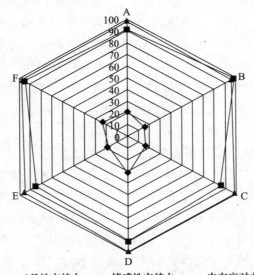

图8-7　总体应对力的地域分布雷达图

三 脆弱性的地域差异

（一）不同地区乡村医生的脆弱性水平

不同地区乡村医生脆弱性水平差别不大，总体处于中度脆弱水平。具体而言，经济发展较差地区乡村医生脆弱性略高，处于重度脆弱的乡村医生比例为 23.5%。经济发展中等地区乡村医生脆弱性次之，为 23.0%。经济发展较好地区乡村医生脆弱性略低，为 18.7%。如表 8-25所示。

表8-25　　　　　　　　　　不同地区乡村医生脆弱性的差异　　　　　　　　单位:%

地区	轻度脆弱	中度脆弱	重度脆弱	χ^2 值	P 值
经济发展较好地区	6.9	74.4	18.7		
经济发展中等地区	7.4	69.5	23.0	8.20	0.09
经济发展较差地区	11.5	65.0	23.5		

雷达图（见图 8-8）分析显示，各地区（其中，A 地区和 B 地区为经济发展较好地区，C 地区和 D 地区为经济发展较差地区，E 地区和 F 地区为经济发展中等地区）乡村医生的脆弱性处于中等水平。D 地区相对较高，为 0.516±0.06 分，其次是 A 地区，为 0.502±0.06 分，C 地区乡村医生脆弱性水平相对较低，得分为 0.472±0.06 分，F 地区、B 地区和 E 地区乡村医生的脆弱性水平居中，分别为 0.497±0.05 分、0.489±0.04 分和 0.498±0.06 分。

（二）不同地区乡村医生的脆弱性类型

不同地区乡村医生脆弱性类型（按力量大小）分布不同，总体而言，危机型脆弱性和准备型脆弱性所占比例较大。具体而言，经济发展较差地区乡村医生的危机型脆弱性和准备型脆弱性所占比例均相对较高，分别为 14.1% 和 13.6%。经济发展较好地区除危机型脆弱性和准备型脆弱性外，风险型脆弱性所占比例也相对较高，为 6.9%。经济发展中等地区除危机型脆弱性和准备型脆弱性外，桃源型脆弱性所占比例也相对较高，为 5.4%。如表 8-26 所示。

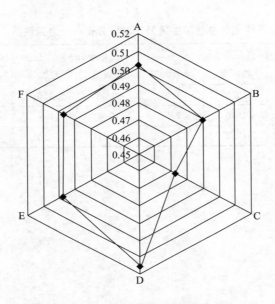

图 8－8　乡村医生脆弱性的地域分布雷达图

表 8－26　　　　不同地区乡村医生脆弱性类型分布——力量大小　　　　单位：%

地区	危机型	风险型	桃源型	准备型	χ^2 值	P 值
经济发展较好地区	10.6	6.9	4.2	11.1		
经济发展中等地区	10.5	4.3	5.4	10.0	18.74	<0.01
经济发展较差地区	14.1	3.5	5.4	13.6		

　　不同地区乡村医生脆弱性类型（按力量性质）分布不同，总体而言，自力环境融入型脆弱性所占比例较大。具体而言，经济发展较好地区乡村医生的自力环境融入型脆弱性所占比例相对较大，为 20.8%。经济发展较差地区乡村医生除自力环境融入型脆弱性外，自力职业发展型脆弱性所占比例略高于其他地区，为 12.5%。经济发展中等地区乡村医生除自力环境融入型脆弱性和自力职业发展型脆弱性外，借力职业发展型脆弱性所占比例略高于其他地区，为 5.9%。如表 8－27 所示。

表8 – 27　　　不同地区乡村医生脆弱性类型分布——力量性质　　单位:%

地区	自力环境融入型	借力环境融入型	自力职业发展型	借力职业发展型	χ^2 值	P 值
经济发展较好地区	20.8	1.8	9.1	1.0		
经济发展中等地区	16.0	2.8	10.4	5.9	10.53	0.10
经济发展较差地区	19.2	3.3	12.5	1.6		

第九章　脆弱性形成机制以及对乡村医生
工作状态的影响机制

本章内容主要运用定性与定量相结合的分析方法，对收集的数据进行系统深入的挖掘，以分析乡村医生脆弱性形成及其对工作状态的影响机制，并对前文理论分析中的相关原始假设进行验证。首先根据扎根理论的分析思路，运用内容分析法，通过开放性编码、主轴编码，针对研究的核心问题，对收集的定性资料进行凝练与概括，将原始访谈记录资料逐级提取为有编码意义的概念和范畴，并予以整合，在对定性访谈资料进行量化分析的同时，建立范畴之间的相互关系，从而对相关原始假设进行定性验证。其次运用回归分析和结构方程模型对收集的定量资料进行系统分析，从而对原始假设和定性分析结果进行定量验证。具体而言，采用多元线性回归分析对变量间的线性关系进行验证，运用基于结构方程的潜变量路径分析（PA - LV）模型探讨乡村医生脆弱性对其工作状态的影响机制。最后在定性与定量分析的基础上，根据扎根理论的研究思路进行选择编码，明确乡村医生脆弱性的形成及对工作状态的影响机制。

一　乡村医生脆弱性形成机制分析

（一）乡村医生脆弱性形成机制的定性构建

1. 开放性编码

根据研究目的，将访谈材料中相对独立、信息完整的文本块设定为最小编码单元，通过对定性访谈记录资料的整理和分析，共确定了与研究主题相关的文本块255个，其中与乡村医生脆弱性相关的文本块116个，占全部定性访谈资料文本块总数的45.49%。用"a+序号"的编码形式进行表示，表9-1是部分访谈内容中确定的最小编码单元举例。

表 9 - 1　乡村医生脆弱性和工作状态开放性编码的最小编码单元举例

编号	文本	编号	文本
a1	基本药物制度对乡村医生的影响非常大，以前的时候能挣到 3000 元，现在就是 1200 元左右	a10	卫生院也缺少一些技术型人才，考上医师助理的都不在村里干了，上城区诊所了
a2	公共卫生检查的标准每年都换，县里市里每一个检查都得过，去年干的活，今年有的不让干了，真不好干	a11	现在再坚持，坚持不动了，就不坚持了，干点别的
a3	现在乡村医生和乡村教师待遇差这么多，乡村教师待遇差不多都解决了，但咱们乡村医生还没希望	a12	平时也反映问题，反映的问题主要是药品进得及时一点
a4	山东省对这块（乡村医生）重视也不太够，人们都愿意到广东去做乡村医生，那边能挣十几万元	a13	你要有积极的工作态度，不能消极地干工作，不能片面从小事上斤斤计较
a5	乡村教师能拿 4000 多元，我们乡村医生呢	a14	咱现在 63 个乡村医生，31 个在岗的，那 30 来个都不干了，而且主要是年轻的不干了
a6	现在老百姓都有些不放心，都上大医院。本身对乡村医生无形之中都提出要求了，得提高，对人民医院都不放心，如果能力不提高的话就跟不上了	a15	现在青黄不接。部长说，10 年前说是青黄不接，5 年前到了断子绝孙的地步了
a7	我们这个院长非常好，不管有什么事都可以上他办公室，跟他说，院长脾气也好。要是领导脾气不好，架子大，咱干啥还去问	a16	总的来说政策一年比一年好，一年比一年强，过去没人管，现在有人管了
a8	毕业生都不愿来这，还不如出去打工，打工一天还能挣二三百元	a17	现在咱这个卫生室的点点滴滴都是个人买的，都是家庭中出资办起来的，政府一个板凳都没给买
a9	乡村医生年纪大，知识水平低，培训时接受新事物慢	a18	化验仪器、心电图机靠乡村医生自己买，医院也给配一些，主要是别的医院淘汰下来的

续表

编号	文本	编号	文本
a19	咱现在农村留住的都是什么人? 大学生本科是不可能，专科在农村也不可能。没来的了	a25	现在不走不代表以后不走，如果他们的身份问题解决不了，他们早晚还得走
a20	政策都挺好，关键是不是落实了	a26	前一阶段，100个乡村医生，他们集中向上反映，说年前养老保险这个钱能不能发
a21	你就说卫校弄的培训，一下子就得培训3年，那不是糊弄事嘛！上了班干了工作，再让你培训去，家里有病人、有媳妇、有孩子，哪有那心情培训去	a27	我真干够了，真有走这个想法
a22	主要是风险太大，输液有反应的、过敏的	a28	以前干的时候如果知道形势这么变化的话就坚决不会干
a23	社保作为一个外行管内行，就是这样，地区第一反应就是乱搞	a29	人家干一天能出去玩。我大年初一也捞不着休息，今年初一天没亮他们打电话给我，有人吃虾过敏了，我哪也没去就在这给他打吊瓶，我能不去吗
a24	就养老问题来说，养老没保障	a30	我就说这个问题我要去反映，我天不怕、地不怕，为正义而战

2. 主轴编码

由于所确定的116个文本块存在重复，因此将116个文本块进一步归纳，将含义相近的归类为同一"范畴"，共形成工作量大、工作安排不合理等30个乡村医生脆弱性相关范畴，与前期对定量资料因子分析的结果基本一致，用"aa+序号"表示。在此基础上，根据范畴间的相互关系进行主轴编码，对资料进行进一步的凝练与概括，以建立范畴之间的相互关系。经过反复比较和深入挖掘，根据乡村医生脆弱性形成机制的核心问题，同时结合前期分析的结果，将开放性编码提炼的范畴分别概括形成工作源扰动力、环境源扰动力、工具性支持力、情感性支持力、内在应对力、时间累积性、工作源扰动力间关系、环境源扰动力间关系、外部支持力间关系、内在应对力间关系、工作—环境源间扰动关系11个类属，用"A+序号"进行编号。如表9-2所示。

表 9 – 2　　　　　　　　　　乡村医生脆弱性的主轴编码

编号	主题	类属	编号	范畴	文本数
A1	脆弱性	工作源扰动力	aa1	工作量大	5
			aa2	工作安排不合理	2
A2		环境源扰动力	aa3	横向相对剥夺感重	8
			aa4	纵向相对剥夺感重	3
			aa5	执业风险大	7
			aa6	政策扰动大	10
A3		工具性支持力	aa7	经济支持不足	11
			aa8	技术支持不适用	5
			aa9	制度支持缺位	4
			aa10	发展空间支持力小	2
			aa11	资源支持不足	4
A4		情感性支持力	aa12	上级情感支持	2
			aa13	人际情感支持	2
A5		内在应对力	aa14	乡村医生能力不足	3
A6		时间累积性	aa15	脆弱性集聚	3
A7	相互关系	工作源扰动力间关系	aa16	工作量大导致工作压力大	4
			aa17	工作安排不合理导致工作难度大	3
A8		环境源扰动力间关系	aa18	与其他人相比执业风险大	3
			aa19	与其他工作人员相比待遇政策相差太大	2
			aa20	与以前相比用药限制增加	3
A9		外部支持力间关系	aa21	地方经济好所以乡村医生收入高	3
			aa22	政策落实好所以培训效果好	3
			aa23	政府重视所以培训机会多	4
A10		内在应对力间关系	aa24	自我认知力好所以责任心强	3
			aa25	善于思考所以医疗技术好	3
			aa26	说服能力好所以公共卫生工作好	4
			aa27	有发展眼光所以公共卫生工作好	3
			aa28	责任心强所以需求导向强	2
A11		工作—环境源间扰动关系	aa29	公共卫生导致工作量大	2
			aa30	基本药物制度导致无药可用	3

对访谈资料的内容分析显示，在脆弱性方面，与扰动力相关的文本

块 35 个，占 30.17%，与应对力相关的文本块 33 个，占 28.44%，与脆弱性内部构成要素间相互关系相关的文本块 40 个，占 34.48%。具体而言，环境源扰动力的提及频次最高，为 28 次，占脆弱性提及频次的 24.14%；其次是工具性支持力不足，为 26 次，占脆弱性提及频次的 22.41%。在脆弱性构成要素间的相互关系方面，内在应对力间关系提及频次最高，为 15 次，占相互关系提及频次的 37.50%。

（二）乡村医生脆弱性形成机制的定量验证

1. 工作源扰动力各变量相互关系分析

（1）变量间的线性相关分析

对工作源扰动力各变量间相关关系的检验结果如表 9-3 所示。工作量、工作安排和工作难度之间均存在线性相关关系，工作量与工作安排和工作难度的相关系数分别为 0.33 和 0.46，工作安排与工作难度之间的相关系数为 0.48。此外，学历与从医方式、工作年限间存在负相关关系，相关系数分别为 -0.08 和 -0.34；与工作量和工作难度间存在正相关关系，相关系数分别为 0.13 和 0.09。从医方式与执业资格和工作量之间存在负相关关系，相关系数分别为 -0.10 和 -0.07。执业资格与工作年限间存在正相关关系，相关系数为 0.12。一体化程度度与工作量之间存在正相关关系，相关系数为 0.09。工作年限与工作量、工作安排和工作难度之间均存在负相关关系，相关系数分别为 -0.21、-0.10 和 -0.17。

表 9-3　　　　　乡村医生工作源扰动力各变量间相关关系

	学历	从医方式	执业资格	一体化程度	工作年限	工作量	工作安排	工作难度
学历	1							
从医方式	-0.08**	1						
执业资格	0.05	-0.10*	1					
一体化程度	0.03	-0.02	-0.01	1				
工作年限	-0.34**	-0.01	0.12**	0.01	1			
工作量	0.13**	-0.07	0.01	0.09**	-0.21**	1		
工作安排	0.04	0.01	0.01	-0.06	-0.10**	0.33**	1	
工作难度	0.09**	0.04	0.02	0.01	-0.17**	0.46**	0.48**	1

注：*代表 P < 0.05，**代表 P < 0.01。

（2）变量间的多元线性回归分析

根据前述研究中提出的研究假设，对工作量、工作安排和工作难度之间的关系进行分析。根据前述线性相关分析结果，乡村医生的人口统计学变量和工作特征变量对工作源扰动力变量有一定的影响，因此本书采用分层回归的方法进行分析。在控制对乡村医生工作难度可能有影响的人口统计学变量和工作特征变量以后，考察乡村医生工作量、工作安排对其工作难度的预测作用。变量引入采用强迫法，首先将被试的人口统计学变量和工作特征变量作为第一层变量引入回归方程，然后将工作量、工作安排作为第二层变量引入回归方程，根据因变量的不同分别建立回归方程模型。计算不同模型之间调整后 R^2 值以及 F 检验值的变化，观察 ΔR^2 是否提高。回归方程中各变量的赋值情况如表 9 – 4 所示。

表 9 – 4 变量赋值表

变量	赋值
性别	1 = 男，2 = 女
年龄	实际值
学历	1 = 初中及以下，2 = 中专，3 = 大专及以上
从医方式	1 = 脱产，2 = 医主农辅，3 = 半农半医，4 = 农主医辅
执业资格	1 = 暂无执业资格，2 = 乡村医生执业证，3 = 执业（助理）医师证
一体化程度	1 = 非一体化，2 = 松散型一体化，3 = 紧密型一体化
工作年限	实际值
工作量	1 = 非常少，2 = 比较少，3 = 一般，4 = 比较多，5 = 非常多
工作安排	1 = 非常不合理，2 = 比较不合理，3 = 一般，4 = 比较合理，5 = 非常合理
工作难度	1 = 非常小，2 = 比较小，3 = 一般，4 = 比较大，5 = 非常大

以工作难度为因变量，建立了模型 1 和模型 2 两个回归方程模型。模型 1 中，仅纳入人口统计学变量和工作特征变量，此时乡村医生人口统计学变量和工作特征变量对其工作难度的预测作用并不显著，方程调整后 R^2 和 F 值均较低，分别为 0.03 和 4.58。模型 2 中，在控制了乡村医生人口统计学变量和工作特征变量后，引入工作量和工作安排，其对工作难度的标准化偏回归系数分别为 0.33 和 0.38，解释方差的变异量增加了 32.00%，ΔF 值增加 49.69。如表 9 – 5 所示。理论假设中的 H3a、H3b 得以验证。

表 9－5　乡村医生工作量和工作安排对工作难度的回归分析模型

变量	工作难度	
	模型 1	模型 2
控制变量		
性别	－0.05	－0.06
年龄	－0.08	－0.07
学历	0.05	0.2
执业资格	0.04	0.04
一体化程度	－0.01	－0.01
工作年限	－0.09	－0.01
从医方式	0.05	0.05
自变量		
工作量	—	0.33**
工作安排	—	0.38**
调整后 R^2	0.03	0.35
ΔR^2	—	0.32
F 值	4.58	54.27
ΔF	—	49.69

注：* 代表 $P < 0.05$，** 代表 $P < 0.01$。

2. 环境源扰动力各变量相互关系分析

（1）变量间的线性相关分析

对环境源扰动力各变量间相关关系的检验结果如表 9－6 所示。执业风险、政策扰动力、横向相对剥夺感、纵向相对剥夺感间均存在线性相关关系。执业风险与政策扰动力、横向相对剥夺感、纵向相对剥夺感的相关系数分别为 0.17、0.23 和 0.16。政策扰动力与横向相对剥夺感、纵向相对剥夺感的相关系数分别为 0.34 和 0.40。横向相对剥夺感与纵向相对剥夺感的相关系数为 0.49。此外，学历与从医方式、工作年限间存在负相关关系，相关系数分别为 －0.08 和 －0.34；与执业风险、政策扰动力和横向相对剥夺感存在正相关关系，相关系数分别为 0.16、0.11 和 0.08。从医方式与执业资格和横向相对剥夺感之间存在负相关关系，相关系数均为 －0.10。执业资格与工作年限间存在正相关关系，相关系数为 0.12；与执业风险间存在负相关关系，相关系数为 -0.07。一体化程度与执业风险和横向相对剥夺感间存在正相关关系，相关系数均为 0.10。工作年限与执业风险、政策扰动力、横向相对剥夺感、纵向相对剥夺感间均存在负相关关系，相关系数分别为 -0.32、-0.12、-0.12 和 -0.08。

表9-6　　　　　　　　乡村医生环境源扰动力各变量间相关关系

项目	学历	从医方式	执业资格	一体化程度	工作年限	执业风险	政策扰动力	横向相对剥夺感	纵向相对剥夺感
学历	1								
从医方式	-0.08**	1							
执业资格	0.05	-0.10**	1						
一体化程度	0.03	-0.02	-0.01	1					
工作年限	-0.34**	-0.01	0.12**	0.01	1				
执业风险	0.16**	-0.01	-0.07**	0.10**	-0.32**	1			
政策扰动力	0.11**	-0.01	0.05	0.01	-0.12**	0.17**	1		
横向相对剥夺感	0.08**	-0.10**	0.01	0.10**	-0.12**	0.23**	0.34**	1	
纵向相对剥夺感	0.01	-0.01		-0.01	-0.08**	0.16**	0.40**	0.49**	1

注：*代表 $P < 0.05$，**代表 $P < 0.01$。

（2）变量间的多元线性回归分析

根据前述研究中提出的研究假设，采用分层回归的方法对执业风险、政策扰动力、横向相对剥夺感、纵向相对剥夺感之间的关系进行分析。在控制可能有影响的人口统计学变量和工作特征变量以后，考察乡村医生执业风险、政策扰动力对其横向相对剥夺感和纵向相对剥夺感的预测作用。变量引入采用强迫法，首先将被试的人口统计学变量和工作特征变量作为第一层变量引入回归方程，然后将执业风险、政策扰动力作为第二层变量引入回归方程，根据因变量的不同分别建立回归方程模型。计算不同模型之间调整后 R^2 值以及 F 检验值的变化，观察 ΔR^2 是否提高。回归方程中各变量的赋值情况如表9-7所示。

表 9 - 7   变量赋值表

变量	赋值
执业风险	1 = 非常小，2 = 比较小，3 = 一般，4 = 比较大，5 = 非常大
政策扰动力	1 = 非常小，2 = 比较小，3 = 一般，4 = 比较大，5 = 非常大
横向相对剥夺感	1 = 非常轻，2 = 比较轻，3 = 一般，4 = 比较重，5 = 非常重
纵向相对剥夺感	1 = 非常轻，2 = 比较轻，3 = 一般，4 = 比较重，5 = 非常重

　　以横向相对剥夺感为因变量，建立了模型 3 和模型 4 两个回归方程模型。模型 3 中，仅纳入人口统计学变量和工作特征变量，此时，乡村医生人口统计学变量和工作特征变量对横向相对剥夺感的预测作用并不显著，方程调整后 R^2 和 F 值均较低，分别为 0.03 和 4.37。模型 4 中，在控制了乡村医生人口统计学变量和工作特征变量后，引入执业风险和政策扰动力，其对横向相对剥夺感的标准化偏回归系数分别为 0.16 和 0.30，解释的方差变异量增加了 12.00%，F 值增加 13.21。以纵向相对剥夺感为因变量，建立了模型 5 和模型 6 两个回归方程模型。模型 5 中，仅纳入人口统计学变量和工作特征变量，此时，乡村医生人口统计学变量和工作特征变量对纵向相对剥夺感的预测作用并不显著，方程调整后 R^2 和 F 值均较低，分别为 0.01 和 1.43。模型 6 中，在控制了乡村医生人口统计学变量和工作特征变量后，引入政策扰动，其对纵向相对剥夺的标准化偏回归系数为 0.40，解释的方差变异量增加了 15.00%，F 值增加 21.34。如表 9 - 8 所示。理论假设中的 H3c、H3d 得以验证。

表 9 - 8　　　　乡村医生执业风险和政策扰动力对横向相对
　　　　　　　　剥夺感和纵向相对剥夺感的回归分析模型

变量	横向相对剥夺感		纵向相对剥夺感	
	模型 3	模型 4	模型 5	模型 6
控制变量				
性别	- 0.02	- 0.01	- 0.05	- 0.03
年龄	- 0.15	- 0.09	- 0.10	- 0.05
学历	0.02	- 0.02	- 0.01	- 0.04
执业资格	- 0.02	- 0.03	0.03	- 0.01
一体化程度	0.09 **	0.08 **	0.03	0.01

续表

变量	横向相对剥夺感		纵向相对剥夺感	
	模型 3	模型 4	模型 5	模型 6
工作年限	0.03	0.04	− 0.01	− 0.01
从医方式	− 0.08 **	− 0.08 **	− 0.01	− 0.01
自变量				
执业风险	—	0.16 **	—	—
政策扰动力	—	0.30 **	—	0.40 **
调整后 R^2	0.03	0.15	0.01	0.16
ΔR^2		0.12		0.15
F 值	4.37	17.58	1.43	22.77
ΔF	—	13.21		21.34

注：* 代表 $P < 0.05$，** 代表 $P < 0.01$。

3. 外部支持力各变量相互关系分析

（1）变量间的线性相关分析

对外部支持力各变量间相关关系的检验结果如表 9-9 所示。经济支持力、技术支持力、资源支持力、制度支持力、发展空间支持力之间均存在线性相关关系。经济支持力与技术支持力、资源支持力、制度支持力、发展空间支持力之间的相关系数分别为 0.43、0.31、0.59 和 0.52。技术支持力与资源支持力、制度支持力、发展空间支持力之间的相关系数分别为 0.38、0.48 和 0.46。资源支持力与制度支持力、发展空间支持力之间的相关系数分别为 0.35 和 0.26。制度支持力与发展空间支持力之间的相关系数为 0.51。

此外，学历与从医方式、工作年限、经济支持力、技术支持力、制度支持力、发展空间支持力之间存在负相关关系，相关系数分别为 − 0.08、− 0.34、− 0.10、− 0.07、− 0.08 和 − 0.12。从医方式与执业资格和资源支持力之间存在负相关关系，相关系数分别为 − 0.10 和 − 0.08；与经济支持力之间存在正相关关系，相关系数为 0.07。执业资格与工作年限之间存在正相关关系，相关系数为 0.12；与制度支持力之间存在负相关关系，相关系数为 − 0.06。一体化程度与资源支持力之间存在正相关关系，相关系数为 0.08；与发展空间支持力之间存在负相关关系，相关系数为 − 0.09。工作年限与经济支持力、技术支持力、资源支持力、发展空间支持力之间均存在正相关关系，相关系数分别为 0.07、0.10、0.08 和 0.17。

表 9-9　　　　　　　　　　乡村医生外部支持力各变量间相关分析

项目	学历	从医方式	执业资格	一体化程度	工作年限	经济支持力	技术支持力	资源支持力	制度支持力	发展空间支持力
学历	1									
从医方式	-0.08**	1								
执业资格	0.05	-0.10**	1							
一体化程度	0.03	-0.02	-0.01	1						
工作年限	-0.34**	-0.01	0.12**	0.01	1					
经济支持力	-0.10**	0.07**	-0.06	-0.06	0.07**	1				
技术支持力	-0.07**	0.03	-0.03	0.01	0.10**	0.43**	1			
资源支持力	-0.06	-0.08**	-0.02	0.08**	0.08**	0.31**	0.38**	1		
制度支持力	-0.08**	-0.02	-0.06*	-0.03	0.05	0.59**	0.48**	0.35**	1	
发展空间支持力	-0.12**	-0.04	0.02	-0.09**	0.17**	0.52**	0.46**	0.26**	0.51**	1

注: * 代表 $P < 0.05$, ** 代表 $P < 0.01$。

（2）变量间的多元线性回归分析

根据前述研究中提出的研究假设，采用分层回归的方法对经济支持力、技术支持力、资源支持力、制度支持力、发展空间支持力之间的关系进行分析。在控制可能有影响的人口统计学变量和工作特征变量以后，考察乡村医生资源支持力、制度支持力对其经济支持力、技术支持力和发展空间支持力的预测作用。变量引入采用强迫法，首先将被试的人口统计学变量和工作特征变量作为第一层变量引入回归方程，然后将资源支持力、制度支持力作为第二层变量引入回归方程，根据因变量的不同分别建立回归方程模型。计算不同模型之间调整后 R^2 值以及 F 检验值的变化，观察 ΔR^2 是否提高。回归方程中各变量的赋值情况如表9-10所示。

表 9-10　　　　　　　　　　　　变量赋值表

变量	赋值
经济支持力	1 = 非常小，2 = 比较小，3 = 一般，4 = 比较大，5 = 非常大
技术支持力	1 = 非常小，2 = 比较小，3 = 一般，4 = 比较大，5 = 非常大
资源支持力	1 = 非常小，2 = 比较小，3 = 一般，4 = 比较大，5 = 非常大
制度支持力	1 = 非常小，2 = 比较小，3 = 一般，4 = 比较大，5 = 非常大
发展空间支持力	1 = 非常小，2 = 比较小，3 = 一般，4 = 比较大，5 = 非常大

以经济支持力为因变量，建立了模型 7 和模型 8 两个回归方程模型。模型 7 中，仅纳入人口统计学变量和工作特征变量，此时，乡村医生人口统计学变量和工作特征变量对经济支持力的预测作用并不显著，方程的调整后 R^2 和 F 值均较低，分别为 0.02 和 3.53。模型 8 中，在控制了乡村医生人口统计学变量和工作特征变量后，引入资源支持力和制度支持力，其对经济支持力的标准化偏回归系数分别为 0.13 和 0.55，解释的方差变异量增加了 36.00%，F 值增加 57.23，如表 9 - 11 所示。

表 9 - 11　　　　　　　乡村医生外部支持力间的回归分析模型

变量	经济支持力		技术支持力		发展空间支持力	
	模型 7	模型 8	模型 9	模型 10	模型 11	模型 12
控制变量						
性别	0.01	0.01	0.01	0.01	0.03	0.01
年龄	0.24**	0.28**	-0.01	0.01	0.15	0.18**
学历	-0.05*	-0.03	-0.04	0.01	-0.07	-0.03
执业资格	-0.04	-0.01	-0.02	0.01	-0.01	0.02
一体化程度	-0.03	-0.02	-0.01	-0.01	-0.07*	-0.06
工作年限	-0.18*	-0.23**	0.01	0.07	0.02	-0.03
从医方式	0.06	0.08**	0.02	0.05	-0.03	-0.02
自变量						
资源支持力		0.13**		0.25**		0.08**
制度支持力		0.55**		0.39**		0.47**
调整后 R^2	0.02	0.38	0.01	0.28	0.04	0.29
ΔR^2		0.36		0.27		0.25
F 值	3.53	60.76	1.48	39.68	5.90	41.27
ΔF		57.23		38.20		35.37

注 *代表 P<0.05，**代表 P<0.01。

以技术支持力为因变量，建立了模型 9 和模型 10 两个回归方程模型。模型 9 中，仅纳入人口统计学变量和工作特征变量，此时，乡村医生人口统计学变量和工作特征变量对技术支持力的预测作用并不显著，方程调整后的 R^2 和 F 值均较低，分别为 0.01 和 1.48。模型 10 中，在控制了乡村医生人口统计学变量和工作特征变量后，引入资源支持力和制度支持力，其对技术支持力的标准化偏回归系数分别为 0.25 和 0.39，解释的方差变异量增加了 27.00%，F 值增加 38.20，如表 9 - 11

所示。

以发展空间支持力为因变量，建立了模型 11 和模型 12 两个回归方程模型。模型 11 中，仅纳入人口统计学变量和工作特征变量，此时，乡村医生人口统计学变量和工作特征变量对发展空间支持力的预测作用并不显著，方程的调整后 R^2 和 F 值均较低，分别为 0.04 和 5.90。模型 12 中，在控制了乡村医生人口统计学变量和工作特征变量后，引入资源支持力和制度支持力，其对发展空间支持力的标准化偏回归系数分别为 0.08 和 0.47，解释的方差变异量增加了 25.00%，F 值增加 35.37。如表 9 – 11 所示。理论假设中的 H1f、H1g 得以验证。

4. 内在应对力各变量相互关系分析

（1）变量间的线性相关分析

对内在应对力各变量间相关关系的检验结果如表 9 – 12 所示。认知力、工作应对力、社会应对力间均存在线性相关关系。认知力与工作应对力、社会应对力间的相关系数分别为 0.58 和 0.73，工作应对力与社会应对力间的相关系数为 0.64。此外，学历与从医方式、工作年限间存在负相关关系，相关系数分别为 – 0.08 和 – 0.34。从医方式与执业资格间存在负相关关系，相关系数为 – 0.10。执业资格与工作年限间存在正相关关系，相关系数为 0.12。一体化程度与认知力、工作应对力、社会应对力间均存在正相关关系，相关系数分别为 0.10、0.09 和 0.09。工作年限与社会应对力间存在正相关关系，相关系数为 0.12。

表 9 – 12　　　　乡村医生内在应对力各变量间相关分析

项目	学历	从医方式	执业资格	一体化程度	工作年限	认知力	工作应对力	社会应对力
学历	1							
从医方式	– 0.08**	1						
执业资格	0.05	– 0.10**	1					
一体化程度	0.03	– 0.02	– 0.01	1				
工作年限	– 0.34**	– 0.01	0.12**	0.01	1			
认知力	0.04	– 0.04	0.04	0.10**	0.01	1		
工作应对力	0.03	– 0.01	0.05	0.09**	0.03	0.58**	1	
社会应对力	– 0.01	– 0.03	0.03	0.09**	0.12**	0.73**	0.64**	1

注：*代表 P < 0.05，**代表 P < 0.01。

（2）变量间的多元线性回归分析

根据前述研究中提出的研究假设，采用分层回归的方法对认知力、工作应对力、社会应对力之间的关系进行分析。在控制可能有影响的人口统计学变量和工作特征变量以后，考察乡村医生认知力对其工作应对力、社会应对力的预测作用。变量引入采用强迫法，首先将被试的人口统计学变量和工作特征变量作为第一层变量引入回归方程，然后将认知力作为第二层变量引入回归方程，根据因变量的不同分别建立回归方程模型。计算不同模型之间调整后 R^2 值以及 F 检验值的变化，观察 ΔR^2 是否提高。方程中各变量的赋值情况如表 9 – 13 所示。

表 9 – 13   变量赋值表

变量	赋值
认知力	1 = 非常低，2 = 比较低，3 = 一般，4 = 比较高，5 = 非常高
工作应对力	1 = 非常低，2 = 比较低，3 = 一般，4 = 比较高，5 = 非常高
社会应对力	1 = 非常低，2 = 比较低，3 = 一般，4 = 比较高，5 = 非常高

以工作应对力为因变量，建立了模型 13 和模型 14 两个回归方程模型。模型 13 中，仅纳入人口统计学变量和工作特征变量，此时，乡村医生人口统计学变量和工作特征变量对工作应对力的预测作用并不显著，方程调整后的 R^2 和 F 值均较低，分别为 0.01 和 2.78。模型 14 中，在控制了乡村医生人口统计学变量和工作特征变量后，引入认知力，其对工作应对力的标准化偏回归系数为 0.61，解释的方差变异量增加了 37.00%，F 值增加 65.77。如表 9 – 14 所示。

以社会应对力为因变量，建立了模型 15 和模型 16 两个回归方程模型。模型 15 中，仅纳入人口统计学变量和工作特征变量，此时，乡村医生人口统计学变量和工作特征变量对社会应对力的预测作用并不显著，方程的调整后 R^2 和 F 值均较低，分别为 0.02 和 3.33。模型 16 中，在控制了乡村医生人口统计学变量和工作特征变量后，引入认知力，其对社会应对力的标准化偏回归系数为 0.73，解释的方差变异量增加了 53.00%，F 值增加 130.17。如表 9 – 14 所示。理论假设中的 H1h、H1i 得以验证。

表 9 – 14　乡村医生认知力对工作应对力、社会应对力的回归分析模型

变量	工作应对力		社会应对力	
	模型 13	模型 14	模型 15	模型 16
控制变量				
性别	-0.06	-0.02	-0.04	0.02
年龄	-0.24**	-0.16*	-0.08	0.01
学历	0.01	-0.01	0.02	0.01
执业资格	0.07	0.03	0.02	-0.02
一体化程度	0.07*	0.02	0.08**	0.02
工作年限	0.21**	0.14*	0.20**	0.12**
从医方式	-0.01	0.01	-0.01	-0.01
自变量				
认知力	—	0.61**	—	0.73**
调整后 R^2	0.01	0.38	0.02	0.55
ΔR^2	—	0.37	—	0.53
F 值	2.78	68.55	3.33	133.50
ΔF	—	65.77	—	130.17

注：* 代表 $P < 0.05$，** 代表 $P < 0.01$。

5. 政策扰动力对工作源扰动力的影响分析

（1）变量间的线性相关分析

定性分析显示，政策扰动力对工作量和工作难度均产生了影响。对各变量间相关关系的检验结果显示，政策扰动力、工作量、工作安排、工作难度间均存在线性相关关系。政策扰动力与工作量、工作安排、工作难度的相关系数分别为 0.34、0.47 和 0.52。

（2）变量间的多元线性回归分析

根据前述研究中提出的研究假设，采用分层回归的方法对政策扰动力、工作量、工作安排、工作难度之间的关系进行分析。在控制可能有影响的人口统计学变量和工作特征变量以后，考察政策扰动力对乡村医生工作量、工作安排、工作难度的预测作用。变量引入采用强迫法，首先将被试的人口统计学变量和工作特征变量作为第一层变量引入回归方程，然后将政策扰动力作为第二层变量引入回归方程，根据因变量的不同分别建立回归方程模型。计算不同模型之间调整后 R^2 值以及 F 检验值的变化，观察 ΔR^2 是否提高。结果如表 9 – 15 所示。

表 9 – 15　　乡村医生政策扰动力对工作源扰动力的回归分析模型

变量	工作量		工作安排		工作难度	
	模型 17	模型 18	模型 19	模型 20	模型 21	模型 22
控制变量						
性别	-0.03	-0.03	0.06	0.06	-0.05	-0.04
年龄	-0.03	-0.01	0.02	0.06	-0.08	-0.04
学历	0.07	0.03	0.02	-0.02	0.05	0.01
执业资格	0.03	0.01	0.01	-0.02	0.04	0.01
一体化程度	0.08**	0.08**	-0.06		-0.01	-0.01
工作年限	-0.18*	-0.17*	-0.10	-0.08	-0.09	-0.07
从医方式	-0.05	-0.04	0.02	0.02	0.05	0.05
自变量						
政策扰动力	—	0.31**	—	0.48**	—	0.51**
调整后 R^2	0.06	0.15	0.01	0.23	0.03	0.28
ΔR^2	—	0.09	—	0.22	—	0.25
F 值	8.54	20.26	2.06	33.82	4.58	44.86
ΔF	—	11.72	—	31.76	—	40.28

注：* 代表 $P < 0.05$，** 代表 $P < 0.01$。

　　以工作量为因变量，建立了模型 17 和模型 18 两个回归方程模型。模型 17 中，仅纳入人口统计学变量和工作特征变量，此时，乡村医生人口统计学变量对工作量的预测作用并不显著，方程的调整后 R^2 和 F 值均较低，分别为 0.06 和 8.54。模型 18 中，在控制了乡村医生人口统计学变量和工作特征变量后，引入政策扰动力，其对工作量的标准化偏回归系数为 0.31，解释的方差变异量增加了 9.00%，F 值增加 11.72。

　　以工作安排为因变量，建立了模型 19 和模型 20 两个回归方程模型。模型 19 中，仅纳入人口统计学变量和工作特征变量，此时，乡村医生人口统计学变量和工作特征变量对工作安排的预测作用并不显著，方程的调整后 R^2 和 F 值均较低，分别为 0.01 和 2.06。模型 20 中，在控制了乡村医生人口统计学变量和工作特征变量后，引入政策扰动力，其对工作安排的标准化偏回归系数为 0.48，解释的方差变异量增加了 22.00%，F 值增加 31.76。

　　以工作难度为因变量，建立了模型 21 和模型 22 两个回归方程模型。模型 21 中，仅纳入人口统计学变量和工作特征变量，此时，乡村医生人口统计学变量和工作特征变量对工作难度的预测作用并不显著，

方程调整后的 R^2 和 F 值均较低，分别为 0.03 和 4.58。模型 22 中，在控制了乡村医生人口统计学变量和工作特征变量后，引入政策扰动力，其对工作难度的标准化偏回归系数为 0.51，解释的方差变异量增加了 25.00%，F 值增加 40.28。理论假设中 H1e 得以验证。

（三）乡村医生脆弱性形成机制的模型

在前述定性研究和定量验证的基础上，通过选择编码可归纳、梳理出乡村医生脆弱性的形成机制。乡村医生脆弱性是其面临的扰动力和应对力间模糊耦合的结果，即乡村医生面临的工作源扰动力、环境源扰动力与自身内在应对力、获得的工具性支持力和情感性支持力间综合作用的结果，如图 9-1 所示。

在构成脆弱性的各类扰动力和应对力内部也存在复杂的相互作用关系。在工作源扰动力中，主要由工作量、工作安排和工作难度构成，工作量和工作安排又对工作难度产生正向影响，三者同时又会受到政策扰动力的影响。在环境源扰动力中，主要由横向相对剥夺感、纵向相对剥夺感、政策扰动力、执业风险构成，政策扰动力会同时强化横向相对剥夺感和纵向相对剥夺感，而执业风险则主要对横向相对剥夺感产生正向影响。在内在应对力中，主要由认知力、工作应对力和社会应对力构成，认知力对工作应对力和社会应对力有促进作用，同时也会受到二者的正向反馈。在外部支持力中，情感性支持力由上级情感支持力和人际情感支持力构成；工具性支持力主要由经济支持力、技术支持力、发展空间支持力、制度支持力和资源支持力构成，制度支持力和资源支持力又会对经济支持力、技术支持力和发展空间支持力起到强化推动作用。

二　乡村医生脆弱性对其工作状态的影响机制分析

（一）乡村医生工作状态情况

1. 乡村医生情感耗竭情况

情感耗竭是指员工情感和精力耗尽的感觉，是一种让人感到资源透支、工作无助、才能耗尽和情感倦怠的状态。分析显示，乡村医生情感耗竭总体得分为 3.40±0.88 分，62.7% 的乡村医生表示自己产生了情

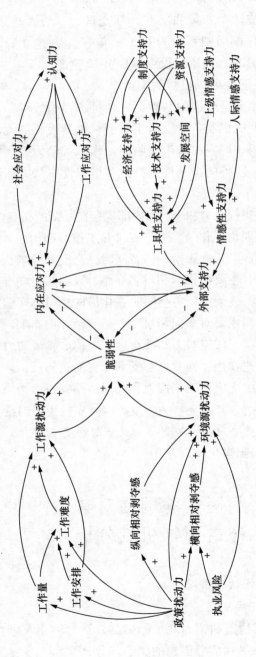

图 9 - 1 乡村医生脆弱性形成机制

感耗竭。对乡村医生情感耗竭的人群差异分析如表9-16所示。不同从医方式乡村医生的情感耗竭水平不同，农主医辅从医的乡村医生情感耗竭水平相对较高，为3.88±0.87分，其次是脱产从医和半农半医从医的乡村医生，得分分别为3.44±0.88分和3.42±0.89分，医主农辅从医的乡村医生情感耗竭水平相对较低，得分为3.31±0.84分。不同性别、不同年龄、不同学历、不同执业资格、不同工作年限、不同工作角色以及不同一体化程度的乡村医生间情感耗竭水平差别不大。

表9-16 乡村医生情感耗竭的人群差异

分组	均值±标准差	统计量值	分组	均值±标准差	统计量值
性别			执业资格		
男	3.42±0.87	0.83	无	3.33±0.88	
女	3.37±0.89		执业（助理）医师	3.42±0.83	0.11
年龄			乡村医生	3.40±0.89	
≤30岁	3.24±0.81		工作年限		
31—40岁	3.43±0.90	1.36	≤10年	3.42±0.89	
41—50岁	3.45±0.86		11—20年	3.41±0.90	
≥51岁	3.35±0.87		21—30年	3.46±0.86	0.84
学历			31—40年	3.42±0.88	
初中及以下	3.35±0.73		≥41年	3.29±0.86	
中专	3.41±0.89	0.15	工作角色		
大专及以上	3.42±0.88		负责人	3.41±0.90	0.37
从医方式			普通乡村医生	6.39±0.86	
脱产	3.44±0.88		一体化程度		
医主农辅	3.31±0.84	4.44*	紧密型	3.40±0.89	
半农半医	3.42±0.89		松散型	3.39±0.89	0.68
农主医辅	3.88±0.87		非一体化	3.52±0.86	

注：*代表P<0.05。

乡村医生情感耗竭的地域差异分析如表9-17所示。不同地区乡村医生的情感耗竭水平差别不大，经济发展较好地区乡村医生的情感耗竭水平略高，为3.47±0.85分，经济发展中等地区和较差地区略低，分别为3.39±0.91分和3.35±0.88分。

表 9 – 17   乡村医生情感耗竭的地域差异

地区	均值 ± 标准差	F 值	P 值
经济发展较好地区	3.47 ± 0.85		
经济发展中等地区	3.39 ± 0.91	1.79	0.17
经济发展较差地区	3.35 ± 0.88		

2. 乡村医生职业认同情况

乡村医生的职业认同得分为 2.90 ± 0.81 分，54.4% 的乡村医生对自己的职业持认可态度，另有 36.4% 的乡村医生处于不确定状态。不同性别、不同年龄、不同学历、不同从医方式、不同执业资格、不同工作年限、不同工作角色以及不同一体化程度的乡村医生间职业认同水平差别不大，如表 9 – 18 所示。

表 9 – 18   乡村医生职业认同的人群差异

分组	均值 ± 标准差	统计量值	分组	均值 ± 标准差	统计量值
性别			执业资格		
男	3.23 ± 0.84	– 0.44	无	3.09 ± 0.86	
女	3.26 ± 0.83		执业（助理）医师	3.18 ± 0.83	0.98
年龄			乡村医生	3.26 ± 0.83	
≤30 岁	3.10 ± 0.83		工作年限		
31—40 岁	3.18 ± 0.80		≤10 年	3.16 ± 0.88	
41—50 岁	3.27 ± 0.86	1.85	11—20 年	3.18 ± 0.81	
≥51 岁	3.31 ± 0.85		21—30 年	3.26 ± 0.87	1.56
学历			31—40 年	3.29 ± 0.81	
初中及以下	3.45 ± 0.74		≥41 年	3.35 ± 0.86	
中专	3.23 ± 0.84	2.11	工作角色		
大专及以上	3.22 ± 0.84		负责人	3.25 ± 0.83	0.57
从医方式			普通乡村医生	3.22 ± 0.84	
脱产	3.15 ± 0.87		一体化程度		
医主农辅	3.30 ± 0.81		紧密型	3.27 ± 0.83	
半农半医	3.24 ± 0.82	2.54	松散型	3.20 ± 0.83	1.90
农主医辅	2.95 ± 0.86		非一体化	3.39 ± 0.90	

乡村医生职业认同的地域差异分析如表9-19所示。不同地区乡村医生对自身职业认同水平不同。经济发展较差地区乡村医生对自身职业认同水平相对较高，为3.33±0.83分。经济发展中等地区和发展较好地区相对较低，分别为3.22±0.88分和3.15±0.79分。

表9-19　　　　　　　乡村医生职业认同的地域差异

地区	均值±标准差	F值	P值
经济发展较好地区	3.15±0.79		
经济发展中等地区	3.22±0.88	3.91	0.02
经济发展较差地区	3.33±0.83		

3. 乡村医生职业评价情况

乡村医生的职业评价得分为3.24±0.84分，34.5%的乡村医生认为自己的职业地位较高，另有49.0%的乡村医生处于不确定状态。对乡村医生职业评价的人群差异分析如表9-20所示。不同从医方式、不

表9-20　　　　　　　乡村医生职业评价的人群差异

分组	均值±标准差	统计量值	分组	均值±标准差	统计量值
性别			执业资格		
男	2.90±0.81	-0.03	无	2.77±0.63	
女	2.90±0.80		执业（助理）医师	2.83±0.83	0.96
年龄			乡村医生	2.91±0.81	
≤30岁	2.84±0.82		工作年限		
31—40岁	2.83±0.78	2.42	≤10年	2.76±0.81	
41—50岁	2.92±0.79		11—20年	2.89±0.78	
≥51岁	3.00±0.81		21—30年	2.86±0.77	2.36*
学历			31—40年	2.92±0.88	
初中及以下	3.06±0.74		≥41年	3.06±0.87	
中专	2.89±0.82	1.43	工作角色		
大专及以上	2.89±0.79		负责人	2.92±0.80	0.71
从医方式			普通村医	2.88±0.81	
脱产	2.88±0.77		一体化程度		
医主农辅	2.99±0.80		紧密型	3.11±0.79	
半农半医	2.88±0.81	5.48*	松散型	2.88±0.79	2.42
农主医辅	2.40±0.98		非一体化	2.88±0.83	

注：*代表P<0.05。

同工作年限乡村医生的职业评价水平不同。在从医方式方面，脱产从医、医主农辅从医和半农半医从医的乡村医生职业评价相对较高，得分分别为 2.88 ± 0.77 分、2.99 ± 0.80 分和 2.88 ± 0.81 分，农主医辅从医的乡村医生职业评价相对较低，为 2.40 ± 0.98 分。在工作年限方面，工作年限越长的乡村医生越认为自身的职业地位高，其中，工作 41 年及以上的乡村医生的职业评价得分最高，为 3.06 ± 0.87 分，工作 10 年及以下的乡村医生职业评价得分最低，为 2.76 ± 0.81 分。不同性别、不同年龄、不同学历、不同执业资格、不同工作角色以及不同一体化程度的乡村医生的职业评价差别不大。

乡村医生职业评价的地域差异分析如表 9 - 21 所示。不同地区乡村医生的职业评价差别不大。经济发展较好地区和较差地区乡村医生的职业评价得分略高，分别为 2.90 ± 0.76 分和 2.92 ± 0.85 分；经济发展中等地区略低，为 2.86 ± 0.85 分。

表 9 - 21　　　　　　乡村医生职业评价的地域差异

地区	均值 ± 标准差	F 值	P 值
经济发展较好地区	2.90 ± 0.76		
经济发展中等地区	2.86 ± 0.85	0.51	0.60
经济发展较差地区	2.92 ± 0.85		

4. 乡村医生敬业倾向情况

敬业倾向是指员工坚信其面临的情况会好转，因而留在岗位上继续履行职责的行为倾向[1][2]。分析显示，乡村医生的敬业倾向得分为 4.08 ± 0.61 分。对乡村医生敬业倾向的人群差异分析如表 9 - 22 所示。不同学历、不同执业资格、不同一体化程度乡村医生的敬业倾向得分不同。在学历方面，高学历乡村医生的敬业倾向得分相对较高，大专及以上学历乡村医生的敬业倾向得分为 4.19 ± 0.58 分，中专和

---

① Hirschman, A. O., *Exit, Voice and Loyalty: Responses to Declinein Firms, Organizations and States*, Cambridge MA: Harvard University Press, 1970.

② Hagedoorn, M. et al., "Employees' Reactions to Problematic Events: A Circumplex Structure of Five Categories of Responses, and the Role of Job Satisfaction", *Journal of Organizational Behavior*, Vol. 20, No. 3, 1999, pp. 309 - 321.

初中及以下学历乡村医生得分分别为 4.06 ± 0.61 分和 4.00 ± 0.63 分。在执业资格方面，拥有乡村医生执业资格的乡村医生敬业倾向得分最高，为 4.11 ± 0.62 分；其次为暂无执业资格的乡村医生，得分为 4.06 ± 0.53 分；拥有执业（助理）医师资格的乡村医生得分相对较低，为 3.86 ± 0.58 分。在一体化程度方面，参与松散型一体化管理的乡村医生敬业倾向得分相对较高，为 4.13 ± 0.62 分；参与紧密型一体化管理和未参加一体化管理的乡村医生得分相对较低，分别为 4.02 ± 0.61 分和 4.07 ± 0.55 分。不同性别、不同年龄、不同从医方式、不同工作角色以及不同工作年限的乡村医生间敬业倾向得分差别不大。

表 9 – 22   乡村医生敬业倾向的人群差异

分组	均值 ± 标准差	统计量值	分组	均值 ± 标准差	统计量值
性别			执业资格		
男	4.09 ± 0.60	1.33	无	4.06 ± 0.53	
女	4.04 ± 0.63		执业（助理）医师	3.86 ± 0.58	2.71*
年龄			乡村医生	4.11 ± 0.62	
≤30 岁	4.17 ± 0.58		工作年限		
31—40 岁	4.11 ± 0.61	2.22	≤10 年	4.09 ± 0.66	
41—50 岁	4.09 ± 0.64		11—20 年	4.09 ± 0.61	
≥51 岁	4.00 ± 0.58		21—30 年	4.12 ± 0.63	1.19
学历			31—40 年	3.99 ± 0.62	
初中及以下	4.00 ± 0.63		≥41 年	4.03 ± 0.55	
中专	4.06 ± 0.61	3.58*	工作角色		
大专及以上	4.19 ± 0.58		负责人	4.07 ± 0.62	−0.36
从医方式			普通乡村医生	4.08 ± 0.60	
脱产	4.12 ± 0.61		一体化程度		
医主农辅	4.10 ± 0.59	0.74	紧密型	4.02 ± 0.61	
半农半医	4.05 ± 0.62		松散型	4.13 ± 0.62	4.09*
农主医辅	4.04 ± 0.71		非一体化	4.07 ± 0.55	

注：* 代表 P < 0.05。

乡村医生敬业倾向的地域差异分析如表 9 – 23 所示。不同地区乡村医生的敬业倾向得分不同。经济发展较差地区乡村医生的敬业倾向得分相对较高，为 4.14 ± 0.65 分；经济发展较好和中等地区相对较低，分别为 4.06 ± 0.57 分和 4.03 ± 0.61 分。

表 9 – 23   乡村医生敬业倾向的地域差异

地区	均值 ± 标准差	F 值	P 值
经济发展较好地区	4.06 ± 0.57		
经济发展中等地区	4.03 ± 0.61	3.03	0.04
经济发展较差地区	4.14 ± 0.65		

5. 乡村医生离职倾向情况

离职是指员工离开工作岗位的行为，既包括员工坚信情况不会好转时做出离开这一行业的决定，也包括离开当前岗位而转换到组织内其他岗位[1][2]。分析显示，乡村医生的离职倾向得分为 2.76 ± 1.08 分，34.8% 的乡村医生有离职倾向的表现。对乡村医生离职倾向的人群差异分析如表 9 – 24 所示。不同工作年限乡村医生的离职倾向得分不同。工作 11—20 年的乡村医生离职倾向得分相对较高，为 2.89 ± 1.06 分；其次为工作 10 年及以下和工作 31—40 年的乡村医生的离职倾向，得分分别为 2.78 ± 1.08 分和 2.74 ± 1.12 分；工作 21—30 年以及工作 41 年及以上的乡村医生离职倾向得分相对较低，分别为 2.63 ± 1.07 分和 2.58 ± 1.09 分。不同性别、不同年龄、不同学历、不同从医方式、不同工作角色、不同执业资格以及不同一体化程度的乡村医生间离职倾向得分差别不大。

---

[1] Mobley, W. H., "Some Unanswered Questions in Turnover and Withdrawal Research", *Academy of Management Review*, Vol. 7, No. 1, 1982, pp. 111 – 116.

[2] Dan, F., "Exit, Voice, Loyalty and Neglect as Responses to Job Dissatisfaction: A Multidimensional Scaling Study", *Academy of Management Journal*, Vol. 26, No. 4, 1983, pp. 596 – 607.

表 9 - 24　　　　　　　　　乡村医生离职倾向的人群差异

分组	均值 ± 标准差	统计量值	分组	均值 ± 标准差	统计量值
性别			执业资格		
男	2.76 ± 1.08	0.05	无	2.77 ± 1.14	
女	2.75 ± 1.09		执业（助理）医师	2.82 ± 1.02	0.24
年龄			乡村医生	2.75 ± 1.09	
≤30 岁	2.72 ± 1.05		工作年限		
31—40 岁	2.86 ± 1.05	1.95	≤10 年	2.78 ± 1.08	
41—50 岁	2.75 ± 1.11		11—20 年	2.89 ± 1.06	
≥51 岁	2.65 ± 1.10		21—30 年	2.63 ± 1.07	3.30 *
学历			31—40 年	2.74 ± 1.12	
初中及以下	2.58 ± 1.01		≥41 年	2.58 ± 1.09	
中专	2.78 ± 1.09	1.03	工作角色		
大专及以上	2.74 ± 1.08		负责人	2.73 ± 1.10	-1.02
从医方式			普通乡村医生	2.80 ± 1.06	
脱产	2.75 ± 1.11		一体化程度		
医主农辅	2.69 ± 1.03		紧密型	2.74 ± 1.09	
半农半医	2.80 ± 1.08	1.72	松散型	2.77 ± 1.07	0.14
农主医辅	3.12 ± 1.30		非一体化	2.73 ± 1.13	

注：* 代表 P < 0.05。

乡村医生离职倾向的地域差异分析如表 9 - 25 所示。不同地区乡村医生的离职倾向得分不同。经济发展较好地区乡村医生的离职倾向得分相对较高，为 2.94 ± 1.06 分；其次为经济发展较差地区，得分为 2.70 ± 1.06 分；经济发展中等地区相对较低，为 2.65 ± 1.11 分。

表 9 - 25　　　　　　　　　乡村医生离职倾向的地域差异

地区	均值 ± 标准差	F 值	P 值
经济发展较好地区	2.94 ± 1.06		
经济发展中等地区	2.65 ± 1.11	6.86	< 0.01
经济发展较差地区	2.70 ± 1.06		

6. 乡村医生呼吁倾向情况

呼吁倾向指员工努力去改变其面临的困难的意图。分析显示，乡村医生的呼吁倾向得分为 3.55 ± 0.63 分，70.4% 的乡村医生有呼吁倾向。对乡村医生呼吁倾向的人群差异分析如表 9 – 26 所示。不同性别、不同执业资格乡村医生的呼吁倾向得分不同。在性别方面，男性乡村医生的呼吁倾向得分相对较高，为 3.56 ± 0.61 分；女性乡村医生的呼吁倾向得分相对较低，为 3.49 ± 0.67 分。在执业资格方面，拥有执业（助理）医师资格的村医呼吁倾向得分相对较高，为 3.57 ± 0.62 分；其次为暂无执业资格的乡村医生，得分为 3.50 ± 0.72 分；拥有乡村医生执业资格的乡村医生呼吁倾向得分相对较低，为 3.44 ± 0.69 分。不同年龄、不同学历、不同从医方式、不同工作年限、不同工作角色以及不同一体化程度的乡村医生间呼吁倾向得分差别不大。

表 9 – 26　　　　　　　　　乡村医生呼吁倾向的人群差异

分组	均值 ± 标准差	统计量值	分组	均值 ± 标准差	统计量值
性别			执业资格		
男	3.56 ± 0.61	2.08*	无	3.50 ± 0.72	3.07*
女	3.49 ± 0.67		执业（助理）医师	3.57 ± 0.62	
年龄			乡村医生	3.44 ± 0.69	
≤30 岁	3.51 ± 0.65		工作年限		
31—40 岁	3.56 ± 0.63	0.31	≤10 年	3.53 ± 0.63	
41—50 岁	3.53 ± 0.66		11—20 年	3.57 ± 0.66	
≥51 岁	3.57 ± 0.60		21—30 年	3.51 ± 0.61	0.31
学历			31—40 年	3.56 ± 0.64	
初中及以下	3.56 ± 0.58		≥41 年	3.55 ± 0.58	
中专	3.55 ± 0.63	0.03	工作角色		
大专及以上	3.56 ± 0.65		负责人	3.58 ± 0.63	1.71
从医方式			普通乡村医生	3.51 ± 0.64	
脱产	3.54 ± 0.61		一体化程度		
医主农辅	3.52 ± 0.63	1.88	紧密型	3.54 ± 0.61	
半农半医	3.58 ± 0.65		松散型	3.55 ± 0.65	0.03
农主医辅	3.33 ± 0.59		非一体化	3.56 ± 0.75	

注：*代表 P < 0.05。

乡村医生呼吁倾向的地域差异分析如表9-27所示。不同地区乡村医生的呼吁倾向得分差别不大。经济发展较好地区乡村医生的呼吁倾向得分为3.54±0.63分；经济发展中等地区为3.55±0.61分；经济发展较差地区为3.54±0.66分。

表9-27　　　　　　　　　　乡村医生呼吁倾向的地域差异

地区	均值±标准差	F值	P值
经济发展较好地区	3.54±0.63		
经济发展中等地区	3.55±0.61	0.03	0.98
经济发展较差地区	3.54±0.66		

（二）乡村医生脆弱性对其工作状态的影响机制

1. 乡村医生脆弱性对其工作状态影响机制的定性构建

（1）开放性编码

通过对定性访谈记录资料的分析，共确定了与工作状态相关的文本块49个，占全部定性访谈资料文本块总数的19.22%；脆弱性和工作状态之间、各工作状态之间关系的相关文本块80个，占全部定性访谈资料文本块总数的31.37%。

（2）主轴编码

将含义相近的归类为同一"范畴"，共形成情感耗竭、职业评价低、职业认同低等30个乡村医生工作状态及脆弱性与工作状态关系的范畴。在此基础上，进行主轴编码，对资料进行进一步的凝练，以建立范畴之间的相互关系。经过反复比较和深入挖掘，根据乡村医生脆弱性与工作状态关系的核心问题，同时结合前期分析的结果，将开放性编码提炼的范畴分别概括形成工作状态、脆弱性对职业评价的负向影响、脆弱性对职业认同的负向影响、工作状态间关系、脆弱性对敬业倾向的负向影响、脆弱性对离职倾向的正向影响、脆弱性对呼吁倾向的负向影响7个类属，用"A+序号"进行编号。如表9-28所示。

表 9 – 28　　　　　　　　　　乡村医生工作状态的主轴编码

编号	主题	类属	编号	范畴	文本数
A12	工作状态	工作状态	aa31	情感耗竭	3
			aa32	职业评价低	7
			aa33	职业认同低	8
			aa34	敬业倾向	6
			aa35	离职倾向	15
			aa36	呼吁倾向	10
A13	相互关系	脆弱性对职业评价的负向影响	aa37	工作量大导致职业评价低	2
			aa38	横向相对剥夺导致职业评价低	3
			aa39	政策扰动力导致职业评价低	3
			aa40	经济支持力不足导致职业评价低	3
A14		脆弱性对职业认同的负向影响	aa41	横向相对剥夺导致职业认同低	5
			aa42	政策扰动力导致职业认同低	3
			aa43	执业风险高导致职业认同低	2
			aa44	经济支持力不足导致职业认同低	4
			aa45	制度支持力缺乏导致职业认同低	2
A15		脆弱性对敬业倾向的负向影响	aa46	经济支持力不足弱化了敬业倾向	3
			aa47	横向剥夺感弱化了敬业倾向	3
			aa48	政策扰动力弱化了敬业倾向	2
A16		脆弱性对离职倾向的正向影响	aa49	经济支持力不足加剧了离职倾向	4
			aa50	政策扰动力加剧了离职倾向	3
			aa51	高执业风险导致了离职倾向	2
A17		脆弱性对呼吁倾向的负向影响	aa52	沟通渠道不畅削弱了呼吁倾向	5
			aa53	领导的反感削弱了呼吁倾向	4
A18		工作状态间关系	aa54	情感耗竭高导致职业认同低	3
			aa55	职业评价低导致职业认同低	4
			aa56	情感耗竭对离职倾向的正向影响	4
			aa57	职业评价对离职倾向的负向影响	4
			aa58	职业认同对离职倾向的负向影响	6
			aa59	职业认同对敬业倾向的正向影响	3
			aa60	职业评价对呼吁倾向的负向影响	3

对访谈资料的内容分析显示，在工作状态方面，离职倾向和呼吁倾向的提及频率相对较高，分别为 15 次和 10 次，分别占工作状态提及频次的 13.76% 和 9.17%。在脆弱性和工作状态的关系中，脆弱性对职业评价的负向影响、脆弱性对职业认同的负向影响、脆弱性对敬业倾向的负向影响、脆弱性对离职倾向的正向影响以及脆弱性对呼吁倾向的负向影响均有所提及。其中，提及频次最高的是脆弱性对职业认同的负向影响，为 16 次，占相互关系提及频次的 20.00%；其次为脆弱性对职业评价的负向影响，提及频次为 11 次，占相互关系提及频次的 13.75%；脆弱性对离职倾向的正向影响和脆弱性对呼吁倾向的负向影响提及频次均为 9 次，占相互关系提及频次的 11.25%；脆弱性对敬业倾向的负向影响提及频次为 8 次，占相互关系提及频次的 10.00%。情感耗竭对职业认同的负向影响以及职业评价对职业认同的正向影响均被提及，提及频次分别为 3 次和 4 次，分别占相互关系提及频次的 3.75% 和 5.00%。

2. 乡村医生脆弱性对其工作状态影响机制的定量验证

(1) 变量间的线性相关分析

对各变量间相关关系的检验结果如表 9 - 29 所示，脆弱性、情感耗竭、职业评价、职业认同、敬业倾向、离职倾向和呼吁倾向之间均存在相关关系（情感耗竭与敬业倾向间的相关关系不显著）。其中，脆弱性与职业评价、职业认同、敬业倾向、呼吁倾向之间为负相关关系，相关系数分别为 -0.52、-0.53、-0.22 和 -0.45；脆弱性与情感耗竭、离职倾向之间为正相关关系，相关系数分别为 0.49 和 0.43。情感耗竭与职业评价、职业认同和呼吁倾向之间为负相关关系，相关系数分别为 -0.31、-0.37 和 -0.12；与离职倾向之间为正相关关系，相关系数为 0.49。职业评价与职业认同、敬业倾向和呼吁倾向之间为正相关关系，相关系数分别为 0.55、0.19 和 0.23；与离职倾向间为负相关关系，相关系数为 -0.40。职业认同与敬业倾向和呼吁倾向之间为正相关关系，相关系数分别为 0.29 和 0.19；与离职倾向间为负相关关系，相关系数为 -0.58。敬业倾向与离职倾向为间负相关关系，与呼吁倾向间为正相关关系，相关系数分别为 -0.16 和 0.13。离职倾向与呼吁倾向间存在负相关关系，相关系数为 -0.15。

表9-29　　各变量间相关关系

项目	学历	从医方式	执业资格	一体化程度	工作年限	脆弱性	情感耗竭	职业评价	职业认同	敬业倾向	离职倾向	呼吁倾向
学历	1	—	—	—	—	—	—	—	—	—	—	—
从医方式	-0.08*	1	—	—	—	—	—	—	—	—	—	—
执业资格	0.05	-0.10*	1	—	—	—	—	—	—	—	—	—
一体化程度	-0.02	0.05	-0.02	1	—	—	—	—	—	—	—	—
工作年限	-0.36**	0.01	0.12**	0.06	1	—	—	—	—	—	—	—
脆弱性	0.10**	0.01	0.02	0.04	-0.16**	1	—	—	—	—	—	—
情感耗竭	0.01	0.04	0.01	-0.2	-0.01	0.49**	1	—	—	—	—	—
职业评价	-0.03	-0.05	-0.02	-0.04	0.07	-0.52**	-0.31**	1	—	—	—	—
职业认同	-0.04	0.01	-0.02	0.01	0.08*	-0.53**	-0.37**	0.55**	1	—	—	—
敬业倾向	0.08**	-0.05	-0.06*	-0.07	-0.07	-0.22**	-0.01	0.19**	0.29**	1	—	—
离职倾向	0.02	0.5	0.02	-0.01	-0.08*	0.43**	0.49**	-0.40**	-0.58**	-0.16**	1	—
呼吁倾向	0.01	0.01	-0.06*	-0.01	-0.01	-0.45**	-0.12*	0.23**	0.19**	0.13**	-0.15**	1

注：* 代表 $P<0.05$，** 代表 $P<0.01$。

此外，学历与从医方式和工作年限间存在负相关关系，相关系数分别为 -0.08 和 -0.36；与脆弱性、敬业倾向之间存在正相关关系，相关系数分别为 0.10 和 0.08。从医方式与执业资格间存在负相关关系，相关系数为 -0.10。执业资格与工作年限之间存在正相关关系，相关系数为 0.12；与敬业倾向和呼吁倾向间存在负相关关系，相关系数均为 -0.06。一体化程度与敬业倾向间存在负相关关系，相关系数为 -0.07。工作年限与脆弱性、敬业倾向、离职倾向之间存在负相关关系，相关系数分别为 -0.16、-0.07 和 -0.08；与职业认同之间存在正相关关系，相关系数为 0.08。

（2）变量间关系的多元线性回归分析

运用多元线性回归方法对乡村医生脆弱性与乡村医生情感耗竭、职业评价、职业认同、敬业倾向、离职倾向和呼吁倾向之间的关系进行分析，对前述研究中提出的研究假设和定性分析结果进行定量验证。根据前述单因素分析和线性相关分析结果，乡村医生的人口统计学特征和工作特征对其工作状态有一定的影响，因此采用分层回归的方法分析乡村医生脆弱性与其工作状态各维度之间的关系。在控制对乡村医生情感耗竭、职业评价、职业认同、敬业倾向、离职倾向和呼吁倾向可能有影响的人口统计学变量和工作特征变量以后，考察乡村医生脆弱性对其工作状态的预测作用。变量引入采用强迫法，首先将被试的人口统计学变量和工作特征变量作为第一层变量引入回归方程，然后将脆弱性、工作状态变量作为第二层变量引入回归方程，根据因变量的不同分别建立回归方程模型。计算不同模型之间调整后 R^2 值以及 F 检验值的变化，观察 ΔR^2 是否提高。回归方程中各变量的赋值情况如表 9 - 30 所示。

表 9 - 30　　　　　　　　　　变量赋值表

变量	赋值
脆弱性	实际值
情感耗竭	1 = 非常低，2 = 比较低，3 = 一般，4 = 比较高，5 = 非常高
职业评价	1 = 非常差，2 = 比较差，3 = 一般，4 = 比较好，5 = 非常好
职业认同	1 = 完全不认同，2 = 比较不认同，3 = 一般，4 = 比较认同，5 = 非常认同
敬业倾向	1 = 完全不符合，2 = 比较不符合，3 = 一般，4 = 比较符合，5 = 非常符合
离职倾向	1 = 完全不符合，2 = 比较不符合，3 = 一般，4 = 比较符合，5 = 非常符合
呼吁倾向	1 = 完全不符合，2 = 比较不符合，3 = 一般，4 = 比较符合，5 = 非常符合

针对乡村医生情感耗竭、职业评价和职业认同、敬业倾向、离职倾向和呼吁倾向六个因变量共建立 17 个回归方程，结果如表 9-31 所示。情感耗竭维度，建立了模型 23 和模型 24 两个回归方程模型。模型 23 中，仅纳入人口统计学变量和工作特征变量，此时，乡村医生人口统计学变量和工作特征变量对其情感耗竭的预测作用并不显著，方程的调整后 R^2 和 F 值均较低，分别为 0.01 和 0.78。模型 24 中，在控制了乡村医生人口统计学变量和工作特征变量后，引入脆弱性变量，其对情感耗竭的标准化偏回归系数为 0.51，解释的方差变异量增加了 24.00%，F 值增加 34.91。

职业评价维度，建立了模型 25、模型 26 和模型 27 三个回归方程模型。模型 25 中，仅纳入人口统计学变量和工作特征变量，此时，乡村医生人口统计学变量和工作特征变量对其职业评价的预测作用并不显著，方程的调整后 R^2 和 F 值均较低，分别为 0.01 和 1.74。模型 26 中，在控制了乡村医生人口统计学变量和工作特征变量后，引入脆弱性，其对职业评价的标准化偏回归系数为 -0.51，解释的方差变异量增加了 25.00%，F 值增加 35.89。模型 27 中，在控制了乡村医生人口统计学变量和工作特征变量后，同时引入脆弱性和情感耗竭，标准化偏回归系数分别为 -0.47 和 -0.08，解释的方差变异量与模型 25 相比增加了 26.00%，F 值增加 32.48。

职业认同维度，建立了模型 28、模型 29 和模型 30 三个回归方程模型。模型 28 中，仅纳入人口统计学变量和工作特征变量，此时，乡村医生人口统计学变量和工作特征变量对其职业认同的预测作用并不显著，方程的调整后 R^2 和 F 值均较低，分别为 0.01 和 1.36。模型 29 中，在控制了乡村医生人口统计学变量和工作特征变量后，引入脆弱性变量，其对职业认同的标准化偏回归系数为 -0.53，解释的方差变异量增加了 26.00%，F 值增加 39.36。模型 30 中，在控制了乡村医生人口统计学变量和工作特征变量后，同时引入脆弱性、情感耗竭和职业评价，标准化偏回归系数分别为 -0.31、-0.11 和 0.33，解释的方差变异量与模型 28 相比增加了 36.00%，F 值增加 49.22。

敬业倾向维度，建立了模型 31、模型 32 和模型 33 三个回归方程模型。模型 31 中，仅纳入人口统计学变量和工作特征变量，此时，乡村医生的性别和年龄对其敬业倾向有较强的预测作用，但方程调整后的

表 9-31　乡村医生脆弱性对其工作状态的回归分析模型

变量	情感耗竭			职业评价		职业认同			敬业倾向			离职倾向			呼吁倾向		
	模型23	模型24	模型25	模型26	模型27	模型28	模型29	模型30	模型31	模型32	模型33	模型34	模型35	模型36	模型37	模型38	模型39
控制变量																	
性别	-0.04	-0.04	0.02	-0.01	-0.02	0.05	0.03	0.03	-0.07*	-0.07*	-0.08*	-0.03	-0.01	0.02	-0.07	-0.01	0.01
年龄	-0.02	0.11	0.02	-0.02	-0.01	0.08	-0.02	0.01	-0.25**	-0.25**	-0.28**	-0.09	-0.01	-0.05	0.01	-0.01	-0.06
学历	0.02	0.01	-0.01	-0.01	-0.01	-0.02	-0.01	-0.01	0.07	0.07*	0.07*	-0.01	-0.02	-0.03	0.01	-0.02	-0.03
执业资格	0.03	-0.01	0.03	-0.01	-0.01	-0.02	0.02	0.02	-0.05	-0.02	-0.03	0.04	-0.01	-0.01	-0.06	-0.01	-0.01
一体化程度	-0.02	-0.04	0.04	0.01	0.01	-0.01	0.08	0.08	-0.06	-0.05	-0.07	-0.01	-0.05	-0.01	-0.01	-0.05	-0.01
工作年限	-0.05	-0.04	0.07	0.02	0.02	0.13	0.01	-0.08	0.20	0.14	0.16	-0.02	-0.04	-0.02	-0.02	-0.04	-0.01
从医方式	0.05	0.06	-0.05	-0.03	-0.03	0.01	0.01	0.03	-0.04	-0.05	-0.06	0.05	0.05	0.03	0.01	0.05	0.04
自变量																	
脆弱性	—	0.51**	—	-0.51**	-0.47**	—	-0.53**	-0.31**	—	-0.23**	-0.18**	—	0.43**	0.04	—	0.43**	0.04
情感耗竭	—	—	—	—	-0.08*	—	—	-0.11**	—	—	0.19**	—	—	0.30**	—	—	0.31**
职业评价	—	—	—	—	—	—	—	0.33**	—	—	0.01	—	—	-0.05	—	—	-0.05
职业认同	—	—	—	—	—	—	—	—	—	—	0.28**	—	—	-0.39**	—	—	0.37**
敬业倾向	—	—	—	—	—	—	—	—	—	—	—	—	—	—	—	—	—
离职倾向	—	—	—	—	—	—	—	—	—	—	—	—	—	—	—	—	—
呼吁倾向	—	—	—	—	—	—	—	—	—	—	—	—	—	-0.01	—	—	—
调整后 R^2	0.01	0.25	0.01	0.26	0.27	0.01	0.27	0.37	0.02	0.07	0.14	0.01	0.18	0.40	0.01	0.18	0.40
ΔR^2	—	0.24	—	0.25	0.26	—	0.26	0.36	—	0.05	0.12	—	0.17	0.39	—	0.17	0.39
F值	0.78	35.69	1.74	37.63	34.22	1.36	40.72	50.58	4.21	9.24	13.58	1.88	24.52	46.19	1.22	24.52	46.51
ΔF	—	34.91	—	35.89	32.48	—	39.36	49.22	—	5.03	9.37	—	22.64	44.31	—	23.30	45.29

注: *代表 $P < 0.05$，**代表 $P < 0.01$。

R^2 和 F 值均较低，分别为 0.02 和 4.21。模型 32 中，在控制了乡村医生人口统计学变量和工作特征变量后，引入脆弱性变量，其对敬业倾向的标准化偏回归系数为 −0.23，解释的方差变异量增加了 5.00%，F 值增加 5.03，方程的调整后 R^2 和 F 值依然较低，分别为 0.07 和 9.24。模型 33 中，在控制了乡村医生人口统计学变量和工作特征变量后，同时引入脆弱性、情感耗竭、职业评价和职业认同，其中，脆弱性、情感耗竭和职业认同对乡村医生敬业倾向有较强的预测作用，标准化偏回归系数分别为 −0.18、0.19 和 0.28，解释的方差变异量与模型 31 相比增加了 12.00%，F 值增加 9.37。

　　离职倾向维度，建立了模型 34、模型 35 和模型 36 三个回归方程模型。模型 34 中，仅纳入人口统计学变量和工作特征变量，此时，乡村医生人口统计学变量和工作特征变量对其离职倾向的预测作用并不显著，方程的调整后 R^2 和 F 值均较低，分别为 0.01 和 1.88。模型 35 中，在控制了乡村医生人口统计学变量和工作特征变量后，引入脆弱性变量，其对离职倾向的标准化偏回归系数为 0.43，解释的方差变异量增加了 17.00%，F 值增加 22.64。模型 36 中，在控制了乡村医生人口统计学变量和工作特征变量后，引入脆弱性、情感耗竭、职业评价、职业认同和呼吁倾向变量，其中情感耗竭和职业认同对乡村医生离职倾向有较强的预测作用，标准化偏回归系数分别为 0.30 和 −0.39，解释的方差变异量与模型 34 相比增加了 39.00%，F 值增加 44.31。

　　呼吁倾向维度，建立了模型 37、模型 38 和模型 39 三个回归方程模型。模型 37 中，仅纳入人口统计学变量和工作特征变量，此时，乡村医生人口统计学变量和工作特征变量对其呼吁倾向的预测作用并不显著，方程调整后的 R^2 和 F 值均较低，分别为 0.01 和 1.22。模型 38 中，在控制了乡村医生人口统计学变量和工作特征变量后，引入脆弱性变量，其对呼吁倾向的标准化偏回归系数为 0.43，解释的方差变异量增加了 17.00%，F 值增加 23.30。模型 39 中，在控制了乡村医生人口统计学变量和工作特征变量后，引入脆弱性、情感耗竭、职业评价、职业认同和敬业倾向，其中情感耗竭和职业认同对乡村医生呼吁倾向有较强的预测作用，标准化偏回归系数分别为 0.31 和 0.37，解释的方差变异量与模型 37 相比增加了 39.00%，F 值增加 45.29。

（3）变量间关系的结构方程模型分析

根据前述定性与定量研究的结果，乡村医生脆弱性对其工作状态存在影响，且不同工作状态之间也存在相互作用关系。传统的多元回归分析仅能分析一组自变量对单个因变量的影响，而无法综合分析多个自变量与多个因变量间的相互关系。路径分析是由遗传学家 Sewall Wright 提出的建立在回归分析和相关分析基础上的一种分析方法①，可以有效地解决含有间接影响的多变量间相互关系问题。然而，在传统的多步回归取向路径分析中，模型中所有的变量均为观测变量，模型的主要关注点为路径系数是否达到显著水平，无法检验模型整体的契合度，也无法估计其测量误差。基于结构方程模型的潜变量路径分析（PA－LV）模型可有效解决上述问题，它结合了传统路径分析与验证性因素分析，既可以对潜变量与指标变量所构成的模型进行估计，也可以对变量间的路径系数进行检验。因此本书运用基于结构方程的潜变量路径分析（PA－LV）模型来探讨乡村医生脆弱性对其工作状态的影响机制，对研究假设中提出的脆弱性影响机制综合模型进行定量验证。

首先，在前期研究假设和前述定性与定量研究的基础上，结合调研数据，对前期理论研究中提出的脆弱性（V_1）、情感耗竭（B）、职业评价（A）、职业认同（R_1）、敬业倾向（L）、离职倾向（T）、呼吁倾向（V_2）间关系的研究假设进行了调整优化，构建了乡村医生脆弱性对其工作状态影响机制预设模型（模型 A），如图 9－2 所示。脆弱性对乡村医生的情感耗竭、职业评价和职业认同均存在直接影响，其中，对情感耗竭为正向影响，对职业评价和职业认同为负向影响。脆弱性在直接影响职业评价和职业认同的同时，还分别通过情感耗竭和职业评价对二者产生间接影响。在脆弱性对乡村医生工作行为的影响中，脆弱性对乡村医生的敬业倾向、离职倾向和呼吁倾向均有直接影响，其中，对离职倾向有正向影响，对敬业倾向和呼吁倾向有负向影响。情感耗竭、职业评价和职业认同均对敬业倾向、离职倾向和呼吁倾向产生直接影响，情感耗竭和职业评价又通过职业评价和职业认同对三种工作行为产生间接影响。

---

① 吴明隆：《结构方程模型——AMOS 的操作与应用》，重庆大学出版社 2009 版。

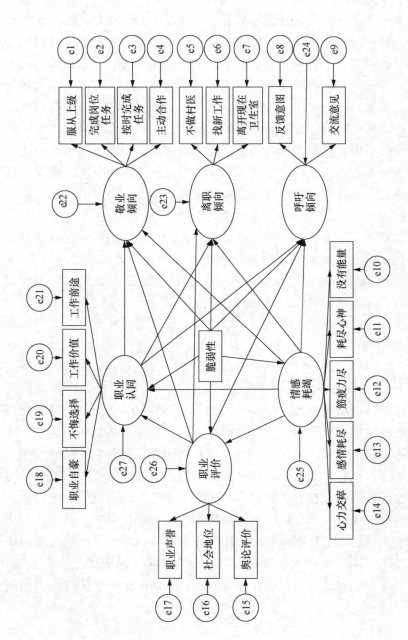

图 9-2 基于定量数据的乡村医生脆弱性对其工作状态影响机制预设模型（模型 A）

建立基于定量数据的综合影响机制预设模型后，采用 AMOS 软件进行模型构建，运用结构方程模型进行乡村医生脆弱性对其工作状态影响机制的 PA—LV 模型分析，并根据模型的修正指数、临界比率等指标对模型进行逐步修正。基于定量数据构建的乡村医生脆弱性对其工作状态影响机制验证模型（模型 A）如图 9 - 3 所示。

与预设模型相比，修正后的综合影响机制模型（模型 A），做了如下调整：一是删除掉了路径系数未通过检验的变量间作用路径，主要包括脆弱性对职业认同和离职倾向的作用路径、职业认同对呼吁倾向的作用路径、职业评价对离职倾向和呼吁倾向的作用路径以及情感耗竭对呼吁倾向的作用路径。二是增列了部分残差项之间相关关系，主要包括"职业声誉"与"舆论评价"的残差项、"心力交瘁"与"感情耗尽"的残差项、"心力交瘁"与"耗尽心神"的残差项、"感情耗尽"与"耗尽心神"的残差项、"完成岗位任务"与"按时完成任务"的残差项。

模型 A 中各变量之间的相互关系如表 9 - 32 所示。脆弱性对情感耗竭、职业评价、敬业倾向和呼吁倾向存在直接影响；对职业认同和离职倾向仅存在间接影响。脆弱性对情感耗竭和离职倾向存在正向作用；对职业认同、职业评价、敬业倾向和呼吁倾向存在负向作用。具体而言，模型中情感耗竭仅受到脆弱性的直接影响，路径系数为 0.50。职业评价受到脆弱性和情感耗竭的直接影响，路径系数分别为 - 0.64 和 - 0.18。职业认同受到情感耗竭和职业评价的直接影响，路径系数分别为 - 0.17 和 0.74。敬业倾向受到脆弱性、情感耗竭、职业评价和职业认同的直接影响，路径系数分别为 - 0.28、- 0.18、0.40 和 0.54。离职倾向受到情感耗竭和职业认同的直接影响，路径系数分别为 0.24 和 - 0.59。呼吁倾向仅受到脆弱性的直接影响，路经系数为 - 0.86。

对脆弱性的间接影响做进一步分析，如表 9 - 33 所示。职业评价除了受到脆弱性和情感耗竭的直接影响外，还受到脆弱性通过情感耗竭的间接影响，路径系数为 - 0.09。

职业认同除了受到情感耗竭和职业评价的直接影响外，还受到情感耗竭通过职业评价的间接影响，路径系数为 - 0.13。其同时受到脆弱性三种方式的间接影响：脆弱性→职业评价→职业认同、脆弱性→情感耗竭→职业认同、脆弱性→情感耗竭→职业评价→职业认同，路径系数分别为 - 0.47、- 0.09 和 - 0.07。

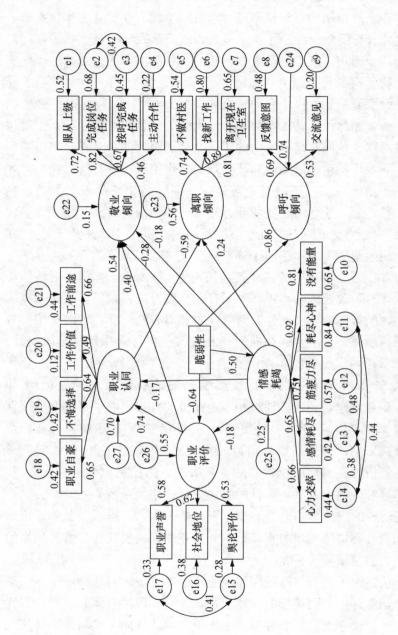

图 9 - 3　基于定量数据的乡村医生脆弱性对其工作状态影响机制验证模型（模型 A）

表 9 – 32　　　　　　　　结构模型运算结果——模型 A

因变量	方向	自变量	回归系数	标准误	标准回归系数	C. R.	P
情感耗竭	←	脆弱性	8.08	0.54	0.50	15.10	<0.01
职业评价	←	脆弱性	4.49	0.46	-0.64	9.80	<0.01
	←	情感耗竭	0.08	0.02	-0.18	3.74	<0.01
职业认同	←	情感耗竭	-0.14	0.04	-0.17	-3.61	<0.01
	←	职业评价	-1.38	0.16	0.74	-8.75	<0.01
敬业倾向	←	脆弱性	-2.87	0.72	-0.28	-4.02	<0.01
	←	情感耗竭	0.12	0.03	-0.18	3.43	<0.01
	←	职业评价	0.60	0.23	0.40	2.61	<0.01
	←	职业认同	0.43	0.10	0.54	4.26	<0.01
离职倾向	←	情感耗竭	0.23	0.04	0.24	6.02	<0.01
	←	职业认同	-0.69	0.06	-0.59	-11.35	<0.01
呼吁倾向	←	脆弱性	-11.27	0.51	-0.86	22.10	<0.01

表 9 – 33　　　　　　　　模型 A 中各变量之间的效应汇总

内生变量	外源变量	直接效应		间接效应		总效应
		路径	系数	路径	系数	
情感耗竭	脆弱性	$V_1 \rightarrow B$	0.50	—	—	0.50
职业评价	脆弱性	$V_1 \rightarrow A$	-0.64	$V_1 \rightarrow B \rightarrow A$	-0.09	-0.73
	情感耗竭	$B \rightarrow A$	-0.18	—	—	-0.18
职业认同	情感耗竭	$B \rightarrow R_1$	-0.17	$B \rightarrow A \rightarrow R_1$	-0.13	-0.30
	职业评价	$A \rightarrow R_1$	0.74	—	—	0.74
	脆弱性	—		$V_1 \rightarrow A \rightarrow R_1$	-0.47	-0.63
				$V_1 \rightarrow B \rightarrow R_1$	-0.09	
				$V_1 \rightarrow B \rightarrow A \rightarrow R_1$	-0.07	
敬业倾向	脆弱性	$V_1 \rightarrow L$	-0.28	$V_1 \rightarrow A \rightarrow L$	-0.25	-0.95
				$V_1 \rightarrow A \rightarrow R_1 \rightarrow L$	-0.26	
				$V_1 \rightarrow B \rightarrow L$	-0.09	
				$V_1 \rightarrow B \rightarrow A \rightarrow L$	-0.04	
				$V_1 \rightarrow B \rightarrow A \rightarrow R_1 \rightarrow L$	-0.03	
	情感耗竭	$B \rightarrow L$	-0.18	$B \rightarrow R_1 \rightarrow L$	-0.09	-0.41
				$B \rightarrow A \rightarrow L$	-0.07	
				$B \rightarrow A \rightarrow R_1 \rightarrow L$	-0.07	
	职业评价	$A \rightarrow L$	0.40	$A \rightarrow R_1 \rightarrow L$	0.40	0.80
	职业认同	$R_1 \rightarrow L$	0.54	—	—	0.54
离职倾向	情感耗竭	$B - T$	0.24	$B \rightarrow A \rightarrow R_1 \rightarrow T$	0.08	0.42
				$B \rightarrow R_1 \rightarrow T$	0.10	

续表

内生变量	外源变量	直接效应		间接效应		总效应
		路径	系数	路径	系数	
	职业认同	$R_1 \rightarrow T$	−0.59	—		−0.59
	脆弱性	—	—	$V_1 \rightarrow A \rightarrow R_1 \rightarrow T$	0.28	0.49
				$V_1 \rightarrow B \rightarrow T$	0.12	
				$V_1 \rightarrow B \rightarrow A \rightarrow R_1 \rightarrow T$	0.04	
				$V_1 \rightarrow B \rightarrow R_1 \rightarrow T$	0.05	
呼吁倾向	脆弱性	$V_1 \rightarrow V_2$	−0.86	—		−0.86

敬业倾向受到脆弱性、情感耗竭、职业评价和职业认同的直接影响，同时还受到脆弱性、情感耗竭和职业评价的间接影响。脆弱性对敬业倾向的间接影响路径包括脆弱性→职业评价→敬业倾向、脆弱性→职业评价→职业认同→敬业倾向、脆弱性→情感耗竭→敬业倾向、脆弱性→情感耗竭→职业评价→敬业倾向、脆弱性→情感耗竭→职业评价→职业认同→敬业倾向，路径系数分别为 −0.25、−0.26、−0.09、−0.04 和 −0.03。情感耗竭对敬业倾向的间接影响路径包括情感耗竭→职业认同→敬业倾向、情感耗竭→职业评价→敬业倾向、情感耗竭→职业评价→职业认同→敬业倾向，路径系数分别为 −0.09、−0.07 和 −0.07。职业评价对敬业倾向的间接影响路径为职业评价→职业认同→敬业倾向，路径系数为 0.40。

离职倾向受到情感耗竭和职业认同的直接影响，同时还受到情感耗竭的间接影响，影响路径为情感耗竭→职业评价→职业认同→离职倾向、情感耗竭→职业认同→离职倾向，路径系数分别为 0.08 和 0.10。受到脆弱性四种方式的间接影响：脆弱性→职业评价→职业认同→离职倾向、脆弱性→情感耗竭→离职倾向、脆弱性→情感耗竭→职业评价→职业认同→离职倾向、脆弱性→情感耗竭→职业认同→离职倾向，路径系数分别为 0.28、0.12、0.04 和 0.05。

呼吁倾向主要受到脆弱性的直接影响，路径系数为 −0.86。

分析结果显示，调整后的模型与前期假设及预设模型基本相符。总体而言，脆弱性对敬业倾向的综合影响最大，效应值为 −0.95；其次是对呼吁倾向的影响，其效应值为 −0.86；再次为对职业评价的综合影响，效应值为 −0.73；脆弱性对离职倾向和情感耗竭的影响相对较小，效应值分别为 0.49 和 0.50。具体而言，脆弱性对情感耗竭、职业评价以及呼吁倾向的影响以直接作用为主，对职业认同、离职倾向和敬业倾向的影响则以间接作用为主。

以观测变量脆弱性指数为外因变量构建的模型虽然能够直观显示出脆弱性对乡村医生工作状态的影响机制，但是不能系统显示脆弱性构成要素对乡村医生工作状态的影响机制。因此，为深入分析脆弱性对乡村医生工作状态的影响机制，以潜变量扰动力（D）和应对力（R_2）为外因变量构建新的结构方程模型，探讨二者对乡村医生工作状态的影响机制，如图 9－4 所示。建立基于定量数据的综合影响机制预设模型（模型 B）后，同样采用 AMOS 软件进行 PA—LV 模型分析，并根据模型的修正指数，临界比率等指标对模型进行逐步修正，修正后的模型 B 如图 9－5 所示。

与预设模型相比，修正后的影响机制模型（模型 B）做了如下调整：一是删除掉了路径系数未通过检验的变量间作用路径，主要包括扰动力对职业认同的作用路径、扰动力对离职倾向的作用路径、应对力对情感耗竭的作用路径、应对力对离职倾向的作用路径、职业评价对敬业倾向的作用路径、职业评价对离职倾向的作用路径、职业评价对呼吁倾向的作用路径、情感耗竭对敬业倾向的作用路径、情感耗竭对呼吁倾向的作用路径以及情感耗竭对职业评价的作用路径。二是增列了部分残差项之间相关关系，主要包括"筋疲力尽"与"耗尽心神"的残差项、"耗尽心神"与"感情耗尽"的残差项、"没有能量"与"感情耗尽"的残差项、"完成岗位任务"与"按时完成任务"的残差项。

模型 B 中各变量之间的相互关系如表 9－34 所示。扰动力对情感耗竭、职业评价、敬业倾向和呼吁倾向存在直接影响；对职业认同和离职倾向仅存在间接影响。扰动力对情感耗竭、离职倾向和呼吁倾向存在正向作用；对职业认同、职业评价和敬业倾向存在负向作用。具体而言，情感耗竭仅受到扰动力的直接影响，路径系数为 0.63。职业评价受到扰动力的直接影响，路径系数为 -0.46。敬业倾向受到扰动力的直接影响，路径系数为 -0.63。呼吁倾向受到扰动力的直接影响，路径系数为 0.45。

应对力对职业认同、职业评价、敬业倾向和呼吁倾向存在直接影响；对离职倾向仅存在间接影响。应对力对职业认同、职业评价和敬业

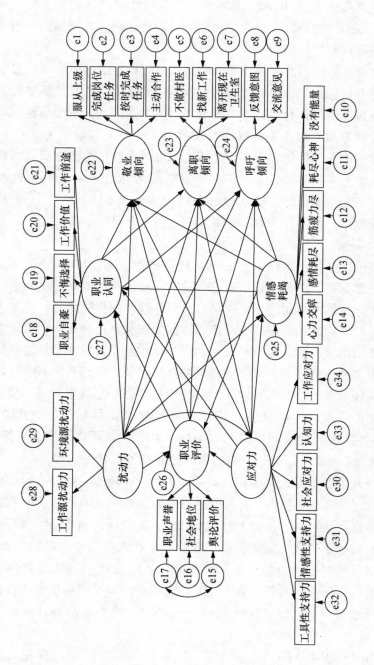

图 9 - 4 基于定量数据的乡村医生脆弱性对其工作状态影响机制预设模型（模型 B）

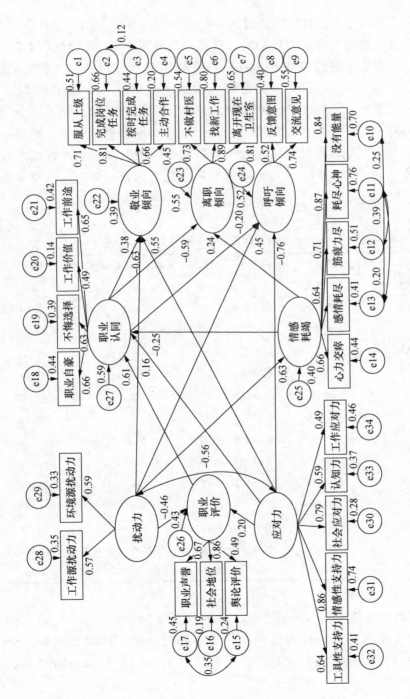

图 9-5 基于定量数据的乡村医生脆弱性对其工作状态影响机制验证模型（模型 B）

倾向存在正向作用；对离职倾向和呼吁倾向存在负向作用。具体而言，职业评价受到应对力的直接影响，路径系数 0.20。职业认同受到应对力的直接影响，路径系数为 0.16。敬业倾向受到应对力的直接影响，路径系数为 0.55。呼吁倾向受到应对力的直接影响，路径系数为 -0.76。此外，职业认同受到情感耗竭和职业评价的直接影响，路径系数分别为 -0.25 和 0.61。敬业倾向受到职业认同的直接影响，路径系数为 0.38。离职倾向受到情感耗竭和职业认同的直接影响，路径系数分别为 0.24 和 -0.59。呼吁倾向受到职业认同的直接影响，路径系数为 -0.20。

表 9 - 34   结构模型运算结果——模型 B

因变量	方向	自变量	回归系数	标准误	标准回归系数	C. R. 值	P 值
情感耗竭	←	扰动力	1.62	0.14	0.63	11.86	<0.01
职业评价	←	扰动力	-0.57	0.09	-0.46	-6.07	<0.01
	←	应对力	0.72	0.22	0.20	3.21	0.01
职业认同	←	应对力	1.08	0.41	0.16	2.65	0.01
	←	职业评价	1.21	0.21	0.61	5.87	<0.01
	←	情感耗竭	-0.24	0.04	-0.25	-5.64	<0.01
敬业倾向	←	扰动力	0.97	0.13	-0.63	7.71	<0.01
	←	职业认同	0.24	0.04	0.38	6.08	<0.01
	←	应对力	2.42	0.40	0.55	6.07	<0.01
离职倾向	←	职业认同	-0.57	0.05	-0.59	-11.18	<0.01
	←	情感耗竭	0.22	0.04	0.24	5.83	<0.01
呼吁倾向	←	扰动力	-0.97	0.15	0.45	-6.48	<0.01
	←	应对力	4.66	0.72	-0.76	6.49	<0.01
	←	职业认同	-0.18	0.06	-0.20	-3.23	0.01

对脆弱性的间接影响做进一步分析，如表 9 - 35 所示。职业认同通过职业评价和情感耗竭受到扰动力的间接影响，路径系数分别为 -0.28 和 -0.16；通过职业评价受到应对力的间接影响，路径系数为 0.12。

表 9 – 35　　　　　　　　　　　模型 B 中各变量之间的效应汇总

内生变量	外源变量	直接效应		间接效应		总效应
		路径	系数	路径	系数	
情感耗竭	扰动力	$D \to B$	0.63	—	—	0.63
职业评价	扰动力	$D \to A$	− 0.46	—	—	− 0.46
	应对力	$R_2 \to A$	0.20	—	—	0.20
职业认同	应对力	$R_2 \to R_1$	0.16	$R_2 \to A \to R_1$	0.12	0.28
	职业评价	$A \to R_1$	0.61			0.61
	情感耗竭	$B \to R_1$	− 0.25		—	− 0.25
	扰动力	—	—	$D \to B \to R_1$	− 0.16	− 0.44
				$D \to A \to R_1$	− 0.28	
敬业倾向	扰动力	$D \to L$	− 0.63	$D \to B \to R_1 \to L$	− 0.06	− 0.80
				$D \to A \to R_1 \to L$	− 0.11	
	职业认同	$R_1 \to L$	0.38			0.38
	应对力	$R_2 \to L$	0.55	$D \to R_1 - L$	0.06	0.65
				$D \to A \to R_1 \to L$	0.04	
	职业评价	—	—	$A \to R_1 \to L$	0.23	0.23
	情感耗竭	—	—	$B \to R_1 \to L$	− 0.10	− 0.10
离职倾向	职业认同	$R_1 \to T$	− 0.59	—	—	− 0.59
	情感耗竭	$B \to T$	0.24	$B \to R_1 \to T$	0.15	0.66
	扰动力	—	—	$D \to A \to R_1 \to T$	0.17	0.41
				$D \to B \to R_1 \to T$	0.09	
				$D \to B \to T$	0.15	
	应对力	—	—	$R_2 \to R_1 \to T$	− 0.09	− 0.16
				$R_2 \to B \to R_1 \to T$	− 0.07	
呼吁倾向	扰动力	$D \to V_2$	0.45	$D \to A \to R_1 \to V_2$	0.06	0.54
				$D \to B \to R_1 \to V_2$	0.03	
	应对力	$R_2 \to V_2$	− 0.76	$R_2 \to R_1 \to V_2$	− 0.03	− 0.81
				$R_2 \to A \to R_1 \to V_2$	− 0.02	
	职业认同	$R_1 \to V_2$	− 0.20	—		− 0.20
	职业评价	—	—	$A \to R_1 \to V_2$	− 0.12	− 0.12
	情感耗竭	—	—	$B \to R_1 \to V_2$	0.05	0.05

敬业倾向受到扰动力、应对力、情感耗竭和职业评价的间接影响，路径系数分别为 - 0.17、0.10、- 0.10 和 0.23。扰动力对敬业倾向的间接影响路径包括扰动力→职业评价→职业认同→敬业倾向、扰动力→情感耗竭→职业认同→敬业倾向，路径系数分别为 - 0.11 和 - 0.06。应对力对敬业倾向的间接影响路径包括应对力→职业评价→职业认同→敬业倾向、应对力→职业认同→敬业倾向，路径系数分别为 0.04 和 0.06。情感耗竭对敬业倾向的间接影响路径为情感耗竭→职业认同→敬业倾向，路径系数为 - 0.10。职业评价对敬业倾向的间接影响路径为职业评价→职业认同→敬业倾向，路径系数为 0.23。

离职倾向受到情感耗竭、扰动力和应对力的间接影响。情感耗竭对离职倾向的间接影响路径为情感耗竭→职业认同→离职倾向，路径系数为 0.15。扰动力对离职倾向的间接影响路径包括扰动力→职业评价→职业认同→离职倾向、扰动力→情感耗竭→职业认同→离职倾向、扰动力→情感耗竭→高职倾向，路径系数分别为 0.17、0.09 和 0.15。应对力对离职倾向的间接影响路径包括应对力→职业评价→职业认同→离职倾向和应对力→职业认同→离职倾向，路径系数分别为 - 0.07 和 - 0.09。

呼吁倾向受到扰动力、应对力、职业评价和情感耗竭的间接影响。扰动力对呼吁倾向的间接影响路径包括扰动→职业评价→职业认同→呼吁倾向和扰动力→情感耗竭→职业认同→呼吁倾向，路径系数分别为 0.06 和 0.03。应对力对呼吁倾向的间接影响路径包括应对力→职业评价→职业认同→呼吁倾向和应对力→职业认同→呼吁倾向，路径系数分别为 - 0.02 和 - 0.03。职业评价对呼吁倾向的间接影响路径为职业评价→职业认同→呼吁倾向，路径系数为 - 0.12。情感耗竭对呼吁倾向的间接影响路径为情感耗竭→职业认同→呼吁倾向，路径系数为 0.05。

分析结果显示，调整后的模型与前期假设及预设模型基本相符。总体而言，扰动力对敬业倾向的综合影响最大，效应值为 - 0.80；其次是对情感耗竭的影响，其效应值为 0.63；再次为对呼吁倾向的综合影响，效应值为 0.54；扰动力对职业评价、职业认同和离职倾向的综合影响相对较小，效应值分别为 - 0.46、- 0.44 和 0.41。具体而言，扰动力对情感耗竭、职业评价、敬业倾向和呼吁倾向的影响以直接作用为主，对职业认同以及离职倾向的影响以间接作用为主。应对力对呼吁倾向的综合影响最大，效应值为 - 0.81；其次是对敬业倾向的影响，其效应值为 0.65；应对力对职业评价、职业认同和离职倾向的影响相对较小，效应值分别为 0.20、0.28 和 - 0.16。具体而言，应对力对职业评价、职业认同、敬业倾向和呼吁倾向的影响以直接作用为主，对离职倾向的影响以间接作用为主。理论假设 H2a—H2f 和 H3a—H3e 中的部分内容，在定量资料中得到验证。

模型适配度检验结果如表 9 - 36 所示。该模型中模型适配度评价指标值均符合相关拟合标准，表明优化后的模型与数据的适配度较好。

表 9 - 36　　　　　　　　　　模型的拟合效果指标

模型适配指标	模型 A 值	模型 B 值	拟合标准
绝对适配度指标			
NC	2.88	2.76	$1 < NC < 3$
GFI	0.95	0.93	>0.90
AGFI	0.93	0.91	>0.90
RMR	0.04	0.04	<0.05
RMSEA	0.04	0.04	<0.05
增值适配度指标			
NFI	0.93	0.91	>0.90
RFI	0.92	0.93	>0.90
IFI	0.96	0.93	>0.90
TLI	0.94	0.92	>0.90
CFI	0.96	0.93	>0.90
简约适配度指标			
PGFI	0.69	0.70	>0.50
PNFI	0.75	0.75	>0.50

在绝对适配度指标方面，采用规范 χ^2 值（NC）、良适性适配指标（GFI）、调整后良适性适配指标（AGFI）、残差均方和平方根（RMR）

和渐进残差均方和平方根（RMSEA）等指标考察模型的适配度情况。规范 χ^2 值（即 χ^2/df）是 χ^2 值的校正指标，数值越小，表示模型的协方差矩阵与测量数据的协方差矩阵越适配。本书模型的规范 χ^2 值为2.88，符合模型与样本数据契合度可接受的范围。良适性适配指标是观察数据中的方差和协方差可以被理论构建的复制数据预测的比例，GFI 越接近 1 表示二者的契合度越高。本书模型的 GFI 值为 0.95，说明模型的适配性较好。调整后良适性适配指标是运用假设模型的自由度与模型变量个数的比率对 GFI 进行修正后的指标，不会受单位影响。本书模型的 AGFI 值为 0.93，符合拟合标准大于 0.90 的标准。残差均方和平方根是数据样本中计算所得方差协方差矩阵与理论模型隐含的方差协方差矩阵的差异值方差协方差平均值的平方根，RMR值越小说明模型的适配性越好。本书模型的 RMR 值为 0.04，符合拟合标准小于 0.05 的标准。渐进残差均方和平方根是一种不需要基准线模型的绝对性指标，可同时考察模型的复杂度，取值越小说明模型适配性越好。本书模型的 RMSEA 值为 0.04，符合拟合标准小于 0.05的标准。

在增值适配度指标方面，采用规准适配指数（NFI）、相对适配指数（RFI）、增值适配指数（IFI）、非规准适配指数（TLI）和比较适配指数（CFI）等指标考察模型的适配度情况。规准适配指数是预设模型与虚无模型之间的 χ^2 值差距。本书模型的 NFI 值为 0.93，符合拟合标准大于 0.90 的标准。相对适配指数是应用基准线模型对模型契合度进行判别的指标之一。本书模型的 RFI 值为 0.92，符合拟合标准大于0.90 的标准。增值适配指数也是应用基准线模型对模型契合度进行判别的指标之一。本书模型的 IFI 值为 0.96，符合拟合标准大于 0.90 的标准。非规准适配指数是修正了的 NFI，用来比较预设模型与虚无模型之间的适配度，本书模型的 TLI 值为 0.94，符合拟合标准大于 0.90 的标准。比较适配指数是一种改良式的 NFI 值，表示从最限制模型到最饱和模型，非集中参数的改善情况。本书模型的 CFI 值为 0.96，符合拟合标准大于 0.90 的标准。

在简约适配度指标方面，采用简约适配度指数（PGFI）和简约调整后的规准适配指数（PNFI）等指标考察模型的适配度情况。简约适配度指数是 GFI 与简约比值的乘积，值越大表明模型的适配性越好，即模型越简约。本书模型的 PGFI 值为 0.69，符合拟合标准大于 0.50 的标准。简约调整后的规准适配指数主要用于不同自由度模型的比较，将自由度的数量考虑到预期的适配度中，取值越高表明模型越精简。本书模型的 PNFI 值为 0.75，符合拟合标准大于 0.50 的标准。

（三）乡村医生脆弱性对其工作状态的影响机制综合模型

在前述定性研究和定量验证基础上，进行选择编码，以进一步凝练资料，并对资料间的逻辑关系进行系统梳理，从而综合分析乡村医生脆弱性对其工作状态的影响机制（见图 9-6）。新形势下，乡村医生面临的扰动力不断增加，工作量和工作难度不断提高，执业风险日益加大，政策扰动力频繁出现，横向相对剥夺感日益强烈，而其获得的支持力不足，如经济支持力缺乏、技术支持力适用性差、制度支持力缺位等，乡村医生的脆弱性状态不断累积。

在扰动力的压力下，乡村医生脆弱性状态不断强化，从而对其工作状态产生了不利影响：情感耗竭产生并日益明显，职业评价和职业认同感不断下降。在脆弱性状态的持续作用下，乡村医生工作行为发生变化，出现三种行为倾向：敬业倾向、离职倾向和呼吁倾向。具体而言，当脆弱性在安全区间内时，乡村医生能够承受扰动的压力，因而呈现敬业倾向，继续坚守岗位，积极工作，这种情境下，其功能会继续正常发挥。当脆弱性超出了安全区间，乡村医生难以承受扰动的压力，因而无法或不愿继续坚守岗位，呈现离职倾向以逃避这种压力，或呈现呼吁倾向以图破除这一压力。当乡村医生所处组织的控制力较强时，组织为维持自身的暂时稳定会选择阻碍或抑制乡村医生的呼吁倾向与离职倾向，此种情境下，乡村医生受限于自身博弈能力，不会选择离职或呼吁，但会持观望态度，希望自身所处状态好转，或在合适的时机选择退出。这种情况下，虽然组织维持了暂时的稳定，但也隐藏了组织中存在的问题，不利于组织的可持续发展。当组织的控制力较弱时，难以有效抑制乡村医生的呼吁倾向和离职倾向，此种情境下，如果有触发因子出现，乡村医生则更倾向于采取越级上访的强呼吁行为，以求尽快改变不利状态。这种情境下，组织出现了不稳定的状态，但如果能够妥善应对，并从中吸取经验，对乡村医生管理体制与机制进行优化与完善，则从长远来看有利于组织的自我净化和

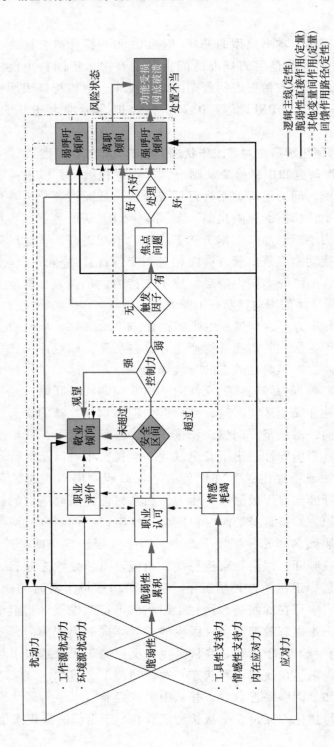

图 9 - 6 乡村医生脆弱性对其工作状态的影响机制综合模型

自我完善；如果不能妥善处置，将进一步加剧乡村医生脆弱性，使上访人数增多，造成乡村医生队伍的震荡与失效，严重影响农村预防保健网的稳定。如果没有触发因子出现，则乡村医生更倾向于呈现抱怨的弱呼吁倾向和离职倾向，与同事间进行密切的交流寻求对策，或离开其所在的卫生室，甚至放弃乡村医生这一职业。一旦造成了乡村医生的流失，将对组织的功能造成损害，不利于组织的长期可持续发展。

乡村医生脆弱性引发危机的关键是脆弱性累积超出了安全区间，根据专家咨询结果，乡村医生脆弱性是否超过安全区间，其评价依据为乡村医生是否出现了不敬业的倾向。一旦乡村医生产生了离职、上访等不敬业倾向与行为，将对其服务能力、工作效果产生不良影响，难以为村民提供有效的健康服务。大量离职、上访行为的发生，将导致整个乡村医生队伍处于功能失效状态，农村预防保健网底陷入破溃危机，其所服务的农村居民则陷入健康初防失守状态。乡村医生离职、上访等行为倾向的影响因素众多，脆弱性超过安全区间，只是表示乡村医生产生离职、上访等不敬业倾向的概率显著提高，而非一定导致其产生离职、上访等不敬业倾向。

本书采用正常值范围对乡村医生脆弱性的安全区间进行计算。正常值范围来源于卫生统计学，也称参考值范围，是指大多数"正常人"（正常样本）某指标值的取值范围，一般指95%的正常样本指标值的取值范围。乡村医生的脆弱性作为一个低优指标，其取值越低，表示乡村医生的脆弱性程度越低。因此，根据乡村医生敬业倾向得分情况，将乡村医生分为敬业倾向组和不敬业倾向组，两组人群的脆弱性得分分别为 0.48 ± 0.04 分和 0.53 ± 0.02 分，经检验，两组间差异有统计学意义（$P < 0.01$），表明敬业倾向组和不敬业倾向组乡村医生的脆弱性水平不同。以敬业倾向组乡村医生脆弱性指数的单侧正常值范围作为乡村医生脆弱性的安全区间。经计算，敬业倾向组乡村医生脆弱性得分的正常值范围为 0.42—0.52，即当乡村医生脆弱性得分处于 0.52 以下时处于安全状态。分析显示，此部分乡村医生约占 66.4%。

第十章 乡村医生脆弱性的情景分析

本章旨在运用情景分析方法对未来乡村医生脆弱性发展趋势进行预测性分析，以判断乡村医生脆弱性的变化方向，为后期乡村医生脆弱性防范与应对策略的研制奠定基础。情景分析是一种定性和定量相结合的预测技术，适用于对可变因素较多的项目进行风险预测和识别[1][2]。它在充分考虑外部环境变化对事件影响的基础上，识别出影响事件发展的关键因素，然后基于过去及目前的状况，结合对影响因素的不确定性分析，推导出未来的相关情景，在此基础上探究分析可选择的未来。根据研究目的，本书主要采用直觉逻辑法和概率修正法相结合的方法开展专家咨询，在综合分析专家意见的基础上，对未来乡村医生脆弱性的发展趋势进行前推式情景分析。

一　明确情景分析的主题

（一）乡村医生脆弱性当前所处的基础性情景

根据前述研究，当前乡村医生的脆弱性总体而言处于中度脆弱状态。根据扰动力—应对力的大小，高扰动力—低应对力的"危机型"脆弱性人群所占比例相对较高；根据扰动力—应对力的性质，"自力环境融入型"脆弱性人群所占比例最大。具体而言，在扰动力方面，工作源扰动力中的工作安排和环境源扰动力中的纵向相对剥夺感并不明显，工作源扰动力中的工作量、工作难度，环境源扰动力中的横向相对剥夺感、执业风险和政策扰动力均处于较高水平，环境源扰动力略高于工作

---

① Keen, Van Der H., "Scenarios and Forecasting: Two Perspectives", *Technological Forecasting and Social Change*, Vol. 65, 2000, pp. 31–36.

② 尹文强等：《社区卫生服务的情景分析》，《中华医院管理杂志》2004年第3期。

源扰动力。在应对力方面，内在应对力和外部支持力中的情感性支持力相对较高，而外部支持力中的工具性支持力略显不足，尤其是经济支持力和发展空间支持力严重缺乏，内在应对力明显高于外部支持力。

（二）情景分析的焦点问题

本书的目标旨在分析未来 3 年乡村医生脆弱性的变化情况。情景分析的概率修正学派认为，影响事物过去发展的因素往往也影响事物未来的发展，变化不大，事物的发展过程一般是渐进式的发展而非跳跃式发展。因此本书沿用前述研究中形成的脆弱性构成要素（扰动力和应对力），对其未来影响力进行分析。本书中预测时间轴选为 3 年主要基于两点原因：一是当前正处于医药卫生体制改革的深化期、攻坚期，新的改革政策不断出台，外部环境变化频繁，预测时间轴越长，涉及的要素越多，外部意外性因素也越多，预测的准确性就越差。二是如果预测时间轴过短，脆弱性构成要素变化不明显，则识别出的乡村医生脆弱性状态与其现状的差别将不明显，也就失去了预测的意义与价值。

在前期研究的基础上，课题组对相关要素未来的发展趋势进行了初步预判，如表 10 - 1 所示。工作量、工作难度、纵向相对剥夺感、横向相对剥夺感、执业风险、技术支持力、发展空间支持力、上级情感支持力、人际情感支持力、认知力、工作应对力和社会应对力将呈增加趋势，工作安排扰动将呈减小趋势，政策扰动力、经济支持力、制度支持力和资源支持力变化趋势的不确定性较强。

表 10 - 1　　　　　　脆弱性相关要素未来发展趋势预判

要素	趋势	要素	趋势
工作量	增加	制度支持力	不确定
工作难度	增加	发展空间支持力	增加
工作安排	减小	资源支持力	不确定
纵向相对剥夺感	增加	上级情感支持力	增加
横向相对剥夺感	增加	人际情感支持力	增加
执业风险	增加	认知力	增加
政策扰动力	不确定	工作应对力	增加
经济支持力	不确定	社会应对力	增加
技术支持力	增加	—	—

二 乡村医生脆弱性内外影响力的分析

（一）咨询专家的基本情况

1. 咨询专家的基本信息

本书针对乡村医生脆弱性的发展情景对 20 名专家共进行两轮咨询，分别咨询 20 人和 18 人，专家的基本情况如表 10 - 2 所示。其中，硕士及以上学历者分别为 14 人和 13 人，高级职称者分别为 6 人和 5 人，从事相关工作 15 年及以上者分别为 5 人和 4 人。

表 10 - 2 专家基本情况表

项目	分类	第一轮		第二轮	
		人数	构成比（%）	人数	构成比（%）
性别	男	8	40.0	6	33.3
	女	12	60.0	12	66.7
学历	硕士及以上	14	70.0	13	72.2
	本科及以下	6	30.0	5	27.8
职称	高级职称	6	30.0	5	27.8
	中级及以下职称	8	40.0	7	38.9
	无职称	6	30.0	6	33.3
工作领域	卫生行政工作	5	25.0	4	22.2
	研究工作	11	55.0	10	55.6
	乡村医生	4	20.0	4	22.2
工作年限	≤4 年	4	20.0	3	16.7
	5—14 年	11	5.0	11	61.1
	≥15 年	5	25.0	4	22.2

2. 咨询结果的可靠性与专家意见的协调性情况

两次咨询中，对乡村医生脆弱性发展情景非常熟悉或比较熟悉的专家所占比例均为 100%，表明两次咨询专家对此问题的熟悉程度均较高。两次咨询中，咨询表的回收率分别为 100% 和 90%，说明专家对咨

询的积极程度较高。综合专家对咨询问题熟悉程度和积极程度可知，本
次咨询的可靠性较好。两次咨询后，专家协调系数由 0.26 提高到
0.49，表示专家意见的协调性较好。如表 10-3 所示。

表 10-3　　　　咨询结果的可靠性和专家意见的协调性

咨询	专家积极程度（%）	专家对咨询问题熟悉程度（%）	专家协调系数
第一轮	100.00	100.00	0.26
第二轮	90.00	100.00	0.49

（二）扰动力变化的预测分析

1. 确定性扰动力

对专家意见的分析结果显示，工作量扰动、工作难度扰动、工作安
排扰动、纵向相对剥夺感扰动、横向相对剥夺感扰动和执业风险扰动的
不确定性相对较低。

在工作源扰动力方面，工作量扰动的不确定性得分为 2.72 ± 0.89
分，83.30% 的专家认为其在未来 3 年内将会增加，与课题组预判一致，
增加幅度得分为 3.07 ± 0.70 分，其对脆弱性的影响力得分为 $3.61 \pm$
0.85 分。工作难度扰动的不确定性得分为 2.61 ± 0.85 分，88.90% 的
专家认为其在未来 3 年内将会增加，与课题组预判一致，增加幅度得分
为 2.94 ± 0.77 分，其对脆弱性的影响力得分为 3.33 ± 0.59 分。工作安
排扰动的不确定性得分为 2.61 ± 0.85 分，88.90% 的专家认为其在未来
3 年内将会减少，与课题组预判一致，减少幅度得分为 2.38 ± 0.72 分，
其对脆弱性的影响力得分为 2.94 ± 0.94 分。

在环境源扰动力方面，纵向相对剥夺感的不确定性得分为 $2.61 \pm$
0.61 分，88.90% 的专家认为其在未来 3 年内将会增加，与课题组预判
一致，增加幅度得分为 2.81 ± 0.83 分，其对脆弱性的影响力得分为
3.11 ± 0.83 分。横向相对剥夺感的不确定性得分为 2.72 ± 0.75 分，所
有专家均认为其在未来 3 年内将会增加，与课题组预判一致，增加幅度
得分为 3.50 ± 0.62 分，其对脆弱性的影响力得分为 4.06 ± 0.64 分。执
业风险的不确定性得分为 2.72 ± 0.96 分，所有专家均认为其在未来 3
年内将会增加，与课题组预判一致，增加幅度得分为 2.61 ± 0.70 分，
其对脆弱性的影响力得分为 4.00 ± 0.69 分。

2. 不确定性扰动力

对专家意见的分析结果显示，政策扰动力的不确定性较高，得分为3.94±0.87分；66.70%的专家认为其在未来3年内将会增加，增加幅度得分为3.67±0.89分；22.20%的专家认为其在未来3年内将会减小，减小幅度得分为2.50±1.00分；11.10%的专家认为不会发生太大变化；其对脆弱性的影响力得分为4.00±0.69分。

（三）应对力变化的预测分析

1. 确定性应对力

对专家意见的分析结果显示，技术支持力、发展空间支持力、上级情感支持力、人际情感支持力、认知力、工作应对力和社会应对力的不确定性相对较低，属于确定性应对力。

在外部支持力方面，技术支持力的不确定性得分为2.67±0.79分，95.50%的专家认为其在未来3年内将会增加，与课题组预判一致，增加幅度得分为2.53±0.62分，其对脆弱性的影响力得分为4.17±0.79分。发展空间支持力的不确定性得分为2.39±0.92分，所有专家均认为其在未来3年内将会增加，与课题组预判一致，增加幅度得分为2.39±0.78分，其对脆弱性的影响力得分为2.67±0.77分。上级情感支持力的不确定性得分为2.56±0.78分，94.40%的专家认为其在未来3年内将会增加，与课题组预判一致，增加幅度得分为2.12±0.60分，其对脆弱性的影响力得分为3.22±0.73分。人际情感支持力的不确定性得分为2.22±0.73分，83.30%的专家认为其在未来3年内将会增加，与课题组预判一致，增加幅度得分为2.40±0.63分，其对脆弱性的影响力得分为2.61±0.70分。

内在应对力方面，认知力的不确定性得分为2.17±0.92分，83.30%的专家认为其在未来3年内将会增加，与课题组预判一致，增加幅度得分为2.47±0.52分，其对脆弱性的影响力得分为2.50±0.79分。工作应对力的不确定性得分为2.22±0.81分，所有专家均认为其在未来3年内将会增加，与课题组预判一致，增加幅度得分为2.67±1.03分，其对脆弱性的影响力得分为2.83±0.71分。社会应对力的不确定性得分为2.00±0.77分，所有专家均认为其在未来3年内将会增加，与课题组预判一致，增加幅度得分为2.44±0.92分，其对脆弱性的影响力得分为2.50±0.86分。

2. 不确定性应对力

对专家意见的分析结果显示，经济支持力、制度支持力、资源支持力的不确定性相对较高，属于不确定性应对力。经济支持力的不确定性得分为 3.83±0.79 分，55.60% 的专家认为其在未来 3 年内将会增加，增加幅度得分为 2.90±0.57 分；11.10% 的专家认为其在未来 3 年内将会减小，减小幅度得分为 2.50±0.71 分；33.30% 的专家认为其在未来 3 年内基本不变；其对脆弱性的影响力得分为 4.17±0.79 分。制度支持力的不确定性得分为 3.67±0.84 分，83.30% 的专家认为其在未来 3 年内将会增加，增加幅度得分为 3.20±0.56 分；16.70% 的专家认为其在未来 3 年内变化不大；其对脆弱性的影响力得分为 4.33±0.77 分。资源支持力的不确定性得分为 2.78±1.00 分，89.90% 的专家认为其在未来 3 年内将会增加，增加幅度得分为 2.88±0.72 分；11.10% 的专家认为其在未来 3 年内变化不大；其对脆弱性的影响力得分为 3.22±0.73 分。

三　乡村医生脆弱性发展的关键事件

关键事件的识别是情景分析的重要步骤，根据专家咨询结果中扰动因素和应对因素对脆弱性的影响力得分，共识别了影响力相对较高（得分高于所有因素影响力得分的平均水平）的 7 个关键事件。

（一）关键事件之一：乡村医生获得的制度支持力

对调查数据进行分析可知，乡村医生获得的制度支持力不足是当前乡村医生脆弱性状态的重要贡献因素之一。专家咨询结果显示，乡村医生获得的制度支持力也是未来乡村脆弱性的重要影响因素，其对脆弱性的影响力得分为 4.33±0.77 分。

虽然专家普遍认为制度支持力的不确定性较高，但多数专家仍认为其在未来呈增加趋势。主要原因有以下几点：一是政府对基层卫生和基层医改重视程度的不断提高。党的十八大以来，党和政府相继发布《国务院办公厅关于巩固完善基本药物制度和基层运行新机制的意见》（国办发〔2013〕14 号）、《国家卫生计生委关于进一步完善乡村医生养老政策提高乡村医生待遇的通知》（国卫基层发〔2013〕14 号）、

《国家卫生计生委等 5 部门关于印发〈全国乡村医生教育规划（2011—2020 年）〉的通知》（国卫科教发〔2013〕26 号）、《关于印发扎实推进农村卫生和计划生育扶贫工作实施方案的通知》（国卫财务发〔2014〕45 号）、《国务院办公厅关于进一步加强乡村医生队伍建设的实施意见》（国办发〔2015〕13 号）等一系列涉及乡村医生队伍建设与发展的政策文件，对卫生室建设、乡村医生的职能定位、服务内容、业务培训、工资待遇、养老保障等多个方面做出了明确规定和政治承诺。2015 年以来，分级诊疗制度、健康中国战略相继实施；2016 年习近平总书记在全国卫生与健康工作大会上更是强调要将"以基层为重点"作为新时期党的卫生工作方针的重要内容，李克强总理强调"把卫生与健康资源更多地引向农村和贫困地区"，"提升基层医疗服务水平"，凸显了党和政府对基层卫生建设和改革的重视程度。

二是乡村医生与社会力量对政策支持力的不断呼吁。一方面，社会媒体对乡村医生的关注程度不断提高。2010 年，"寻找最美乡村医生"公益摄影活动在北京启动，得到了《人民日报》《中国青年报》《参考消息》《人民画报》、新浪网、北京电视台、《京华时报》等众多主流媒体的鼎力支持，乡村医生的工作和生活状态进入大众视野。2012 年，中央电视台发起"寻找最美乡村医生"大型公益活动，中央电视台组织新闻中心、科教频道和中国网络电视台等多家新闻媒体积极参与，深入乡村，对全国 31 个省（自治区、直辖市）的典型乡村医生进行了采访。中央电视台《新闻联播》《朝闻天下》《新闻直播间》等栏目更是开设了"走基层·最美乡村医生"专栏，活动期内，共播发相关报道 70 篇，报道 30 位乡村医生事迹。2013 年 1 月举行了"寻找最美乡村医生"大型公益活动颁奖典礼，引发了社会的广泛关注。另一方面，学术界对新医改后乡村医生生存与发展面临的困境开展了大量研究，就乡村医生的制度支持问题进行了强烈呼吁。在中国知网以"乡村医生"为检索词进行搜索，结果显示：在不限定检索时间的情况下，共检索到相关记录 25393 条。其中，政策类研究 7187 条，占 29.91%。限定检索时间后，共检索到 2009 年以后文献记录 11120 条，占全部记录的 43.79%，其中政策类研究 4531 条，占 2009 年以后文献记录的 40.75%，占全部乡村医生相关政策类研究记录的 63.04%。研究者对乡村医生现状和发展的研究，也为制度支持的增加与优化提供了智力支持和佐证基础。

此外，乡村医生也通过多种形式表达自身的合法利益诉求。调研中，部分乡村医生表示，"像你们这种调查、走访，年年都有，有省里的、市里的，也有国家的，我们就是抓住这些机会，反映我们的问题，不管你们爱不爱听、领导爱不爱听，我们都要说实话，把我们乡村医生的困难反映上去。虽然反映了不一定能解决，但是不反映一定不会解决"（ID：007）。"现在反映问题的途径也不少，有市长热线、行风在线，卫生厅还有专门的网络留言，我们有问题，如果下面一直解决不了，我们就通过这些途径去反映……效果有时候虽然也不好，也解决不了问题，但我觉得一个人、两个人反映不行，反映的人多了，就有效果了"（ID：008）。除了正常的问题反馈和利益表达途径，部分乡村医生也采取了上访维权的方式表达自身的利益诉求。"我们这个地方有个老年乡村医生，他是以前的赤脚医生，资格比较老，领着我们去市里、省里好几次，主要就是反映养老保障这个问题"（ID：008）。乡村医生的持续呼吁，对于制度支持的强化将起到较大的倒逼作用。

但是，也有部分专家认为，未来乡村医生获得的制度支持力提升空间有限，基本处于不变的态势。主要的原因包括两个方面：一是乡村医生的发展，尤其是其经济收入、养老保障、执业风险分摊、职业发展等方面涉及人力资源和社会保障、财政、发改委等多个政府部门，相关政策的设计、出台和落实需要多个部门间的协同联动，对地方主政领导的重视程度和依赖性较强。而当前，基层卫生改革在一定程度上处于"卫生部门一头热"的状态，地方政府领导和相关部门的积极性不高，导致相关政策制定与执行困难。因此，乡村医生发展中制度支持不足的问题，在短时间内难以得到有效解决。二是随着医药卫生体制改革的不断深化，改革重点逐渐转移到公立医院，基层卫生改革的政治重要性在一定程度上相对降低，受此影响，卫生系统内部的制度支持维持现状的可能性较高，而继续增加的可能性较低。

（二）关键事件之二：乡村医生获得的经济支持力

对调查数据进行分析可知，乡村医生获得的经济支持力不足是当前乡村医生脆弱性的重要原因之一。专家咨询结果显示，乡村医生获得的经济支持力也是未来乡村脆弱性的重要影响因素，其对脆弱性的影响力得分为 4.17±0.79 分。

虽然专家普遍认为经济支持力的不确定性较高，但多数专家仍认为其在未来会呈小幅增加趋势。主要依据有以下几点：一是政府对基层卫生重视程度的不断提高。长期以来，基层卫生服务体系的建设与治理都是我国卫生与健康工作的重要内容。2009 年以"保基本，强基层"为基本原则的新医改实施以来，基层卫生服务体系的建设更是成为深化医药卫生体制改革的重点内容。2016 年，全国卫生与健康工作会议确立了"以基层为重点"的新时期卫生与健康工作方针。基层卫生建设在未来一段时间仍将是我国卫生工作的重要内容，政府重视程度的提高，意味着政府投入的增加，乡村医生因此获得的经济支持力必然增加。二是基本公共卫生服务项目经费不断上涨，从 2009 年的人均 15 元涨到2016 年的人均 45 元，且从 2013 年开始，每年新增的 5 元都拨付给乡村医生。目前天津、丹阳等地区已经明确表示 2017 年人均项目经费标准将继续提高，未来基本公共卫生服务项目经费的上涨趋势较为明显，因此乡村医生获得的基本公共卫生服务经费补助增加的可能性较大。三是农村居民健康服务需求释放与健康消费能力的增强。随着农村老龄化程度的加剧，农村居民的健康服务需求不断增长，而农村居民收入水平的不断提高，则使得其对健康服务的消费能力也随之不断提高。居民健康服务需求和消费能力增强，必将促进乡村医生的诊疗收入增加。

但是，也有部分专家认为，乡村医生获得的经济支持力在未来一段时间将维持不变，甚至会出现一定程度的下降，主要依据有两点：一是近年来，我国经济增长速度的整体放缓。近年来，我国进入经济增长趋缓的经济社会发展新常态，这意味着经济增长的趋缓将会持续较长时间。而经济增长的放缓，意味着政府财政收入增长的趋缓。农村卫生事业的发展，尤其是乡村医生的工资和各类补助，严重依赖政府财政投入。新医改以来，乡村医生获得的基本公共卫生服务补助和基本药物补助持续增长更是各级政府财政大力投入的结果。在财政收入增长放缓的情况下，必然影响政府对乡村医生和村卫生室财政投入的提高，甚至会通过缩减部分投入，以维持财政投入的长期可持续性。二是中央财政对村卫生室建设的退出倾向。2016 年国家发改委发布《全民健康保障工程建设规划》（发改社会〔2016〕2439 号），明确提出"支持县级及以上相关机构建设"，"2017 年起，不再安排中央预算内投资支持乡镇卫生院和村卫生室项目建设，相关建设资金由地方政府负责筹集"。长期以来，中央财政对村卫生室的建设与发展发挥了重要的支持和导向作用。中央财政退出对卫生室的投资后，受限于地方政府的财政能力，卫生室获得的经济支持力度必将受到较为严重的影响。此外，地域间卫生室发展的不均衡性也可能进一步强化。

（三）关键事件之三：乡村医生的横向相对剥夺感

对调查数据进行分析可知，乡村医生的横向相对剥夺感是当前乡村医生脆弱性的重要贡献因素。专家咨询结果显示，乡村医生的横向相对剥夺感也是未来乡村脆弱性的重要影响因素，其对脆弱性的影响力得分为 4.06 ± 0.64 分。

大部分专家认为，未来乡村医生的横向相对剥夺感造成的扰动力会进一步增加。乡村医生的横向相对剥夺感是与其认为的和自己的地位相近的乡村教师比较而产生的一种不公平感和积怨，即乡村医生认为自身的付出和乡村教师基本处于同一水平，然而乡村教师获得的回报却远远高于自己。随着分级诊疗制度的落实、健康中国战略的实施，乡村医生被赋予了更多的职能和更高的期待。因此，未来乡村医生在工作中的付出也必将进一步增加。但当前乡村医生在收入、养老等待遇回报方面与乡村教师的差距较大，未来3年内这一差距得到有效弥补的可能性不大。因此，乡村医生的横向相对剥夺感造成的扰动力将进一步增加。

（四）关键事件之四：乡村医生的执业风险

对调查数据进行分析可知，乡村医生的执业风险是当前乡村医生脆弱性的重要贡献因素。专家咨询结果显示，乡村医生的执业风险也是未来乡村脆弱性的重要影响因素，其对脆弱性的影响力得分为 4.00 ± 0.69 分。

大部分专家认为，未来执业风险对乡村医生的扰动力会进一步增加，主要原因有两点：一是医患纠纷发生的风险可能增加。一方面，近年来随着农村地区经济的发展，农村居民的健康意识和健康维权意识逐渐提高，因服务未能满足自身期望而发生的医患纠纷日益增加。未来随着农村居民健康维权意识的进一步强化，此类纠纷事件发生的概率将进一步增加。另一方面，医患纠纷报道的增加进一步扩大医患信任的裂痕，医患间的信任缺失是医患纠纷发生的重要原因之一。近年来，随着信息化程度的不断提高，大量医患纠纷事件不断曝光，事件背后的细节信息也更多地呈现在公众面前，由于媒体的过分渲染，甚至虚假宣传，导致患者对医务人员的不信任感不断提高，刻板印象逐步形成并不断强化，未来随着微博、微信、社交平台的信息传播功能不断强化，以及以自媒体发展为代表的媒体多元化程度不断加深，医患纠纷事件（尤其是虚假信息）的传播速度和影响范围将进一步扩大，对医患信任造成的损害也将进一步增强。二是医患纠纷对乡村医生造成的损害将进一步加大。医患纠纷是卫生领域长期存在的问题之一，然而近年来，我国医患纠纷所致后果的恶劣程度不断提高，暴力伤医，甚至杀害医生的事件时有发生，纠纷赔偿金额不断高涨。暴力伤医事件的频繁发生以及高额的纠纷赔偿费用对乡村医生造成了较大的心理负担，而当前针对乡村医生的医疗纠纷保护和分摊机制缺失，更是加剧了乡村医生对医疗纠纷的恐惧。有乡村医生表示，"对于拿不准的病人，以前还敢说先吃药看看，现在可不敢，直接建议上县医院，万一出事儿，别的不说，光赔偿这块儿就能赔死，一辈子白干。而且以后也别想干了，一个村的都知道你出事儿了，谁还来"（ID：008）。

（五）关键事件之五：乡村医生面临的政策扰动力

对调查数据进行分析可知，乡村医生的政策扰动力是当前乡村医生脆弱性的重要贡献因素。专家咨询结果显示，乡村医生的政策扰动力也是未来乡村脆弱性的重要影响因素，其对脆弱性的影响力得分为4.00±0.69分。

咨询结果显示，专家普遍认为政策扰动力的不确定性较高，部分专家认为其在未来呈增加趋势。主要依据有三点：一是医保资金提高乡村医生的报销限额可能性较小。近年来城乡居民医保筹资水平不断提高，然而由于医疗费用总额的急速增长，医保资金压力依然不断上涨。2014年山东省实现城乡居民医保并轨管理，采取市级统筹，在全市范围内，根据医疗机构医疗服务量确定医保报销限额。人力资源和社会保障部门为保障医保资金的稳定安全，加强了对村卫生室等医疗服务量相对较小的医疗机构的报销限额控制，对其发展造成较大障碍。在未来一段时间内，医保资金的超支压力仍将维持在较高水平，因此医保资金对乡村医生报销限额保持严格控制的可能性较大，提高报销限额的可能性较小。二是新医改的不断深化、分级诊疗制度的落实和健康中国战略的实施，必然要求乡村医生对其服务内容、服务形式作出相应调整和优化，将使已经逐步适应了当前服务模式的乡村医生产生一定的不适感。新医改实施后，相关政府部门连续发布了《卫生部办公厅关于推进乡村卫生服务一体化管理的意见》（卫办农卫发〔2010〕48号）、《卫生部办公厅关于印发〈重性精神疾病管理治疗工作考核评估方案〉的通知》（卫办疾控发〔2012〕85号）、《关于印发中医药健康管理服务规范的通知》（国卫基层发〔2013〕7号）等一系列文件，对服务规范、标准和考核办法进行调整与优化，这一过程在客观上对乡村医生的工作造成了一定的影响。而分级诊疗制度、健康中国战略在赋予乡村医生新的职能任务的同时，也必将伴随相应的服务标准调整和效果考核，将对乡村医生现有的工作产生一定的影响。三是社会办医的发展对农村患者和乡村医生均将产生虹吸作用。一方面，随着农村经济的发展，农村居民消费能力和健康意识不断提高，社会办医的发展将为农村居民提供更多健康服务选择。而社会办医疗机构的服务能力、服务质量、就医体验远远优于乡村医生，受此影响，部分农村患者将从村卫生室流向社会办医疗机构。另一方面，社会办医疗机构的发展需要大量卫生人力的支持，技术水平高、诊疗经验丰富的乡村医生是其重要的人力资源来源之一。随着社会办医疗机构的发展，其对乡村医生的虹吸作用也将进一步加强。

但是，也有部分专家认为，在未来一段时间，乡村医生面临的政策扰动力不会发生太大变化。主要的依据是，新医改实施7年多以来，乡村医生工作和发展中面临的政策性障碍已经逐步暴露并得以解决，如基本药物招标方式不完善导致的"劣药逐良药"问题，药品生产经营企业中标后的恶意不生产、不配送问题，乡村医生养老保障缺失问题等。部分地区已经针对这些问题进行了有益的探索和试验，并获得了许多成功的经验，如药品生产和配送厂家的备择机制、延伸处方制度和长处方制度等。随着这些问题的解决，各项政策将进入平稳运行的政策"偶然失效"阶段，乡村医生发展中，这些政策导致的扰动力将进一步减小，出现新扰动力的可能性不大。

（六）关键事件之六：乡村医生的工作量

对调查数据进行分析可知，乡村医生的工作量是当前乡村医生脆弱性的重要贡献因素。专家咨询结果显示，乡村医生的工作量也是未来乡村脆弱性的重要影响因素，其对脆弱性的影响力得分为3.61 ± 0.55分。

多数专家认为，乡村医生的工作量在未来呈增加趋势。主要依据有三点：一是新的职能、新的任务必然带来工作量的增加。2015年和

2016 年《关于推进分级诊疗制度建设的指导意见》（国办发〔2015〕70 号）和《关于印发推进家庭医生签约服务指导意见的通知》（国医改办发〔2016〕1 号）相继发布。在以健康为中心的工作原则下，乡村医生被赋予了更多的使命与责任，可以预见，乡村医生的工作量也必将随着工作职能和工作任务的变化而持续增加。二是农村居民健康服务需求的释放。未来 3 年内，农村社会老龄化、空心化将进一步加剧，加之农村经济的持续发展和农民收入的持续增加，由此导致的农村居民健康服务需求必将进一步释放，受此影响，乡村医生的诊疗和公共卫生服务工作量也将不断增加。三是部分乡村医生退出将导致留守村医工作量的相对增加。一方面，根据《山东省人民政府办公厅关于贯彻国办发〔2015〕13 号文件进一步加强乡村医生队伍建设的实施意见》（鲁政办发〔2015〕61 号）规定，年满 60 周岁的乡村医生将退出乡村医生队伍，由于其规定的乡村医生执业门槛较高（拥有执业（助理）医师资格），加之乡村医生队伍老龄化程度较高，导致乡村医生退出人数远大于新进人数，造成乡村医生队伍规模的缩减。另一方面，社会办医的蓬勃发展、乡镇卫生院和县级医疗机构的扩张都对乡村医生产生较为强烈的虹吸效应，部分乡村医生中的骨干力量离开卫生室，到民营医院、乡镇卫生院或县级医疗机构工作，从而造成乡村医生总体数量的减少。有乡村医生表示，"医改改了这些年，我们的任务是一个接着一个，一天也没闲着，最早的时候多轻松，就是看看病拿个药，现在又要查体、又要随访、又要造表，都是这些年轻一点儿的干，说是年轻，也 40 了，我们上年纪的就是看看病，等我们不干了，全是他们的，怎么干得了"（ID：010）。

（七）关键事件之七：乡村医生的工作难度

对调查数据进行分析可知，乡村医生的工作难度并非当前乡村医生脆弱性的重要贡献因素。但专家咨询结果显示，乡村医生的工作难度是未来乡村脆弱性的重要影响因素，其对脆弱性的影响力得分为 3.33 ± 0.59 分。

多数专家认为，乡村医生的工作难度在未来呈增加趋势。主要依据有两点：一方面，新的医改政策在赋予乡村医生新的职能和任务的同时，也提高了对其服务能力和服务质量的要求，这无疑将增加乡村医生的工作难度和工作压力。另一方面，随着农村地区疾病谱的转变，慢性非传染性疾病已经成为农村居民主要的健康威胁，而农村居民的健康服务需求层次也随着自身健康意识和消费能力的提高而不断提高。乡村医生低水平的服务能力和农村居民日益提高的服务需求间的矛盾将进一步扩大。

四　乡村医生脆弱性发展的情景框架构建

（一）脆弱性发展情景轴的构建

运用重要象限模型，在识别了未来对乡村医生脆弱性起主要影响作用的关键事件基础上，根据关键事件的不确定性水平，识别了影响力和不确定性均较高的三个关键事件——政策扰动力、经济支持力和制度支持力，将其作为乡村医生脆弱性发展的情景轴，构建乡村医生脆弱性发展的理论情景。

具体而言，以乡村医生脆弱性构成要素对脆弱性的影响力得分为纵坐标，要素的不确定性得分为横坐标，构建平面直角坐标系。以要素对脆弱性的影响力得分均值为横分线，要素的不确定性得分均值为纵分线，构建脆弱性发展情景轴象限分析模型图，如图 10 - 1 所示。图中 I 象限表示对脆弱性的影响力较小、不确定性也相对较小的要素，大部分

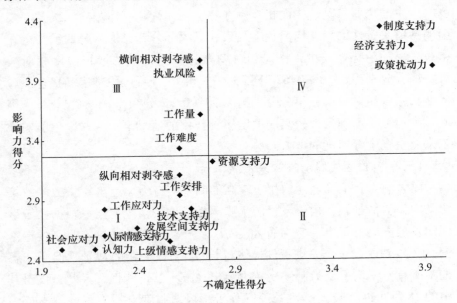

图 10 - 1　脆弱性发展情景轴模型

要素落在此象限，主要包括工作安排、纵向相对剥夺感、社会应对力、工作应对力、认知力、技术支持力、发展空间支持力、人际情感支持力和上级情感支持力。Ⅱ象限表示对脆弱性的影响力较小，但不确定性较高的要素，落在此象限的要素仅有资源支持。Ⅲ象限表示对脆弱性的影响力较大、不确定性较小的要素，主要包括横向相对剥夺感、执业风险、工作量和工作难度。Ⅳ象限表示对脆弱性的影响力较大、不确定性较高的要素，主要包括制度支持力、经济支持力和政策扰动力。

落在Ⅰ象限和Ⅱ象限中的要素由于对脆弱性的影响力较小，所以在乡村医生脆弱性发展情景分析中未对其进行考虑。落在Ⅲ象限中的要素其未来确定性高，对脆弱性的影响大，是脆弱性未来发展基准情景的决定性因素。落在Ⅳ象限中的要素影响力大，不确定性高，是脆弱性整体发展情景的重要影响因素。因此影响力和不确定性均以相对较高的制度支持力、经济支持力和政策扰动力作为情景轴，构建乡村医生脆弱性发展情景框架。

（二）脆弱性未来发展的基准情景

不考虑情景轴事件作用的情况下，乡村医生脆弱性的未来情景即脆弱性未来发展的基准情景。分析显示，脆弱性未来发展的基准情境下，乡村医生的执业风险、横向相对剥夺感、工作量和工作难度四项要素是脆弱性的决定性因素，均为扰动因素，且大部分专家均认为四项要素在未来呈增加趋势。其中，横向相对剥夺感和工作量的增长幅度相对较大，得分分别为 3.50 ± 0.62 分和 3.07 ± 0.77 分；工作难度和执业风险的增长幅度相对较小，得分分别为 2.94 ± 0.77 分和 2.61 ± 0.70 分。因此，在不考虑不确定性较高的关键事件作用的情况下，乡村医生脆弱性未来将呈现中等速度的增长态势。

（三）乡村医生脆弱性未来发展情景

以影响力和不确定性均相对较高的制度支持力、经济支持力和政策扰动力作为情景轴，构建乡村医生脆弱性发展的情景框架。根据关键事件的发展方向，每个关键事件将形成一个三极（增加、减小和维持不变）情景轴面，三个关键事件最终将构成 27 种可能的情景。但由于咨询中所有专家均不认为制度支持力会出现减小的可能性，因此，仅对其中的 18 种可能性较大的情景进行分析。根据制度支持力、经济支持力和政策扰动力三项要素的变化方向和变化幅度，可将乡村医生脆弱性未来发展态势归纳为 5 类，分别为脆弱性大幅增加、脆弱性快速累积、脆弱性中速累积、脆弱性缓慢累积和脆弱性小幅下降。如表 10 - 4 所示。

表 10 - 4　　　　　　　　乡村医生脆弱性未来发展情景

编号	情景轴一（政策扰动力）	情景轴二（制度扰动力）	情景轴三（经济扰动力）	脆弱性变化	情景类型	选择率（%）
1	增加	增加	增加	缓慢累积	脆弱性维持情景	27.78
2	增加	增加	减小	快速累积	脆弱性激增情景	5.56
3	增加	增加	不变	中速累积	脆弱性慢性恶化情景	22.22
4	增加	减小	增加	—	—	0.00
5	增加	减小	减小	—	—	0.00
6	增加	减小	不变	—	—	0.0
7	增加	不变	增加	中速累积	脆弱性慢性恶化情景	5.56
8	增加	不变	减小	大幅增加	脆弱性激增情景	5.56
9	增加	不变	不变	大幅增加	脆弱性激增情景	0.00
10	减小	增加	增加	小幅下降	脆弱性慢性缩减情景	16.67
11	减小	增加	减小	中速累积	脆弱性慢性恶化情景	5.56
12	减小	增加	不变	缓慢累积	脆弱性维持情景	0.00
13	减小	减小	增加	—	—	0.00
14	减小	减小	减小	—	—	0.00
15	减小	减小	不变	—	—	0.00
16	减小	不变	增加	缓慢累积	脆弱性维持情景	0.00
17	减小	不变	减小	大幅增加	脆弱性激增情景	0.00
18	减小	不变	不变	快速累积	脆弱性激增情景	0.00
19	不变	增加	增加	小幅下降	脆弱性慢性缩减情景	0.00
20	不变	增加	减小	中速累积	脆弱性慢性恶化情景	0.00
21	不变	增加	不变	中速累积	脆弱性慢性恶化情景	5.56
22	不变	减小	增加	—	—	0.00
23	不变	减小	减小	—	—	0.00
24	不变	减小	不变	—	—	0.00
25	不变	不变	增加	缓慢累积	脆弱性维持情景	5.56
26	不变	不变	减小	大幅增加	脆弱性激增情景	0.00
27	不变	不变	不变	快速累积	脆弱性激增情景	0.00

其中，乡村医生脆弱性出现小幅下降的情景有 2 个，为情景 10 和情景 19，占情景总数的 11.11%。乡村医生脆弱性出现大幅增加的情景有 4 个，分别为情景 8、情景 9、情景 17 和情景 26，占情景总数的 22.22%。乡村医生脆弱性出现快速累积的情景有 3 个，分别为情景 2、情景 18 和情景 27，占情景总数的 16.67%。乡村医生脆弱性出现中速累积的情景有 5 个，分别为情景 3、情景 7、情景 11、情景 20 和情景 21，占情景总数的 27.78%。乡村医生脆弱性出现缓慢累积的情景有 4 个，分别为情景 1、情景 12、情景 16 和情景 25，占情景总数的 22.22%。

五　乡村医生脆弱性发展的情景建立

根据对未来乡村医生脆弱性发展态势的梳理，可进一步将其归纳为 4 种情景，分别为脆弱性慢性缩减情景、脆弱性激增情景、脆弱性维持情景和脆弱性慢性恶化情景。

脆弱性慢性缩减情景：此种情境下，影响乡村医生脆弱性发展的关键事件中，乡村医生对扰动的应对力的增长幅度高于其面临的扰动力增长幅度，乡村医生脆弱性呈现小幅下降趋势，保持在乡村医生可承受区间内，进入缩减期。在本书构建的可能性情境中，仅有情景 10 和情景 19 属于此类情景，即在脆弱性未来发展基准情景的前提下，乡村医生面临的政策扰动力减小或不变，而获得的制度支持力和经济支持力均增加。16.67% 的专家认为未来将会出现脆弱性慢性缩减情景。

脆弱性激增情景：此种情景下，在影响乡村医生脆弱性发展的关键事件中，乡村医生对扰动的应对力的增长幅度远低于其面临的扰动力增长幅度，乡村医生的脆弱性呈现大幅增加或快速累积趋势，进入可能超出乡村医生可承受区间的危险期。在本书构建的可能性情境中，属于此类情景的有政策扰动力增加—制度支持力增加—经济支持力减小（情景 2）、政策扰动力增加—制度支持力不变—经济支持力减小（情景 8）、政策扰动力增加—制度支持力不变—经济支持力不变（情景 9）、政策扰动力减小—制度支持力不变—经济支持力减小（情景 17）、政策扰动力减小—制度支持力不变—经济支持力不变（情景 18）、政策扰动力不变—制度支持力不变—经济支持力减小（情景 26）、政策扰动力不变—

制度支持力不变—经济支持力不变（情景27）7种理论情景。11.12%的专家认为未来将会出现脆弱性激增情景。

脆弱性维持情景：此种情景下，在影响乡村医生脆弱性发展的关键事件中，乡村医生对扰动的应对力的增长幅度与其面临的扰动力增长幅度相差不大，乡村医生的脆弱性将维持现状，呈现缓慢累积，保持在乡村医生可承受区间内，进入平台期。在本书构建的可能性情境中，属于此类情景的有政策扰动力增加—制度支持力增加—经济支持力增加（情景1）、政策扰动力减小—制度支持力增加—经济支持力不变（情景12）、政策扰动力减小—制度支持力不变—经济支持力增加（情景16）和政策扰动力不变—制度支持力不变—经济支持力增加（情景25）4种理论情景。33.34%的专家认为未来将会出现脆弱性维持情景。

脆弱性慢性恶化情景：此种情景下，在影响乡村医生脆弱性发展的关键事件中，乡村医生对扰动的应对力的增长幅度略低于其面临的扰动力增长幅度，乡村医生的脆弱性呈现中速累积，逐渐接近乡村医生可承受区间上限。在本书构建的可能性情境中，属于此类情景的有政策扰动力增加—制度支持力增加—经济支持力不变（情景3）、政策扰动力增加—制度支持力不变—经济支持力增加（情景7）、政策扰动力减小—制度支持力增加—经济支持力减小（情景11）、政策扰动力不变—制度支持力增加—经济支持力减小（情景20）和政策扰动力不变—制度支持力增加—经济支持力不变（情景21）5种理论情景。38.90%的专家认为未来将会出现脆弱性慢性恶化情景。

第十一章　讨论

一　乡村医生的脆弱性是四类
互动效应综合作用的结果

乡村医生脆弱性由乡村医生所受扰动力和对扰动的应对力共同决定。其中，扰动力主要由工作源扰动力和环境源扰动力构成，应对力主要由内在应对力和外部支持力构成。具体而言，乡村医生脆弱性的形成机制包括四种互动效应。

（一）两类扰动力的叠加累积与恶性循环效应

一方面，在工作源扰动力内部，工作量和工作安排对工作难度存在正向影响，三者对工作源扰动力的形成存在叠加和累积作用；在环境源扰动力内部，执业风险和政策扰动力对横向相对剥夺感存在正向影响，政策扰动力同时对纵向相对剥夺感存在正向影响，四者对环境源扰动力的形成存在叠加和累积作用。同时，政策源扰动力对工作源扰动力中各因素存在正向影响，对工作源扰动力起到叠加累积作用。另一方面，工作源扰动力和环境源扰动力同时存在、同时作用，对脆弱性的产生存在叠加累积作用。此外，脆弱性的产生与累积又会反馈于工作源扰动力和环境源扰动力，与原有扰动力产生叠加作用，加剧扰动力的产生和累积，形成扰动力—脆弱性—扰动力的恶性循环。

（二）乡村医生内在应对力的双向强化循环效应

一是在乡村医生内在应对力中，认知力和工作应对力、社会应对力之间存在双向的正向影响，任何一方面能力的提升都会引起其他内在应对力的提升与强化。二是乡村医生内在应对力与外部支持力之间存在双向正向影响。在现有的乡村医生考核机制作用下，乡村医生工作应对力等内在应对力的提升，将使乡村医生获得更多的经济支持力、资源支持力等外部工具性支持力以及更多的上级情感支持力；同时也因向村民提供了更好的服务而得到村民和同事的信任与尊重，从而获得更多的人际情感支持力。而工具性支持力和情感性支持力的增加，又会反馈作用于乡村医生，促使其内在应对力的进一步提升。

（三）乡村医生外部支持力的低效供给效应

一是在乡村医生对扰动力的应对中，外部支持力明显低于乡村医生自身的内在应对力。二是在乡村医生获得的外部支持力中，以情感性支持力为主，经济支持力、技术支持力、发展空间支持力、资源支持力、制度支持力等工具性支持力严重不足，对乡村医生应对扰动的实质性帮助有限，外部支持力的供给结构有待进一步优化。

（四）扰动力与应对力的耦合互动效应

乡村医生脆弱性的形成是扰动力、乡村医生自身应对力和外部支持力相互作用的结果，这种相互作用是一种混沌中的耦合互动，而非简单的线性互动关系。无论是乡村医生内在应对力还是其获得的外部支持力，均非与扰动力一一对应的针对性应对力，其与扰动力之间不是简单的、被动的线性关系，而是主动的"适应"关系，应对力与扰动力间的多种交互影响和反馈互相缠绕，且根据互动产生的"经验"不断变化。当应对力与扰动力达到耦合，或应对力水平高于扰动力水平时，乡村医生就能够较好地应对扰动力影响，其脆弱性水平也就处于可承受区间内；当应对力水平低于扰动力水平，乡村医生则无法有效应对扰动力的影响，脆弱性水平会逐渐超出可承受区间，使乡村医生陷入脆弱状态。

二 乡村医生总体脆弱性水平

（一）乡村医生脆弱性处于中等水平，"危机"型脆弱性比例较大

分析显示，总体而言，乡村医生面临的扰动力略大于其应对力，乡村医生的脆弱性得分为 0.49±0.06 分，总体上处于轻度脆弱水平，且大部分乡村医生处于轻度脆弱状态。对乡村医生脆弱性类型分布分析显示，高扰动力—低应对力的危机型脆弱性和高扰动力—高应对力的风险

型脆弱性人群所占比例较大。高扰动力—低应对力的危机型脆弱性人群所占比例最大，在这一状态下，意味着乡村医生承受的扰动力高而应对力低，脆弱性水平较高，累积较为严重，突破安全区间的可能性也较高。高扰动力—高应对力的风险型脆弱性人群所占比例次之，在这一状态下，乡村医生承受的扰动力较高，其低脆弱性水平主要靠高应对力维持，一旦乡村医生获得的支持力减少，或随着年龄增加其自身胜任力下降，都将导致这部分乡村医生陷入高扰动力—低应对力的危机型脆弱性状态。随着人口流动的加剧、城镇化建设的推进以及新医改的进一步深化，乡村医生面临的环境源扰动力和工作源扰动力将持续增加，而受限于地方财政投入，乡村医生自身的胜任力及获得的支持力在短时间内难以有较大改观，如果不能有效提升乡村医生的应对力，大量处于"风险"型脆弱性的乡村医生将滑向"危机"型脆弱性状态。

（二）不同特征乡村医生的脆弱性水平和脆弱性类型不同

分析显示，不同特征乡村医生间的总体脆弱性水平不同。51岁及以上乡村医生、初中及以下学历乡村医生、工作41年及以上乡村医生以及非一体化管理乡村医生的脆弱性水平相对较低。不同年龄、不同工作年限、不同学历乡村医生的脆弱性类型不同。31—50岁的中年乡村医生、工作30年及以下的中低年资乡村医生、大专学历乡村医生中，处于高扰动力—低应对力的"危机"型脆弱性状态的比例较大，应予以重点关注。此部分乡村医生在工作源扰动力和环境源扰动力的各个方面均高于其他特征乡村医生，而在获得的技术支持力和发展空间支持力方面低于其他特征的乡村医生。

三　乡村医生面临的扰动力

（一）扰动力水平总体较高，环境源扰动力高于工作源扰动力

总体而言，乡村医生扰动力居于中等偏上水平，大部分乡村医生认为自身面临的扰动力较高。在扰动力构成中，环境源扰动力略高于工作源扰动力，对扰动力的贡献度相对较高。这表明，乡村医生面临的压力、扰动不是来源于其承担的工作任务本身，更多的是来源于其所处的环境。

（二）执业风险、工作量、横向相对剥夺感和政策扰动力是主要扰动因素

执业风险主要是指乡村医生在提供基本医疗和基本公共卫生服务中可能发生的与服务对象及其家属之间的纠纷，其对乡村医生所受扰动力的贡献度最高，也是影响未来乡村医生脆弱性发展趋势的关键事件之一。究其原因，一是近年来医患纠纷频发，伤医事件屡见不鲜，对乡村医生造成了较大的心理压力。[1][2] 大量研究显示，医疗纠纷的发生对医务人员造成了心理负担与压力，严重影响了其工作积极性，加重了其离职倾向。[3][4][5] 二是随着农村居民疾病谱转变以及农村居民健康意识的提升，其健康服务需求不断释放，需求层次日益提高，乡村医生受限于自身素质和卫生室设备，难以满足村民的健康需求，加剧了医患纠纷发生的隐患。研究显示，当前乡村医生及卫生室的服务能力仅能满足农村居民最基本的常见病、多发病的初级诊疗，难以满足其更高水平的健康服务需求。[6][7][8] 此外，基本药物制度实施后，由于用药受限，村卫生室服务能力在一定程度上被弱化，因此引发的患者流失、医患矛盾日益增加。三是针对乡村医生的医疗纠纷保护机制缺位。调查发现，当前仅有个别地区的乡镇卫生院为其下辖的乡村医生购买了医疗纠纷责任分担保险，大部分乡村医生在医疗纠纷中处于无保护状态。医疗纠纷发生后，

---

① 刁书琴等：《乡镇卫生院医务人员对医患关系及医疗纠纷认知分析》，《中国农村卫生事业管理》2015 年第 5 期。

② 李梦涤等：《论执业医生对医疗纠纷的忧虑及消除对策》，《医学与法学》2014 年第 6 期。

③ Yao Y., et al., "General Self – efficacy and the Effect of Hospital Workplace Violence on Doctors' Stress and Job Satisfaction in China", *International Journal of Occupational Medicine and Evironment Health*, Vol. 27, 2014, pp. 1 – 11.

④ Hesketh, T. et al., "Violence Against Doctors in China", *Lancet*, Vol. 384, No. 9945, 2012, p. 5730.

⑤ Dan Wu, et al., "Health System Reforms, Violence Against Doctors and Job Satisfaction in the Medical Profession: A Cross – sectional Survey in Zhejiang Province, Eastern China", *British Medical Journal Open*, No. 4, 2014.

⑥ 陈爱如等：《安徽省村级卫生室服务能力调查研究》，《中国卫生事业管理》2016 年第 9 期。

⑦ 张溪婷等：《北京市 H 区村卫生室服务能力现状调查——以医方为视角》，《中国医学伦理学》2016 年第 5 期。

⑧ 李承阳等：《村卫生室服务能力及村民满意度研究——基于 B 市郊区的实证分析》，《卫生软科学》2014 年第 4 期。

既无保险公司的赔付，也无乡镇卫生院的补偿，仅靠乡村医生自己承担医疗纠纷责任，巨额的纠纷赔偿费用给乡村医生造成了严重的负担。而在购买了医疗纠纷责任分担保险的地区，也存在着保险的限制条款多、覆盖病种少、缴纳保费多、保费分担不合理、赔付金额少等一系列问题，难以对乡村医生形成有效的保护与支持①。

工作量主要包括乡村医生承担的基本医疗服务工作量和基本公共卫生服务工作量，是乡村医生所受扰动力中第二位的贡献因素，也是影响未来乡村医生脆弱性发展趋势的关键事件之一。乡村医生平均每周工作时间长达 80 个小时，大部分乡村医生认为自身的工作量比较大或非常大。工作量成为乡村医生重要扰动因素的主要原因包括六点：

一是农村居民健康需求的释放与提升导致乡村医生工作量增加。伴随着经济社会的发展，我国农村社会老龄化、空心化趋势明显，疾病谱逐渐转变，慢性非传染性疾病成为农村居民主要的健康威胁。农村经济的发展、农民收入的增加以及医疗保险制度的逐步完善，使得农村居民的卫生服务需求不断释放。统计数据显示，村卫生室年总诊疗人次从 2011 年的 179206.5 万人次增长到 2015 年的 189406.9 万人次，乡村医生年人均接诊次数从 2011 年的 1689.7 人次增长到 2015 年的 1967.8 人次，农村居民健康需求的释放大大增加了乡村医生的工作量。

二是政府对乡村医生职能设计的调整导致乡村医生工作量增加。新医改以来，乡村医生作为农村预防保健网底守门人的功能日益重要，随着新医改的不断深化，乡村医生承担的服务功能不断增加。新医改之前，乡村医生仅承担基本医疗服务，新医改实施之后，新增了基本公共卫生服务职能。国家基本公共卫生服务项目从最初的 9 项增加到 2016 年的 12 项，省级增补项目也不断增加。服务功能的增加无疑使乡村医生的工作量成倍增加。

三是基本公共卫生服务考核标准的调整与优化客观上造成了乡村医生工作量增加。基本公共卫生服务自实施以来不断完善，在保障居民健康方面发挥了巨大的作用。然而，基本公共卫生服务项目不断完善的过程中，由于制度顶层设计不完善等原因，导致考核标准、考核指标以及

① 宫小苏等：《乡村医生医疗责任保险的基本问题研究——基于问卷调查结果》，《赤峰学院学报》（自然科学版）2015 年第 5 期。

考核方式频繁调整，造成了乡村医生工作量的显著增加。调查发现，基本公共卫生服务考核中教条主义和文牍主义现象较突出，增加了乡村医生工作难度的同时，挤占了大量服务时间。调查中，部分受访者表示，70%的工作时间都要用于迎检而非提供服务；31.2%的受访者表示，考核标准变化频繁导致工作疲于应对，大量工作重复浪费。

四是乡村医生流失导致的平均工作量增加。统计显示，2012—2015年，山东省每个卫生室医务人员数由2.6人下降到2.3人。在工作量增加的同时，工作总人数减少，这就导致乡村医生的平均工作量增加。

五是农村居民健康守门人这一特殊身份造成的乡村医生"不可抗性加班"和"无规律性加班"。不同于城市医疗机构的医务人员，乡村医生作为农村居民健康守门人，是村落中唯一的、可及性最好的健康服务提供者，村民对其有天然的信任感和依赖感。在非工作时间、自然或人为原因导致的道路交通状况不良、患者急症发作等非正常状态下，农村患者的首选求助对象即为乡村医生。这就导致乡村医生不得不牺牲自己的休息时间，接受这些"不可抗性加班"和"无规律性加班"，从而导致其工作量居高不下。

六是僵尸型功能占用乡村医生大量精力。僵尸型功能是指短期内人群健康需要程度不高，但乡村医生受种种影响不得不开展的功能。如基本公共卫生服务项目中的卫生监督协管工作，多数受访的乡村医生表示，卫生监督协管工作的开展需要与之相配的职权、设备工具及专业知识，然而目前大部分乡村医生并不具备这些条件。这就导致卫生监督协管工作流于形式，甚至逐渐被边缘化，难以发挥有效功能的同时，也占用了乡村医生的资源与精力。

根据斯托弗、默顿等提出并发展的相对剥夺感理论，相对剥夺感是人们将自己的命运与那些既和自己的地位相近，又不完全等同于自己的人和群体做反向比较而产生的，是人们自认为没有得到公平待遇后的不满与积怨的结合。相对剥夺感的增强将导致越轨行为在数量上、规模上和强度上大规模增加，即相对剥夺感越大，对组织造成的破坏越大。乡村医生的横向相对剥夺感主要是指乡村医生与其选定的参照对象相比所产生的不满意感或心态失衡，主要包括收入、社会地位和生活水平三个方面，是影响未来乡村医生脆弱性发展趋势的关键事件之一。前期研究显示，大部分乡村医生习惯于以乡村教师为参照对象进行比较。乡村医生与乡村教师相比产生的横向相对剥夺感是乡村医生所受扰动力中第三位的原因，也是乡村医生特有的扰动因素。乡村医生与乡村教师相比产生强烈相对剥夺感的主要原因包括五点：

一是身份定位问题。乡村医生和乡村教师同属于农村的公共服务人员，以前也同样存在着无"官方"身份的问题。然而，随着教育改革的不断深入，乡村教师的身份已获得政府认可，大部分乡村教师被纳入政府事业编制管理，即便是未纳入编制管理的聘用制教师，也由政府财政支付工资。身份定位明确后，乡村教师的待遇、职业发展、职业认同感均获得较大提升。而乡村医生的身份定位至今仍为"半农半医"，这一身份定位使乡村医生虽然从事医务人员的工作，遵循政府对医务人员的相关管理制度，但却无法获得医生应有的保障、职业待遇和发展空间。

二是收入水平。乡村教师的工资一般由政府财政按照教师的工资水平发放，而乡村医生则没有相应待遇，受限于身份定位，其无法享受医生的工资待遇。新医改实施后，药品实行零差率销售，乡村医生无法通过药品销售挣钱，其收入来源只能依靠基本药物补助、基本公共卫生服务补助和一般诊疗费，收入水平较低，且增长缓慢，与乡村教师的收入水平差距较大，难以满足乡村医生的心理预期。

三是养老保障。目前乡村教师已经具备了较为完善的养老保障体系，普遍参加了城镇职工养老保险和城镇居民养老保险，而大部分乡村医生受限于其身份以及地方经济水平，只能参加新型农村养老保险，保障力度远远低于乡村教师。

四是工作强度。在乡村医生看来，乡村教师每天只工作8小时，夜班、加班少，还有寒暑假，劳动强度非常低。而乡村医生普遍存在加班问题，且接诊服务不分寒暑昼夜，劳动强度非常大。乡村教师工作少、收入高，乡村医生工作累、收入低，因而产生了严重的心理失衡。

五是执业风险。在乡村医生看来，乡村教师的职业基本上没有任何执业风险，教师与学生或学生家长发生冲突的概率非常小。而乡村医生的执业风险则非常大，不得不时刻提防，以免与患者、患者家属发生冲突。

政策扰动力主要是指基本药物制度、基本公共卫生服务考核机制、乡村医生身份管理以及卫生室建设等相关政策对乡村医生造成的扰动力，是影响未来乡村医生脆弱性发展趋势的关键事件之一。政策扰动力对乡村医生的不利影响主要体现在四个方面：

一是增加了乡村医生的工作量。如前文所述，一方面，新医改以来，乡村医生承担了新的岗位职责，导致其工作量增加；另一方面，相关政策的调整与完善客观上造成了乡村医生的无效工作和重复工作，因而导致其工作量增加。

二是增加了乡村医生的工作难度。一方面，新的岗位职责对乡村医生的工作能力、技术水平提出了新的要求，尤其是基本公共卫生服务的不断扩充与完善，令不少乡村医生感受到工作难度显著增加。另一方面，新医改后对乡村医生基本医疗服务的质量要求进一步提升，针对乡村医生的用药、诊断、处方书写等医疗服务行为出台了一系列管理规定，有效规范了乡村医生的诊疗行为，但也提高了乡村医生医疗服务中的工作难度。

三是增加了乡村医生的横向相对剥夺感和纵向相对剥夺感。一方面，基本药物制度、乡村医生身份管理等政策导致乡村医生在收入水平、养老保障等方面与其参照对象（乡村教师）间存在较大差距，难以满足乡村医生的心理预期，致使乡村医生产生较为严重的横向相对剥夺感。另一方面，新医改实施后，乡村医生用药受限、工作量大幅增加、医疗收入大幅减少[1]，导致部分乡村医生认为自身的经济收入和社会地位出现一定程度的下降，产生纵向相对剥夺感。

四是抑制了乡村医生开展基本医疗服务的积极性。新医改实施后，村卫生室"以药补医"机制被破除，乡村医生无法通过药品销售盈利，医疗收入大幅减少，而在提供医疗服务的过程中，乡村医生面临较大的医患纠纷风险，因而其开展基本医疗服务的积极性不断下降[2]。与此同时，基本公共卫生服务项目的实施，为村卫生室开展基本公共卫生服务提供了较大的财政支持。相对于医疗服务而言，基本公共卫生服务的风险小，收益有保障，成本效果更优，提升了乡村医生开展基本公共卫生

---

① 陈钟鸣等：《基于史密斯模型的基本药物制度执行中的问题研究》，《中华医院管理杂志》2015 年第 1 期。

② 郑骥飞等：《基本药物制度背景下乡村医生流失意图及影响因素分析》，《中国全科医学》2016 年第 25 期。

服务的积极性，而进一步抑制了乡村医生开展基本医疗服务的积极性。[①] 此外，各级政府对基本公共卫生服务项目的重视程度和考核力度较大，且考核结果直接与基本公共卫生经费拨款水平挂钩，而在基本医疗服务方面，虽有考核，但考核后的奖惩机制不健全，补助力度不足。这极大地提高了乡村医生开展基本公共卫生服务的积极性而弱化了其开展基本医疗服务的积极性。

政策扰动力是乡村医生面临的重要扰动力，但是，我们同时应注意到，乡村医生感受到的政策扰动力并不完全是由政策的设计、执行不合理造成的，乡村医生健康服务观念、工作观念的滞后也是其形成的重要原因。以基本公共卫生服务为例，基本公共卫生服务项目已经实施 8 年有余，但是访谈中不少乡村医生对其开展的必要性仍持怀疑态度，认为乡村医生的工作应该仅仅是提供基本医疗服务。如有的乡村医生表示，"这个公共卫生有什么意思，整天的填表、查体，没什么用"（ID：011），"我们乡村医生现在什么都干，公共卫生这个活我们也干，但是这个活凭什么让我们干，我们又不是神，我们就是个村里的医生，就是给老百姓看个病、拿个药，这就够了，整了那么多工作、项目，我觉得没有必要，就是领导看着好"（ID：012）。

（三）不同特征乡村医生受到的扰动力水平不同

不同年龄、不同学历以及不同工作年限的乡村医生受到的总体扰动力不同。中青年、高学历、低工作年限的乡村医生受到的总体扰动力相对较高。具体而言，不同性别、年龄、学历以及工作年限的乡村医生受到的工作源扰动力不同；不同年龄、学历、从医方式以及不同地区的乡村医生受到的环境源扰动力不同。

在年龄和工作年限因素方面，分析显示，50 岁及以下的中青年乡村医生受到的扰动力显著高于 51 岁及以上的乡村医生；工作 31 年及以上的乡村医生受到的扰动力显著小于工作 30 年及以下的乡村医生。究其原因，工作源扰动力方面，一是老年乡村医生的绝对工作量较少。在卫生室中，老年乡村医生一般主要承担基本医疗服务，而对于基本公共卫生服务中的随访、查体等体力需要较大的工作，以及录资料等需要操

---

① 尹文强等：《新医改形势下乡镇卫生院行为方式研究》，《中华医院管理杂志》2014 年第 2 期。

作电脑的细节性工作则很少参与，因而其绝对工作量比中青年乡村医生少很多。二是老年乡村医生的医疗工作经验丰富，且对本村村民的身体健康状况较为了解，因而开展医疗工作的难度相对较小，同时对于这样的工作安排接受度也比较高。环境源扰动力方面，一是执业风险压力小。老年乡村医生长期工作生活在农村，与本村村民相互间较为熟悉，关系融洽，而且由于经验丰富，在本村中的威望也相对较高，因而村民对其较为信赖和尊重，发生纠纷的风险较小。此外，由于工作时间长，对村民较为熟悉，善于与村民进行沟通，能够及时避免纠纷发生，因而执业风险小。二是横向相对剥夺感低。一方面是老年乡村医生的思想觉悟相对较高，相较于中青年乡村医生，更乐于奉献；另一方面是大部分老年乡村医生中，能够尽赡养义务的儿女多，获得的经济支持力相对较大，所以虽然有相对剥夺感产生，但是与以青少年独生子女占多数的中年乡村医生相比要轻。

在学历因素方面，分析显示，大专及以上学历乡村医生受到的扰动力明显高于中专和初中及以下学历的乡村医生。究其原因，工作源扰动力方面，一是高学历乡村医生由于技术水平较高、能力较强，因而承担的工作任务相对较多，尤其是技术难度较高的任务相对较多。二是部分高学历乡村医生认为自身属于高学历人群，应仅承担"脑力劳动""技术性劳动"，不应承担随访、录资料等"体力劳动"，因而感觉自身的工作量较大，工作安排不太合理。环境源扰动力方面，一是因为相较于其他乡村医生，高学历乡村医生的学习时间和学习费用成本更高，然而，在工作待遇、职业发展等方面，与其他乡村医生相比却没有显著的提高，导致其横向相对剥夺感较高。二是高学历乡村医生的医疗技术水平往往相对较高，然而基本药物制度实施后，其医疗技术水平受用药限制影响，难以充分发挥，因而受到的政策扰动相对较大。

地域因素方面，分析显示，经济发展相对较好的地区环境源扰动力较高。主要原因包括：一是由于经济发展较好，农村居民收入水平相对较高，因而导致乡村医生与周边人群比较而产生的横向相对剥夺感较为严重。二是经济发展较好地区的就业机遇较多，私人诊所、民营医院以及其他行业对乡村医生的虹吸效应也相对较强。

在性别因素方面，分析显示，不同性别乡村医生受到的工作源扰动力不同，女性乡村医生受到的工作源扰动力更大；而在环境源扰动力方面，男性和女性乡村医生的差别没有统计学意义。究其原因，女性乡村医生的身体素质普遍弱于男性乡村医生，因此在面对同样的工作任务和工作安排时，女性乡村医生感受到的工作量和工作安排不合理性高于男性乡村医生。而在执业风险、横向相对剥夺感和纵向相对剥夺感、政策扰动力等扰动因素方面，男性乡村医生和女性乡村医生处于相似的环境中，因而受到的环境源扰动力差异并不明显。

四 乡村医生对扰动的应对力

（一）应对力总体水平较高，乡村医生内在应对力高于外部支持力

总体而言，乡村医生对扰动的应对力居于中等偏上水平，大部分乡村医生认为自身的应对力水平较高。在应对力构成中，乡村医生的内在应对力明显高于外部支持力，对应对力的贡献度相对较高。乡村医生中"自力"型应对力占绝大多数。这表明乡村医生在应对其所面临的扰动时，更多依靠自身而非政府或其他组织的支持。

（二）人际情感支持力、社会应对力、工作应对力是重要应对力因素

分析显示，在外部支持力中，情感性支持力明显高于工具性支持力，对外部支持力的贡献较高。人际情感支持力主要是指乡村医生从同村镇乡村医生、卫生院医生以及本村居民处获得的情感性支持力。乡村医生与同卫生室乡村医生的关系融洽有助于卫生室内部合理有序分工协作的实现，对于提高乡村医生整体服务能力和服务效率具有积极意义。乡村医生与同乡镇乡村医生的关系融洽有助于加强乡村医生之间业务交流以及对政策的认同，对提高行业规范与标准、增强村医集体凝聚力有重要的积极作用。基本医疗和基本公共卫生服务的大量工作主要是由乡村医生间分工协作完成，融洽的同事关系对于减小工作源扰动力的不利影响具有较强的积极意义。乡村医生与卫生院医生的关系融洽有助于卫生院与卫生室之间分工协作的顺利实施。一方面，有利于高效有序地完成新医改政策赋予基层卫生体系的工作任务；另一方面，也有利于卫生院医生对乡村医生进行业务指导，提升其技术水平，对于提高乡村医生的技术支持力、降低工作难度具有积极意义。乡村医生与本村居民关系

融洽，一方面有利于乡村医生开展服务，减小基本公共卫生服务工作阻力，降低工作难度，减小工作源扰动力；另一方面也有利于缓和医患矛盾，降低医疗纠纷发生风险，减小执业风险。

内在社会应对力主要是指乡村医生的说服能力、工作适应能力和应变能力。良好的说服能力，一是有利于乡村医生说服村民接受自己的服务，从而建立村民对自己的信任感，减轻工作难度，减小工作源扰动力；二是有利于向患者清楚地解释病情，说服患者及时采取有效的治疗措施；三是有利于化解医患矛盾，将纠纷消除在萌芽阶段，减小执业风险；四是有利于乡村医生之间、乡村医生与上级医疗机构之间、乡村医生与政府部门间的协调沟通，对于乡村医生获得更多的外部支持力具有积极作用。良好的工作适应能力，一是有利于乡村医生尽快适应因政策变革和调整导致的工作任务、工作方式的变化，以减少政策扰动力的不利影响；二是有利于乡村医生尽快熟悉其工作职责和工作规范，提高工作效率，从而减少工作源扰动力。良好的应变能力，一是有利于乡村医生在医疗纠纷中把握患者及其家属的利益诉求，化解或减少医患矛盾，有效应对执业风险；二是有利于在检查考核中展现自己的成绩，从而获得上级部门认可，以获得更多的外部支持。

内在工作应对力主要是指乡村医生的诊疗能力、公共卫生服务能力以及需求导向能力，工作应对力是乡村医生胜任岗位要求的基础能力。一方面，良好的工作应对力有利于完成政府赋予乡村医生的基本职能与任务，减轻工作量、工作难度带来的扰动。另一方面，在现有的乡村医生考核机制下，工作应对力越高的乡村医生获得的经济支持力、资源支持力等外部工具性支持力越强，良好的工作应对力对于加强乡村医生对扰动的总体应对力具有积极意义。

（三）乡村医生获得的工具性支持力不足

工具性支持力主要包括经济支持力、技术支持力、发展空间支持力、制度支持力和资源支持力。当前，外部工具性支持力相对较小，其对乡村医生总体应对力的贡献度仅为37.33%，平均贡献度仅为7.47%；其中，经济支持力的贡献度仅为4.09%。收入水平低、技术支持适用性不足、发展空间小、制度支持缺位以及资源不足①②③④⑤⑥⑦已经成为广受乡村医生诟病的问题，工具性支持力不足，导致乡村医生在脆弱性的应对中只能依靠自身内在应对力独力支撑，应对乏力，长此以往恐将陷入"独木难支"的境地。

1. 经济支持力

经济支持力方面，乡村医生获得的经济支持力是影响未来乡村医生脆弱性发展趋势的重要因素，主要包括收入和养老金两部分。当前，大部分乡村医生对个人收入和养老保障水平满意度均较低，主要原因有以下几点：

一是乡村医生补助发放标准较低导致乡村医生总体收入低。当前，乡村医生的收入主要包括三大来源，即基本药物补助、基本公共卫生服务经费补助以及一般诊疗费。其中，基本药物补助仅针对实施基本药物制度的在标准化卫生室工作的乡村医生发放，补助标准为每人每年6000元。但实际上由于几乎所有的政府办村卫生室均实施了基本药物制度，因此这部分补助经费的覆盖人数大幅增加，而经费总额却未随之提高，导致乡村医生实际所得基本药物补助远低于补偿标准。基本公共卫生服务经费补助针对所有提供基本公共卫生服务的乡村医生发放，其发放标准为"人均基本公共卫生服务经费的48%归乡村医生"，即每人约21元左右。虽然补助标准不低，但受农村空心化、老龄化影响，大量青壮年服务对象离开农村流向城市，乡村医生实际所得基本公共卫生服务经费补助非常有限，从中支出提供服务所需成本后，乡村医生的结

① 谢清等：《农村卫生室收入情况调查与实证分析——以湖北省松滋市为例》，《长江大学学报》（社会科学版）2015年第4期。
② 苗艳青等：《基本药物制度下村医收入的补偿渠道研究》，《中国卫生政策研究》2011年第9期。
③ 翟敏等：《乡村医生对基本公共卫生服务项目认知及现状评价的实证研究》，《中国社会医学杂志》2016年第3期。
④ 张启军等：《吉林省基层医疗卫生机构卫生资源配置情况分析》，《中国卫生信息管理杂志》2016年第5期。
⑤ 袁秀伟等：《河南省农村卫生室开展基本公共卫生服务的现状与困境破解——基于216个村卫生室的实证研究》，《中国卫生事业管理》2016年第9期。
⑥ 朱敏等：《新医改后我国村卫生室人力资源配置的现状研究》，《重庆医学》2016年第16期。
⑦ 张晓林等：《乡村医生发展困境与出路的法制化探讨》，《中华医院管理杂志》2016年第4期。

余并不乐观。一般诊疗费为乡村医生提供医疗服务所收取的服务费用，不同地区的收费标准不同，多在 6—10 元，多数地区采取村民支付 1—2 元，其余由新农合保险支付的方式。然而大部分乡村医生反映，山东省新农合管理制度调整后，人社部门加强了对新农合保险限额的控制，造成一般诊疗费甚至垫付药品费用的大量拖欠。

二是乡村医生高心理预期造成的心理落差。乡村医生承担的工作任务重，新医改前收入较高，新医改实施后，乡村医生无法通过药品销售盈利，其收入大幅下降，因而对改革后财政补助的期望值较高。但在现实中，地方政府受限于有限的财政能力，难以达到乡村医生期望的工资收入水平，使乡村医生产生较大的心理落差。

三是补助发放不及时现象较为频繁。多个地区的乡村医生对此均有反映，一部分地区是因县域财政能力有限，基本公共卫生服务项目配套经费对其压力较大，因而难以及时足额拨付乡村医生补助；另一部分地区是故意为之，以此为抓手强化对乡村医生的管理与控制。

四是补助发放显现平均主义倾向，出现了"干多干少差不多，干的越多风险越大"的现象，一定程度上抑制了乡村医生的工作积极性，导致部分乡村医生对财政补偿方式的不满。

五是养老保障水平较低，养老保障制度不健全。长期以来，乡村医生没有独立的养老保障体系，虽然部分地区对乡村医生参加城镇职工养老保险以及商业养老保险进行了尝试，但是大部分乡村医生依然只能参加新型农村居民养老保险。该保险主要针对农村居民，筹资和保障水平均相对较低。2016 年，山东省出台了《关于印发〈关于解决老年乡村医生生活补助问题的实施意见〉的通知》（鲁卫基层发〔2014〕1 号文件），对年满 60 岁乡村医生的养老保障作出了政策安排，但这一政策尚有待于进一步完善。一方面，工作年限每满一年每月 20 元的发放标准依然较低，仅能部分满足老年乡村医生的基本生活需求。另一方面，该政策只针对 2011 年 6 月 30 日以前入职、年满 60 岁且已经离开卫生室的乡村医生，其覆盖范围较小。此外，经费筹资渠道过于单一，相关经费由县级财政统筹，对于县域财政造成了较大的压力。

2. 制度支持力

乡村医生获得的制度支持力是影响未来乡村医生脆弱性发展趋势的重要因素，当前乡村医生制度支持力的不足，突出表现在三个方面：

一是医疗纠纷保护制度缺失。医疗纠纷是乡村医生最为担心的风险。虽然总体而言卫生室发生医疗纠纷的风险相对较低，出现的医疗纠纷也比较少，但是面对医疗纠纷中巨大的赔偿金压力，乡村医生个人的风险抵御能力明显不足。此外，乡村医生本身就存在医疗行为不规范、医疗文书书写不规范等问题，一旦发生医疗纠纷，乡村医生的处境必将极为不利。虽然部分地区的乡村医生或自发组织，或在卫生院统一组织下购买了医疗纠纷责任险作为医疗纠纷的风险防范手段，但是现有医疗责任险由于保险费用高、覆盖病种少、豁免条款多等原因，在基层的适用性并不好，因而未得到大范围推广。

二是新农合制度的约束。新农合制度自实施以来，其筹资水平、保障范围和报销力度不断提高，农村居民的认可度、满意度以及利用率也不断提高，对于保障农村居民健康、促进农村卫生事业发展发挥了重要的推动作用。2014年，山东省逐步对原新型农村合作医疗保险与城镇居民基本医疗保险进行并轨管理，整合后形成的城乡居民基本医疗保险划归人社部门管理。由于人社部门对农村卫生服务的了解程度不高、与卫生行政部门间的沟通协调不畅等原因，加之医保资金控费压力的增加，人社部门对整合后的新农合管理制度进行了一系列调整，在农村居民卫生服务需求快速增长以及新农合筹资水平提高的情况下，未提高村卫生室医保报销限额，反而加强了对村卫生室医保报销限额的控制，对乡村医生基本医疗服务的提供产生了不利影响。

三是激励机制不健全。一方面，激励措施与乡村医生激励偏好匹配度低，乡村医生低层次需求的满足感低，即乡村医生比较关注的执业风险、福利保障、身份问题、个人收入、工作量和社会地位等均未得到有效解决，乡村医生个人收入、养老保障、医患纠纷保护等生存需求、安全需求的满足感较低。另一方面，个人努力程度与工作绩效衔接不畅，即乡村医生受自身能力不足、政策目标设置过高、工作环境复杂以及角色定位不清晰等因素影响，其工作努力程度与工作绩效间的关系有所弱化，努力工作也难以取得好的工作绩效。

3. 技术支持力

在岗培训和上级医疗机构的支援是乡村医生接受外部技术支持力的主要途径。乡村医生在岗培训中主要存在两方面的问题：一是培训层次低，高层次培训机会少。当前乡村医生主要在岗培训形式有两种：一种是由省卫生行政部门统一规划、设计提供的视频培训，包括常见病诊疗和基本公共卫生服务两大类培训内容；另一种是由乡镇卫生院提供的以会代训形式的培训，培训内容多为相关政策或管理措施、基本公共卫生服务等，乡村医生到综合性医疗机构或高等医学院校接受系统培训的机会较少。二是培训内容的适用性不强。尤其是在基本医疗服务方面，乡村医生较为关注的急救知识、慢性病、常见病的鉴别诊断等内容培训较少。主要原因是培训需求调查机制和培训效果评估机制缺失，培训需求调查机制的缺失导致培训内容难以适应乡村医生日常工作，培训效果评估机制的缺失导致培训工作难以做到有针对性的持续改进和完善。

上级医疗机构对乡村医生的支援方面主要存在两方面问题：一是大多数上级支援以输血式支援为主，对于提升乡村医生服务能力效果有限。部分乡村医生反映，上级医疗机构下派的支援医生以提供专科医疗服务为主，对于全科医疗服务有些力不从心，其所传授的诊断、治疗方法往往也需要借助高级医疗设备，在村卫生室的适用性不强。更有部分医生借口村卫生室设备不齐、条件简陋，要求患者到其所在的医疗机构就诊，借助支援村卫生室的机会变相虹吸农村患者。二是远程诊疗服务的推广在强化村卫生室医疗服务能力的同时，对乡村医生产生了一定的替代效应。当前，随着区域卫生一体化程度的不断提高，大部分区域卫生医联体内部配备了远程诊疗系统，为农村患者提供远程诊疗服务，以提高其高水平医疗服务可获得性。但是，研究发现，远程诊疗服务的推广对乡村医生产生了一定程度的替代效应，即部分乡村医生对远程诊疗产生了依赖性，参加业务培训的积极性有所下降。

4. 发展空间支持力

乡村医生职业发展空间小、职业前景差是青年乡村医生离职以及村医招聘难的重要原因。主要表现在两个方面：一方面，乡村医生受其半农半医身份限制，面临着职称晋升无路、职业上升无空间的尴尬处境。当前，乡村医生仍然是"半农半医"的农民身份，难以获得同医务人员一样的职称晋升机会。虽然部分地区在乡村医生的职称政策方面进行了探索和尝试，但是受整体政策环境、职称评聘方案细节等因素的限制，尚未形成具有借鉴意义的具体方案。另一方面，乡村医生从事的健康服务相对简单，服务患者少，病种单一，青年乡村医生的业务能力提升缓慢，成就感低，加之收入水平低、工作量大，因而难以体现个人价值。

5. 资源支持力

村卫生室由于规模小、资金少，相关基础建设及设备购置严重依赖政府投入。当前村卫生室普遍存在房屋基础设施简陋、就诊环境差、医疗设备简单、设备老化等问题。究其原因，主要是尚未形成对村卫生室建设及医疗设备投入的可持续性长效投资机制，导致现阶段政府对卫生室基础建设和设备购置、维护投入多为一次性投入，难以形成对乡村医生有力的资源支持。设备不足和就诊环境差成为制约乡村医生开展基本医疗服务的重要因素。

（四）不同特征乡村医生的应对力水平不同

从医方式和地域是乡村医生总体应对力的主要影响因素。以半农半医和农主医辅形式从医的乡村医生、经济发展较差地区的乡村医生应对力相对较弱。具体而言，在外部支持力中的工具性支持力方面，不同年龄、学历、从医方式以及不同地区的乡村医生不同；在外部支持中的情感性支持力方面，不同执业资格以及不同地区的乡村医生不同；在内在应对力方面，不同地区的乡村医生不同。

在从医方式因素方面，分析显示，以半农半医形式从医的乡村医生的应对力较弱。主要原因是不同从医方式乡村医生获得的外部支持力不同。相较于脱产从医和以医主农辅形式从医的乡村医生，以半农半医和农主医辅形式从医的乡村医生，工作应对力相对较小，且投入的精力少，因而获得的经济支持力、制度支持力和上级情感支持力相对较小，导致其总体应对力相对较小。

在地域因素方面，经济发展较差地区由于地域经济发展和整体医疗水平相对滞后，地方政府财政水平有限，因而难以为乡村医生提供更多的高水平培训机会，导致乡村医生获得的技术支持力等工具性支持力相对较弱。同样受地域经济水平影响，经济发展较差地区乡村医生的整体素质略低于经济发展较好地区，学历水平不高，因而对相关政策的认知和理解水平有限，低于经济发展较好地区的乡村医生。由于自身素质偏低，外部技术支持力不足，经济发展较差地区乡村医生的工作应对力难以满足现有基本医疗和基本公共卫生服务需要。

年龄、学历和从医方式是乡村医生工具性支持力的主要影响因素。40 岁及以下青年乡村医生、大专及以上高学历乡村医生以及脱产从医的乡村医生获得的工具性支持力相对较小。分析显示，不同年龄乡村医生在工具性支持力方面的差异主要来自技术支持力和发展空间支持力的影响。一方面，青年乡村医生接受了更多、更全面的医学教育，因而对在岗培训、进修等技术水平提升机会抱有更高的期望，然而当前乡村医生培训中存在内容针对性不足、适用性不好等问题，因而不能满足青年乡村医生对技术支持的期望和需求。另一方面，青年乡村医生的事业心比中老年乡村医生更强，更希望在职业生涯中得到较快的发展与提升，然而乡村医生职业发展空间小、职称晋升难的现状限制了青年乡村医生的发展，因而其获得的发展空间支持力较小。不同学历乡村医生在工具性支持力方面的差异主要来自经济支持力、制度支持力和发展空间支持力的影响。一是高学历乡村医生对于自身收入、养老等待遇的期望值普遍较高，与当前乡村医生待遇普遍较低的现实之间形成了较大的落差，导致其感受到的经济支持力不足。二是高学历乡村医生受基本药物制度的用药限制较大，因而感受到的制度支持力不足。三是高学历乡村医生对于自身的职业发展同样拥有较高的期望，发展受限的现实使其感受到的发展空间支持力不足。不同从医方式乡村医生在工具性支持力方面的差异主要来自经济支持力和制度支持力的影响。新医改以来，尤其是基本药物制度实施以来，卫生室只能配备并销售基本药物，这一方面导致大部分村卫生室的药品收入大幅减少，另一方面导致村卫生室用药受限，部分原有服务因此无法开展，许多患者流向零售药店和乡镇卫生院或县医院。这对脱产从医、主要收入依靠政府拨款的乡村医生造成了极为不利影响，导致其感受到的工具性支持力不足。

执业资格是乡村医生情感性支持力的影响因素，拥有执业（助理）医师资格的乡村医生获得的情感性支持力相对较低，主要受上级情感支持力的影响。相较于普通乡村医生而言，拥有执业（助理）医师资格的乡村医生的医疗技术水平相对更高，一方面，卫生院管理者等乡村医生的上级领导认为其能力较强，且人数较少，相对来说，人数众多的普通乡村医生更需要关注；另一方面，拥有执业（助理）医师资格的乡村医生因为技术水平相对较高，因此其对上级领导关注的期望度也相对较高，当前卫生院管理者等乡村医生的上级领导对其关注、支持程度未能达到其心理预期，导致其感受到的情感性支持力不足。此外，部分卫生院管理者认为，这部分乡村医生虽然能力强，但是稳定性不好，流向私人诊所、民营医院或者县医院的可能性较大，对其提供的经济支持力、技术支持力、情感性支持力等最终将变为沉没成本，因而不愿予以过多的关注。

五　乡村医生脆弱性对其工作状态存在四种影响路径，引发两类危机

新形势下，乡村医生在日常工作和生活中面临着工作源扰动力和环境源扰动力等因素的影响，乡村医生主要依靠自身内在应对力以及外部的工具性支持力和情感性支持力来应对上述扰动力对其正常功能的干扰。乡村医生处在扰动力与应对力的互动所造成的脆弱性状态中，其工作状态受到脆弱性的影响，主要包括四种作用路径：

（一）安全脆弱性状态下，乡村医生坚守，网底稳固有效

具体而言包括两条路径：一是乡村医生脆弱性水平未超出安全区间，尚在可接受范围内。此种状态下，虽然脆弱性在一定程度上对乡村医生职业评价和职业认同产生了不利影响，也导致了情感耗竭的产生，然而影响的程度不深、范围不大，在乡村医生的承受范围之内。因此，乡村医生呈现敬业倾向，选择继续坚守岗位、积极工作，乡村医生这一农村预防保健网底仍然稳固有效。二是乡村医生脆弱性水平虽然超出安全区间，但由于其管理组织拥有较强的组织控制力，也未出现引起乡村医生关注的焦点问题，受此影响，乡村医生为自我保护，避免因为离职、上访、抱怨等行为招致的惩罚，因而选择继续坚守岗位。但此时，乡村医生更多的是持观望态度，期待问题的解决或采取离职、上访等行动的合适机会。此时，乡村医生的工作积极性、努力程度虽然达不到第一种路径下的程度，但总体而言仍能够为村民提供有效服务，农村预防保健网底总体上仍然稳固有效。

（二）脆弱性累积状态下，乡村医生抱怨，网底低效

脆弱性产生以后，累积效应逐步显现，超出安全区间后，对乡村医生产生了较大的影响。乡村医生逐渐感到工作及环境中的各种扰动造成的压力，也感受到自身内在应对力以及外部支持力的不足。此时，乡村医生的职业评价与职业认同受到严重影响，情感耗竭水平也有所提升，

但由于没有触发因子出现，因此，大部分乡村医生仅限于与其同事、家人交流抱怨（弱呼吁）。乡村医生的敬业倾向减少，对工作往往持应付态度，对其服务质量和服务积极性产生不良影响，乡村医生这一农村预防保健网底的健康守门人功效有所降低。

（三）超脆弱性状态下，乡村医生离职，陷入网底破溃危机

脆弱性不断累积超过安全区间后，扰动力对乡村医生造成的不利影响显著升高，乡村医生职业评价与职业认同明显降低，情感耗竭显著升高。乡村医生管理组织控制力不足，既无力应对脆弱性对乡村医生的不利影响，也无法有效控制乡村医生行为。此种状态下，部分乡村医生除了与其同事、家人交流抱怨以外，还倾向于另谋职业以规避其面临的扰动，或离开其当前所在的卫生室，到乡镇卫生院、其他村卫生室、私人诊所工作，或离开卫生系统，从事其他行业工作。乡村医生离职现象的大量产生，将导致乡村医生这一农村卫生服务网底陷入破溃的危机状态。乡村医生现在承担的基本医疗服务和基本公共卫生服务功能将难以有效发挥，农村居民将失去其健康的第一层预防保健网，陷入"健康初防失守"的状态。乡村医生这一农村卫生服务网底的破溃必将使大量的农村患者被挤压到乡镇卫生院接受基本医疗和基本公共卫生服务，造成乡镇卫生院工作量井喷式增长，形成新的"看病难，看病贵"问题。统计数据显示，2011年以来，村卫生室年诊疗人次占基层卫生机构年诊疗人次的比例均在43%以上，是基层卫生工作的主力军，然而该比例却正呈现缓慢下降的趋势，从2011年的47.1%下降到2015年的43.6%。这表明，乡村医生的网底功能虽然仍能维持，但已经呈现出失效的迹象，如果出现网底破溃，意味着乡镇卫生院仅医疗工作量就将增加2倍左右。

（四）超脆弱性焦点状态下，乡村医生上访，陷入网底震荡危机

脆弱性不断累积超过安全区间后，乡村医生职业评价与职业认同明显降低，情感耗竭显著升高。此时，在乡村医生关注的问题上，出现了自然或社会的触发因子，形成了与乡村医生息息相关且备受关注的焦点问题。此种状态形成之初，乡村医生往往等待对焦点问题的处理情况。如果有关部门对于焦点问题的处理不当，乡村医生不能接受处理结果，则倾向于选择强呼吁，即进行维权式上访。乡村医生的上访并不是为了动摇政府的权力基础，而是在其认为自身合法权利（其权利诉求未必合理合规）受到影响的情况下，选择的一种自认为有效的解决方式。但是大规模上访行为的发生，将不可避免地对乡村医生队伍的稳定性及其功能的正常发挥产生不良影响，使乡村医生这一预防保健网底陷入震荡危机；此外，乡村医生大规模上访行为的发生还将削弱乡村医生对于政府部门及其办事机构的信任度，使党和政府在农村卫生治理中陷入公信力危机。

上述乡村医生脆弱性的四条作用路径并非独立存在，而是相互交织的，根据脆弱性累积情况互相转化循环。如果乡村医生的脆弱性持续积累而得不到有效缩减，乡村医生的工作状态则会根据不同的条件，由敬业倾向逐渐向弱呼吁倾向、强呼吁倾向和离职倾向转化，使乡村医生队伍乃至农村居民逐步陷入危机状态。而如果乡村医生的脆弱性能够得到有效缩减，乡村医生的工作状态则会由离职倾向、强呼吁倾向和弱呼吁倾向逐步向敬业倾向转化，使乡村医生队伍逐步趋于稳固，逆转其所处的危机状态。

六 乡村医生脆弱性出现慢性恶化情景和维持情景的概率较大

情景分析显示，乡村医生脆弱性未来发展趋势出现脆弱性慢性恶化情景和脆弱性维持情景的概率较大，分别为38.9%和33.34%。主要原因有三点：一是扰动力的持续快速增加。分析显示，在影响乡村医生脆弱性发展的关键事件中，扰动因素有5项，占71.43%，是主导性因素。专家咨询的结果显示，其中4项扰动因素未来变化的确定性较高，将出现增长趋势，仅政策扰动的不确定性较高。在政策扰动力增加这一可能性最大的情境下，乡村医生所受扰动力的增长幅度达到3.39%，增长幅度较高。二是对乡村医生的制度支持力和经济支持力的增长缓慢。乡村医生获得的制度支持力和经济支持力是影响其脆弱性未来发展趋势的关键事件。专家咨询的结果显示，制度支持力和经济支持力未来变化的不确定性较高，在二者均增加的情境下，乡村医生应对力的增长幅度也仅有3.05%，与扰动力相比，增长幅度相对较小。三是乡村医生内在应对力和外部情感支持力的天花板效应。乡村医生自身内在应对力以及获得的外部情感性支持力是当前乡村医生应对扰动时主要的应对力来源。然而，由于当前情境下，乡村医生自身内在应对力以及获得的外部情感性支持力已经得到了较为充分的发挥和利用，因此，其未来的增长空间有限，难以有较大幅度提高，同时，其对乡村医生总体应对力的贡献也有限。

第十二章　建议

通过前述分析可知，虽然乡村医生脆弱性总体水平处于可接受范围内，但是"危机"型、"风险"型脆弱性比例较大，且脆弱性的累积对其工作状态产生了不利影响，引发了网底破溃和网底震荡两类危机，对乡村医生发挥健康守门人的功能造成了不利影响。为应对乡村医生脆弱性累积对其功能造成的不利影响，一方面要缩减脆弱性的产生和累积，另一方面也要防范和应对脆弱性所致危机的发生。同时，还应针对未来可能的脆弱性发展情景设置应对策略，做到有备无患。因此，本章以危机管理理论——4R 理论为指导，从脆弱性及其所致危机的缩减、预备、应对和恢复四个方面，设计乡村医生脆弱性的综合应对策略，如图12 - 1所示。

一　主要扰动力的缩减策略

（一）建立健全乡村医生的医疗纠纷保护机制

医疗纠纷风险是当前乡村医生面临的重要扰动之一。缩减执业风险对乡村医生造成的扰动，一是要从乡村医生入手，加强对其的保护，减轻其在医疗纠纷中受到的不利影响。一方面，应完善并落实针对乡村医生的医疗纠纷责任保险，可尝试引入保险公司来分摊乡村医生面临的纠纷赔偿风险；另一方面，应探索建立并完善区域内乡镇卫生院与村卫生室的医疗纠纷协同应对与责任分摊机制，在为乡村医生分摊纠纷赔偿风险的同时，为其提供一定的技术支持。二是要从患者入手，加强对农村居民的健康教育，提高其健康素养，一方面改变其"药到病除"的过高期望，另一方面减少患者因对疾病缺乏了解而对乡村医生产生的误解。

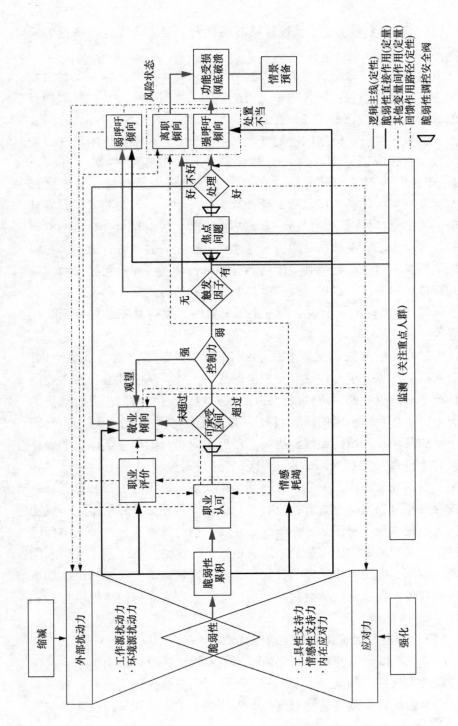

图 12 – 1 乡村医生脆弱性综合治理策略示意

（二）降低乡村医生支持性政策与同社会阶层人员支持性政策的异质性

横向相对剥夺感是当前乡村医生面临的重要扰动之一，主要是由乡村医生将自身待遇与乡村教师相比而产生的。乡村医生和乡村教师拥有相似的历史背景，处于同等社会阶层，却走向了完全不同的发展路径。然而乡村教师身份、待遇问题的解决与当时历史、政治环境的特殊性密不可分。在现阶段，像乡村民办教师转公一样推动乡村医生身份由"半农半医"向事业编制的转变已基本不可能。因此，现有制度框架下，在乡村医生待遇、保障等支持性政策设计中，努力消除其与同等社会阶层人员支持性政策的差距，是减小乡村医生横向相对剥夺感的有效途径。这就要求有关部门在政策设计之初进行充分的调研，识别乡村医生的主要参照对象，把握其主要的利益诉求，并对参照对象相似政策进行系统梳理和研读，以提高政策的针对性和有效性。

（三）加强宣传，承认乡村医生历史贡献，提高其职业的社会认同和评价

付出与回报的失衡是乡村医生横向相对剥夺感产生的重要原因。作为农村的知识分子和拥有专业技能的优秀人才，从事社会公益事业的乡村医生对回报的期望值较高。在经济回报难以在短时间内有效解决的情况下，承认乡村医生的历史贡献，加强对乡村医生正面形象的宣传，对于增加其精神和情感回报，提高乡村医生对自身的职业认同和职业评价具有十分重要的意义。中央电视台"寻找最美乡村医生"活动举办以来获得了社会的广泛关注，也得到了广大乡村医生的支持和赞誉，对于减轻其相对剥夺感也具有积极意义。各地区可充分学习借鉴这一成功经验，根据本地乡村医生工作情况，开展类似的评奖宣传活动。向优秀乡村医生典型颁发奖励荣誉的同时，也给予一定的经济奖励。妥善利用微博、微信、电视、报纸等多种媒体，对本区域内的优秀乡村医生的事迹进行宣传，在鼓励获奖乡村医生的同时，为广大乡村医生提供标杆和榜样。

（四）推进政策优化，破除政策扰动

政策扰动既是当前乡村医生面临的重要扰动，也是影响未来乡村医生脆弱性发展趋势的重要因素。分析显示，当前乡村医生主要的政策扰动来自身份定位、基本药物制度和基本公共卫生服务项目。在现有制度

框架下，乡村医生"半农半医"的身份定位基本确定，身份转变的难度较大。但是部分基本药物制度和基本公共卫生服务项目尚有待完善之处。

一是推进基本药物制度的"底线化"。基本药物制度要求政府举办的基层医疗机构"只能"配备和使用基本药物，基本药物制度成为一项"上限"政策，背离了保障群众基本用药的政策设计初衷，一方面导致乡村医生失去了主要的经济来源，降低了其提供基本医疗服务的积极性；另一方面村卫生室的基本医疗服务功能也因为药品短缺而难以开展，严重影响了村民对乡村医生的认可度。应将基本药物制度调整为政府举办的基层医疗机构"必须"配备和使用基本药物，允许其在一定的范围内配备并使用一定比例的非基本药物，限定基本药物的底线使用率，在保障基本用药的同时，适度提高乡村医生用药自主权，以减少基本药物制度对乡村医生造成的用药限制。

二是推进基本公共卫生服务考核标准与考核方式的科学化和稳定化。基本公共卫生服务项目实施以来，其考核方式与考核标准调整较为频繁，在促进基本公共卫生服务项目不断完善的同时，客观上对乡村医生造成了较大的不利影响。一方面是部分考核指标及标准界定不合理，不能反映基本公共卫生服务真实工作情况，甚至催生了造假行为；另一方面是考核标准与考核方式的频繁调整使乡村医生无所适从。因此，应结合基本公共卫生服务工作实际对项目考核指标体系、服务标准以及考核方式进行充分论证，提高考核指标、考核标准及考核方式的科学性和合理性。在此基础上，建立基本公共卫生服务考核工作的有序调整机制，在调整期内，可根据工作实际和经济社会环境的变化对基本公共卫生服务考核指标、考核标准及考核方式进行合理调整，调整期外，维持考核指标、考核标准及考核方式的稳定性。同时适当减少考核频次，以减少考核工作对乡村医生日常工作的影响，也减轻考核给乡村医生带来的工作压力。

（五）以人群健康为中心优化乡村医生职能，精简乡村医生工作量

当前乡村医生承担了基本医疗服务和基本公共卫生服务两大基本职能，此外还承担各级政府和乡镇卫生院要求的多项临时性工作任务，服务内容多，工作任务重。因此，应以人群健康为中心，对乡村医生职能任务进行系统梳理，优化其职能设置，突出重点，精简乡村医生工作

量。一方面从居民的健康需求入手，通过对人口结构、疾病谱、居民的健康服务需求的系统研究，识别出应由乡村医生提供的服务；另一方面从政策要求入手，分析新时期卫生与健康工作相关政策对乡村医生岗位职能的要求。明确新形势下乡村医生的功能定位，并对其进行优化。针对僵尸型服务功能，一方面可以通过资源调整和需求开发促进其转型，另一方面可以通过考核指标调整弱化其在当前乡村医生整体服务职能中的权重，从而减轻其对乡村医生造成的工作压力。

二　脆弱性所致危机的预备策略

（一）加强对高学历、中青年乡村医生的关注

分析显示，中青年、高学历、低工作年限的乡村医生受到的扰动相对较高，而获得的工具性支持力也相对较少，是脆弱性的高危人员。同时这部分乡村医生正处于工作和事业的起步阶段，多为卫生室日常工作的中坚力量，也是未来农村卫生服务的中坚力量。因此，政府相关部门、乡镇卫生院以及乡村医生自治组织应将其作为重点关注对象，尤其在收入待遇、养老保障、医疗纠纷责任保险、技术培训、发展空间等方面应向这部分重点人群予以倾斜，以缩减其脆弱性累积，维持其敬业的工作态度。

（二）建立健全乡村医生自治组织，建立乡村医生脆弱性监测与危机防范机制

根据社会燃烧理论，为减小乡村医生脆弱性累积所致网底破溃危机和网底震荡危机发生的可能性，应建立乡村医生脆弱性预警系统，加强对乡村医生脆弱性的监测。根据前期研究结果，尤其应强化对乡镇卫生院和地方卫生行政部门弱控制力状态下脆弱性累积过程、触发因子、焦点问题产生与处理等关键环节的监测，并根据相应环节特征设计相应的防范机制。

一是建立健全乡村医生自治组织，以辅助卫生行政部门和乡镇卫生院对乡村医生进行有效管理。乡村医生的自治组织应由各地区乡村医生推举的代表组成，以保证自治组织在乡村医生群体中的权威性。同时在政策范围内对乡村医生自治组织充分授权，强化其管理能力。二是加强

对脆弱性发展变化重点环节的监测,当乡村医生出现不敬业倾向(脆弱性累积超出了可承受区间)、出现了引起乡村医生强烈不满的触发因子(自然或社会)、出现了乡村医生高度关注的焦点问题以及乡村医生对焦点问题处理情况不满意时,及时向乡镇卫生院和地方卫生行政部门报告。同时充分发挥组织自身优势,对乡村医生的心态和行为进行调节。三是设置脆弱性调控"安全阀",有效释放乡村医生脆弱性。可借鉴中央电视台"寻找最美乡村医生"活动,通过开展地方性"乡村医生日""最美乡村医生评选"等活动,加大对乡村医生工作付出的宣传。一方面,通过情景认同促进乡村医生累积的脆弱性负面能量宣泄,以防止其超出可承受区间。另一方面,通过标杆宣传,将脆弱性负面能力转化为促进乡村医生砥砺前行的正面动力。此外应建立较为畅通的问题反馈渠道,定期开展针对乡村医生的调研走访,并对乡村医生反映的部分问题作出正面反馈,以分解乡村医生脆弱性的累积。

(三) 加强基层卫生人力的培养,充实农村卫生服务后备力量

脆弱性累积所导致的乡村医生流失对乡村医生队伍的功能发挥造成了严重影响,为应对其可能导致的网底破溃危机,应加强农村卫生后备力量培养和储备,建立适宜的乡村医生培养机制。可结合定向、订单式培养制度,研究建立覆盖院校教育—实习—规培—继续教育的乡村医生培养路径,重点投资一部分医学院校,设计符合乡村医生服务特点的课程体系。可借鉴美国和加拿大的经验,将大部分实习安排在基层医疗机构,强化全科医师规范化培训,以提高医学生未来的岗位胜任力。

三 脆弱性发展情景的预备策略

(一) 针对脆弱性慢性缩减情景的预备策略

脆弱性慢性缩减情景发生的可能性较小,产生的影响以有利影响为主。在此种状态下,一方面应进一步强化已有乡村医生支持政策的落实情况,如维持乡村医生补助水平不下降,并保证补助资金的按时足额到位;稳定乡村医生养老保障的覆盖范围和养老金水平;保持相关政策稳定性,为乡村医生发展提供持续有效的政策驱动力;落实乡村医生培训计划,提高乡村医生业务能力,以推进乡村医生脆弱性的进一步缩减。

另一方面，应密切关注可能发生的突发事件，以避免其造成乡村医生脆弱性发展趋势的逆转。

（二）针对脆弱性激增情景的预备策略

脆弱性激增情景发生的可能性虽然不高，但其造成的后果非常严重，应予以充分重视。在此种状态下，一方面，应加强对脆弱性发展关键环节的监测，如脆弱性水平是否超出了安全区间，是否有触发因子出现，是否形成了乡村医生关注的焦点问题，乡村医生对焦点问题处理结果及处理方式的态度等。针对乡村医生脆弱性引发的各类危机状态采取及时有效的应对措施，从而尽量减小其对农村卫生服务网底功能造成的损害。另一方面，应深刻反思并总结前期乡村医生队伍建设与发展路径中存在的问题，进行政策调整与重构，促进乡村医生队伍的全科医师化，强化农村卫生服务力量，逐渐弥补脆弱性造成的农村卫生服务网底功能损伤，走出危机状态。

（三）针对脆弱性维持情景的预备策略

脆弱性维持情景出现的可能性较高。在此种状态下，乡村医生脆弱性变化幅度不大。因此，一方面要继续加大对乡村医生支持政策的落实和执行力度，如进一步提高乡村医生补助水平；扩大乡村医生养老保障的覆盖范围，并提高养老金水平；进一步理顺乡村医生相关政策，减小政策扰动的同时，为乡村医生发展提供有效的政策驱动力；完善乡村医生培训机制，提高培训内容和培训方式的针对性和适用性；加强对卫生室的资源投入，在减少其运营成本的同时，改善卫生室服务环境，更新服务设备；拓展乡村医生职业发展空间，提高其职业认同水平，以促进政策效果更好显现。另一方面，应根据影响乡村医生脆弱性发展的关键事件，寻找新的脆弱性缩减突破点，多措并举，促进其向脆弱性慢性缩减情景转化。

（四）针对脆弱性慢性恶化情景的预备策略

脆弱性慢性恶化情景出现的可能性最高。在此种状态下，乡村医生脆弱性虽有增加，但增加幅度不大。因此，一方面应对现有乡村医生支持政策进行调整优化，从而提高乡村医生获得的外部支持力，另一方面应通过健全医疗纠纷保护机制、推进相关政策优化、减轻政策扰动、加强宣传、提高乡村医生职业形象等措施缩减乡村医生的脆弱性。同时，妥善运用脆弱性调控"安全阀"，如开展"医生节""最美乡村医生评选"等活动，有效释放乡村医生脆弱性，避免脆弱性累积超出其安全区间。

四 脆弱性所致危机的应对策略

乡村医生脆弱性超出其安全区间后，其持续累积可能引发农村卫生服务网底破溃和网底震荡两类危机，据此，可以采取以下措施予以应对：

（一）加强农村卫生人力引进，充实农村健康服务力量

一旦出现网底破溃危机，政府卫生行政部门和乡镇卫生院应及时进行乡村医生招聘，以尽快充实农村健康服务力量，弥补乡村医生流失造成的网底破溃，巩固农村卫生服务网底。一是优化乡村医生引进机制。一方面，要通过增加工作收入、完善养老保障、分担医疗纠纷风险、拓展发展前景等方式提高职业吸引力；另一方面，应建立符合乡村医生需求的人才招考制度，并对急需岗位的专业人才实施倾斜政策（如不受报考比例限制、适当放宽学历要求以及乡村医生特岗计划等）。二是探索"县聘县管乡村用"的人事管理模式。改革基层卫生人事管理体制，推进县级卫计局对人、财、事权的统一管理，按照"定编定岗不定人"的要求，变身份管理为岗位管理，统筹县域内人才使用。

（二）强化村卫生室一体化程度，建立并落实乡村医生的横向交流机制，以弥补乡村医生流失和退出造成的服务力量真空

一旦出现网底破溃危机，在完成乡村医生招聘前，乡镇卫生院或区域卫生行政部门应统筹安排辖区内其他乡村医生临时到乡村医生流失较为严重地区提供服务，以弥补出现的健康服务力量真空。因此，应积极推广落实紧密型村卫生室一体化管理模式，强化乡镇卫生院对辖区村卫生室规划设置、人员准入与执业、财务、药品、业务、绩效考核等多个方面的统一管理。建立并落实乡村医生的横向交流机制，促进邻近卫生室之间乡村医生的流动，以促使乡村医生对邻近村落居民健康状况的了解。一旦部分地区乡村医生流失过多，出现网底破溃危机，可由乡镇卫生院调派邻近卫生室的乡村医生予以临时性弥补。

（三）乡村医生上访的应对策略

乡村医生的群体性上访行为，不可避免影响了其农村卫生服务网底功能的发挥，且对农村社会的稳定以及党和政府的执政形象产生不利影响。然而，政府部门应注意到，乡村医生的上访并不是为了动摇政府的权力基础，而是在其认为自身合法权利受到影响的情况下，选择的一种自认为有效的问题解决方式，是社会冲突的社会整合功能的体现，从长远来看，对于稳定和优化乡村医生队伍具有积极意义。

对于乡村医生上访，政府部门应严格按照相关信访管理制度依法依纪开展接访工作。具体而言，首先，应妥善安置上访的乡村医生，维持纪律，避免引发更大的骚动与冲突。其次，应认真听取上访乡村医生代表的陈述和利益诉求，并做好记录（如果是越级上访，还应及时通知其所在地的卫生行政部门）。再次，对于乡村医生的疑问与要求应慎重表态，以避免工作的被动和意外情况的发生。最后，进行妥善回应。对于其反映的合法合理的诉求，确属本部门职责权限的，应进行研究，并及时将结果反馈给乡村医生。对不属于本部门职责权限的，应及时告知乡村医生。对于其不合理、不合法的利益诉求，则应向其解释说明不合理、不合法的原因，并注意避免激化矛盾。

五　脆弱性所致危机的恢复策略

（一）优化补偿机制，进一步提高乡村医生收入

收入低、待遇差是当前乡村医生反映最为强烈的问题，也是其外部经济支持力不足的突出表现，更是影响未来乡村医生脆弱性发展趋势的重要因素。新医改以来，随着政府对基层卫生尤其是乡村医生工作重视程度的不断提高，各级政府对乡村医生补助的财政投入不断提高。在我国经济社会发展进入新常态的环境背景下，政府财政增长放缓，继续大幅提高乡村医生补助的难度较大，可持续性欠佳。因此，一方面，应以稳定、开源为原则保持对乡村医生投入的稳定性和持续性；另一方面，应以精准、高效为原则优化现有的财政投入机制，加大对乡村医生的经济支持力度。

一是维持当前政府财政投入规模，保持财政投入的稳定性和可持续

性。在中央财政对村卫生室投入减少的情况下，应强化省级财政、地市财政和县级财政对村卫生室的投入责任，防止中央财政投入退出造成的乡村医生收入"断崖式"减少。二是可积极探索多方参与的村卫生室投资融资策略。积极吸引企业等社会力量对乡村医生和村卫生室进行投资，并在政策允许的范围内，向投资方让渡部分利益回报，在增加乡村医生收入的同时，减轻政府财政投入压力和企业投资风险。三是进一步优化补偿方式、拓宽补偿渠道，提高投入的精准性和有效性。一方面，补助项目的选择和补助力度的确定应在考虑乡村医生具体工作的同时，参照当地与乡村医生同社会阶层人群的相关政策，以提高乡村医生的获得感，减少其可能产生的横向相对剥夺感。另一方面，将乡村医生补助与其工作的健康绩效而非仅仅是工作量挂钩，适当拉开乡村医生间的收入差距，以充分发挥补助经费的激励作用和引导作用，激励乡村医生不断提高自身医疗技术水平，同时避免单纯考核工作量而导致的分解服务以及药物滥用。四是实施卫生院核定补助额度、县财政垂直拨款的补助发放方式，由乡镇卫生院根据乡村医生的绩效考核成绩核定其应发补助额度，由县财政将经费直接发放给乡村医生，以减小乡村医生补助经费被拖欠和挪用的可能性，提高补助发放的及时性。五是拓宽补偿渠道，一方面，应增列村卫生室运营经费补助，以减轻房屋租赁、水电暖、网络、设备以及办公耗材等运营成本给乡村医生造成的经济负担；另一方面，应对山区、偏远地区以及人口分布分散地区乡村医生发放交通补助，并将其用于来回交通的时间计入工作时间。

（二）完善优化乡村医生养老保障机制

养老问题也是乡村医生反映较为强烈的问题之一，山东省在乡村医生养老方面已经做出了有益的政策探索，但有待于进一步完善。一是进一步加大资金投入，提高乡村医生养老补助水平。根据山东省现行的乡村医生养老补助方案，乡村医生退休后获得的补助水平较低，仅能满足基本生活需求。完善养老保障，切实解决好乡村医生的后顾之忧，对于稳定乡村医生队伍具有十分重要的意义。二是设计并完善2011年后入职乡村医生的养老保障机制。养老补助可由两个部分构成：①基础性养老补助，由省、市、县财政共同负担，其主要发放依据应为乡村医生的工作年限，补助标准应不低于当地农村居民最低生活标准。②辅助性养老补助，由政府财政、保险公司、乡镇卫生院和乡村医生个人共同出资，其发放依据除了乡村医生的工作年限以外，还可以考虑乡村医生职业生涯的整体工作绩效，其补助标准应不低于基础性养老补助。

（三）以协同治理为原则推动多部门协调联动，形成政策支持合力

一是推进节约型医保制度建设，适当提高医保资金分配向基层卫生服务体系的倾斜程度。人社部门应根据村卫生室医保管理的工作实际，科学设计村卫生室医保管理制度，并及时调整报销额度和管理方式，逐步将医保由单一的覆盖医疗服务扩展到覆盖预防、康复、养老照护等服务，以满足农村卫生服务发展需求。二是鼓励乡村医生对居民健康服务需求（如养老照护、慢性病康复）的开发，并对其开发的需求项目开展成本效果评估，使用医保资金对评估合格的项目予以支持，以弥补乡村医生的空白型功能，部分项目收益由乡村医生自留，从而激发其提高自身技术水平、提供多样化基本卫生服务的积极性。三是探索建立县—乡—村三级政府部门间的协调联动机制。针对乡村医生发展中存在的问题，迅速找准症结，明确责任，形成并落实解决方案。

（四）完善乡村医生在岗培训工作，提高技术支持的针对性和适用性

一是鼓励高等医学院校参与到乡村医生培训中。可借鉴滨州医学院、山东协和学院等高等院校开展的乡村医生培训项目，充分利用高等医学院校的优质教学资源，强化对乡村医生基础知识、基本理论和基本技能的培训。二是建立并强化培训需求调查和培训效果评估机制，提高培训内容的针对性和实用性，尤其应加强农村常见病、急危重患者急救等医疗知识和适宜中医药技术培训，切实提高乡村医生的服务能力和岗位胜任素质。三是健全上级医疗机构的对口帮扶机制，鼓励开展"造血式"技术支持，有计划、分阶段下派多学科医生支援乡村医生，充分发挥上级医疗机构支援医生的"教师"作用，稳步提高乡村医生业务能力。四是完善乡村医生外出进修培训期间的工作分摊和待遇保障机制，提高待遇水平，减轻其外出参加进修培训的经济压力和后顾之忧，以鼓励乡村医生外出进修，提高自身业务能力。五是加强对乡村医生政策宣传和理解力培训，促使乡村医生尽快建立大卫生观、大健康观，深刻理解党在新时期的卫生与健康工作方针，以转变工作思路、优化工作方式，努力践行以人民健康为中心、以预防为主、为人民群众提供全生命周期卫生与健康服务的工作要求。

（五）改善乡村医生职业发展前景

发展空间小、职业前景差是乡村医生职业对青年医学生缺乏吸引力的重要原因。一方面，应建立健全乡村医生在县—乡—村三级医疗机构间的纵向交流机制，使优秀乡村医生能够到乡镇卫生院、县医院工作或兼职，以拓展乡村医生职业上升空间。另一方面，可以根据乡村医生服务能力和工作绩效，建立多层级乡村医生发展机制，使乡村医生工作待遇及获得的优惠政策随着级别提高而提高，在现有制度框架下，拓展乡村医生发展空间。

（六）加强对卫生室基础建设与设备的投入，加大资源支持力度

一是加强村卫生室基础设施建设，改善乡村医生工作条件。可参照社区卫生服务模式，对村卫生室房屋功能布局、形象标识进行统一设计，提高村卫生室的视觉识别度。同时改善乡村医生工作条件，以提高其工作效率。二是更新乡村医生设备，提高其诊断能力。根据新时期农村居民健康服务需求和相关政策对乡村医生岗位职责要求，逐步更新乡村医生医疗服务设备，为其配备心电图机、生化检查仪等便携、易操作的辅助诊断设备，并提供相应的操作培训，以提高乡村医生初步诊断能力。三是建立可持续的基础设施与设备更新长效投入机制。探索建立政府财政、企业、乡镇卫生院、乡村医生和村民共同筹资的村卫生室基础设施与设备更新长效机制，以实现定期的设备维护与更新。

第十三章 研究总结

一 主要发现

（一）乡村医生脆弱性的内涵

乡村医生的脆弱性是乡村医生自身能力和获得的外部支持力难以应对其受到的扰动力的状态，由乡村医生所受扰动力和对扰动的应对力共同决定。乡村医生的脆弱性具有累积效应，脆弱性的累积对乡村医生及其所处农村卫生服务网底功能以及服务对象会产生不利影响。乡村医生的脆弱性存在一定的安全区间，在这一区间内，脆弱性的累积尚不会对农村卫生服务网底功能产生破坏性作用。一旦脆弱性超过安全区间，将导致农村卫生服务网底逐渐陷入功能失效的危机状态。

（二）乡村医生脆弱性的形成机制

乡村医生的脆弱性是乡村医生面临的扰动力和应对力间模糊耦合的结果，具体而言是乡村医生面临的工作源扰动力、环境源扰动力与自身内在应对力、获得的工具性支持力和情感性支持力间四类互动效应综合作用的结果。这四类互动效应包括：一是工作源扰动力和环境源扰动力的叠加累积与恶性循环效应，二是乡村医生内在应对力的双向强化循环效应，三是乡村医生外部支持力的低效供给效应，四是扰动力与应对力的耦合互动效应。

（三）乡村医生脆弱性的现状与差异性分析

总体而言，目前乡村医生脆弱性处于中等水平，"危机"型、"风险"型脆弱性比例较大。乡村医生面临的扰动力水平总体较高，环境源扰动力高于工作源扰动力。执业风险、工作量、横向相对剥夺感和政策扰动力是乡村医生面临扰动的主要贡献因素。中青年、中高学历、中低工作年限、经济发展较差地区的乡村医生受到的扰动力相对较高。乡村医生应对力总体水平也较高，乡村医生内在应对力高于外部支持力。外部人际情感支持力、内在社会应对力、工作应对力是乡村医生应对力的主要贡献因素。但乡村医生获得的工具性支持力不足，缺位较明显。中年、高学历、脱产从医的乡村医生获得的工具性支持力较小，高执业资格乡村医生获得的情感性支持力和不足，经济发展较差地区乡村医生获得的技术支持力较小，自身的认知力和工作应对力较低。

（四）乡村医生脆弱性对其工作状态的影响机制

新医改形势下，乡村医生面临着工作源扰动力和环境源扰动力等扰动力的影响，乡村医生主要依靠自身内在应对力以及外部的工具性支持力和情感性支持力来应对上述扰动对其正常功能的干扰。乡村医生脆弱性对其工作状态存在四种作用路径，可引发两类危机。路径一：安全脆弱性状态下，乡村医生坚守，网底稳固有效，即脆弱性未超出安全区间，在乡村医生承受范围内，因而乡村医生呈现敬业倾向，农村卫生服务网底依然坚固有效。路径二：脆弱性累积状态下，乡村医生抱怨，网底低效，即脆弱性累积超出安全区间，乡村医生逐渐感到工作及环境中的各种扰动造成的压力，也感受到自身内在应对力以及外部支持力的不足，敬业倾向弱化，对工作持应付态度，服务质量下降，农村卫生服务网底功效降低。路径三：超脆弱性状态下，乡村医生离职，陷入网底破溃危机，即脆弱性超出安全区间，而乡村医生管理组织控制力不足，乡村医生倾向于离职以规避其面临的扰动力。乡村医生离职现象的大量产生，将导致农村卫生服务网底陷入破溃的危机状态。路径四：超脆弱性焦点状态下，乡村医生上访，陷入网底震荡危机，即脆弱性超出安全区间后，在乡村医生关注的问题上，出现了自然或社会的触发因子，形成了与乡村医生息息相关且备受关注的焦点问题。对于焦点问题的处理不当将导致乡村医生选择越级上访以维护自身权利，从而对农村卫生服务网底产生震荡。四条作用路径并非独立存在，而是相互交织的，根据脆弱性累积情况互相转化循环。

（五）乡村医生脆弱性未来发展情景

根据脆弱性发展影响因素的影响力和不确定性确定了乡村医生脆弱性未来发展的三个情景轴面：制度支持力、经济支持力和政策扰动力。在此基础上，构建了脆弱性未来发展的 27 种可能性情景，并根据其变化性质分为 4 类：脆弱性慢性缩减情景、脆弱性激增情景、脆弱性维持情景和脆弱性慢性恶化情景。分析显示，乡村医生脆弱性未来发展出现慢性恶化和维持情景的概率较大。

二　创新之处

（一）将脆弱性理论引入卫生体系"应灾体"研究

本书运用脆弱性理论对乡村医生发展现状进行分析，系统梳理了乡村医生发展中面临的扰动力、内在应对力和外部支持力。一方面，将脆弱性分析引入卫生体系的"应灾体"研究，改善了现有脆弱性研究集中于"承灾体"的不足，丰富了脆弱性研究的范畴，拓展了脆弱性研究的领域。另一方面，脆弱性理论的引入，在提高了研究系统性的同时，也为卫生服务研究提供了新的研究思路和视角。

（二）对乡村医生脆弱性的内涵和测量维度进行了界定

本书综合运用文献分析、专家咨询、专题小组讨论等方法首次对乡村医生脆弱性的内涵进行了界定，并明确了其测量维度，研究制定了相关调查问卷。而现有研究多依据文献分析界定脆弱性内涵，因此本书对乡村医生脆弱性内涵的界定更具科学性和针对性，对其他领域脆弱性内涵界定的相关研究具有较强的借鉴意义。

（三）对乡村医生脆弱性的形成机制进行了探讨

本书在定性分析与逐步回归定量验证的基础上，构建了乡村医生脆弱性的形成机制模型，探讨了扰动力和应对力间的四类互动效应。这对于理解乡村医生脆弱性内部要素构成及要素间的互动关系具有积极意义，同时也为其他领域脆弱性形成机制研究提供了研究思路和方法学上的借鉴与引导。

（四）构建了脆弱性对工作状态的影响机制模型

现有研究多从扰动力或外部支持力的单一视角出发分析其对乡村医生工作心态的影响。本书从脆弱性视角对乡村医生面临的各类扰动力、外部支持力和内在应对力对其工作状态的影响机制进行了分析，在定性分析和结构方程模型定量验证的基础上，构建了脆弱性对工作状态的综合影响机制模型，明确了乡村医生脆弱性对工作状态作用的四条路径以及脆弱性可能引发的两类危机及其作用路径。在此基础上，以预防准备型危机管理为指导，研制了乡村医生脆弱性的综合治理策略。相比而言，本书更具系统性，提出的对策与建议更能体现标本兼治原则。同时也为其他领域组织脆弱性影响与作用的研究提供了借鉴。

（五）情景分析中，将直觉逻辑法和概率修正法结合，提高了分析准确性

传统的情景分析研究主要包括直觉逻辑法和概率修正法两类分析思路。直觉逻辑法主要依赖专家以及关键知情人的直觉判断，因而在分析中容易出现同一专家前后意见不一致的情况。概率修正法则主要依赖对历史数据演变规律的分析预测研究对象的发展趋势，因而对意外事件、外部环境的突变考虑不足。本书将直觉逻辑法和概率修正法相结合，运用直觉逻辑法进行专家咨询，运用概率修正法分析思路对咨询数据进行分析，依据数据分析结果对乡村医生脆弱性发展趋势进行预测，可以有效规避两类方法的短板。

三　不足之处

（一）以自我报告法获取数据，可能存在社会期许效应

本书主要通过自我报告的方法，以问卷调查的形式获取数据。相关研究显示，受研究人群的社会赞许需求影响，研究对象常常为符合社会情境的要求，违背自己的意愿，表现出适合那个情境的反应以迎合外界，这就会导致测量出现一定程度的偏差。这在本书乡村医生内在应对力的调查中尤为明显，乡村医生作为农村健康服务提供者，其内在应对力不足，是服务能力不足的表现。因此，在调查中，即便是匿名填写，乡村医生也有可能为了维护自身形象，而掩饰自身内在应对力不足的现实。

（二）自我报告式问卷调查，可能造成同源性偏差

由于采用自我报告的方法收集数据，因此调查问卷中各条目的得分可能会受到受访者自身内在因素的影响，造成同源性偏差。虽然本书运用单一公因子分析的方法对问卷进行了同源方差检验，且检验结果较为理想，但只能说明问卷测量不存在严重的同源性偏差，不能代表完全且不存在这一问题。对问卷的信效度分析和变量间的相关分析显示，调查数据的可信度较高，且针对部分问题运用定性访谈数据和居民调查数据进行了验证，表明本书结果是可靠的，在今后的研究中，应在自我报告的基础上，强化同事报告，以尽量避免可能出现的同源性偏差。

（三）横断面调查不能验证变量间的因果关系

本书采用横断面研究的方法对乡村医生脆弱性进行分析，所得出的因果关系结论本质上为脆弱性各要素之间，以及脆弱性和乡村医生工作状态间的相关关系，而非因果关系。因果关系的验证应通过更严谨的连续性研究，以及对相关因素在时间序列上变化趋势的分析完成，因此在短时间内难以实现。

附　　录

乡村医生脆弱性内涵专家论证表（第一轮）

尊敬的专家：

您好！

感谢您在百忙之中抽出时间填答本咨询问卷。本问卷是完善国家自然科学基金课题"新医改形势下乡村医生发展研究"的一部分，不涉及您所从事工作的具体评判。课题组在研究中发现，由于脆弱性研究引入卫生管理领域的时间较短，研究较少，对于乡村医生脆弱性内涵的界定目前尚无统一观点。课题组在前期研究的基础上，对乡村医生脆弱性内涵及其发展情景的影响因素进行了系统梳理。本次咨询旨在借助您在基层卫生相关研究领域的经验和体会，帮助我们进一步完善乡村医生脆弱性的内涵！衷心感谢您给予我们的支持和帮助！请您根据您的判断进行填答，将您的答案填在应答栏内。

一　填表人基本情况

序号	调查内容	应答栏
1	您的性别：①男　②女	
2	您的年龄	
3	您工作的性质：①卫生行政工作　②研究工作　③其他	
4	您的职务：①单位负责人　②部门负责人　③普通技术人员/研究人员　④其他（请注明）	
5	您的文化程度：①硕士及以上　②本科　③大专　④高中、中专　⑤初中及以下	

续表

序号	调查内容	应答栏
6	您的职称：①正高　②副高　③中级　④初级　⑤无职称	
7	您所学专业：①临床医学　②预防医学　③卫生管理学　④其他医学类专业　⑤非医学类专业（请注明）	
8	您从事卫生管理实践/管理/研究的工作年限（年）	
9	您对乡村医生领域的熟悉程度： ①非常熟悉　②较熟悉　③一般熟悉　④较不熟悉　⑤不熟悉	

二　乡村医生脆弱性内涵的论证

课题组在系统阅读分析现有文献的基础上，收集了国内外引用频次较高的 24 个具有代表性的脆弱性内涵界定，在此基础上，经过多次专题小组讨论，初步界定了乡村医生脆弱性的内涵和构成要素，如下所示。咨询内容主要包含两个方面：一是乡村医生脆弱性内涵的界定，二是乡村医生脆弱性测量要素的界定。

课题组对乡村医生脆弱性的界定：

乡村医生的脆弱性是在一定环境下，乡村医生依靠自身能力和外部支持力与其在日常生活和工作中受到外部扰动进行互动的状态，由乡村医生所受外部扰动力和对外部扰动的应对能力共同决定。乡村医生的脆弱性具有累积效应，脆弱性的累积会对乡村医生及其所处农村预防保健网底产生不利影响，一旦脆弱性超过安全区间，将会导致农村预防保健网底及农村居民健康陷入危机状态。

以下为对乡村医生脆弱性内涵的论证。请仔细阅读相关论述并根据您的判断作答。

序号	调查内容	应答栏
1	课题组将乡村医生脆弱性界定为"乡村医生依靠自身能力和外部支持力与其在日常生活和工作中受到外部扰动进行互动的状态"。主要的依据是当前关于脆弱性内涵的研究已经演变到"状态论"阶段,"状态"包括了可能性、程度、能力等诸多要素信息,其含义更广泛,更能体现"脆弱"是由多种因素所致	
1.1	您对"乡村医生依靠自身能力和外部支持力与其在日常生活和工作中受到外部扰动进行互动的状态"是否认可:①认可　②基本认可　③不认可　④不清楚	
1.2	您对"乡村医生依靠自身能力和外部支持力与其在日常生活和工作中受到外部扰动进行互动的状态"这一说法有何意见	
2	课题组将乡村医生脆弱性界定为"在一定环境下产生的"。主要的依据是脆弱性并不是一成不变的,脆弱性的水平及其内部构成随着环境的变化而变化。不同环境下,乡村医生的脆弱性水平和构成要素不同。因此,当研究或测量乡村医生的脆弱性水平时,应界定其所处的环境	
2.1	您对"脆弱性是在一定环境下产生的"是否认可:①认可　②基本认可　③不认可　④不清楚	
2.2	您对"脆弱性是在一定环境下产生的"这一说法有何意见	
3	课题组将乡村医生脆弱性界定为"脆弱性由乡村医生所受外部扰动力和对外部扰动的应对能力共同决定"。主要依据是,乡村医生在日常生活中受到来自工作(如工作量、工作压力等)和环境(如执业风险、政策变动等)的各种扰动,乡村医生需要应对并适应这些扰动。在这一过程中,乡村医生可依靠的力量一是自身的能力,二是外部系统(政府、亲友等)给予的支持	
3.1	您对"脆弱性由乡村医生所受外部扰动力和对外部扰动的应对能力共同决定"是否认可:①认可　②基本认可　③不认可　④不清楚	
3.2	您对"脆弱性由乡村医生所受外部扰动力和对外部扰动的应对能力共同决定"这一说法有何意见	
4	课题组认为"乡村医生的脆弱性具有累积效应,脆弱性的累积会对乡村医生、以其为主要力量的农村预防保健网底以及其服务的农村居民产生不利影响"。即脆弱性将按照辩证法的规律积蓄能量,长时间累积将会使量变转变为质变	

序号	调查内容	应答栏
4.1	您对"乡村医生的脆弱性具有累积效应，脆弱性的累积会对乡村医生、以其为主要力量的农村预防保健网底以及其服务的农村居民产生不利影响"是否认可：①认可　②基本认可　③不认可　④不清楚	
4.2	您对"乡村医生的脆弱性具有累积效应，脆弱性的累积会对乡村医生、以其为主要力量的农村预防保健网底以及其服务的农村居民产生不利影响"这一说法有何意见	
4.3	其他需要补充的观点或问题	
5	课题组认为"乡村医生的脆弱性存在一定的安全区间，在这一区间内，脆弱性的累积不会引起破坏性的后果"。即脆弱性存在一定的安全区间，在这一区间内，脆弱性的累积不会引起破坏性的后果，而脆弱性超出这一区间，将导致乡村医生、以其为主要力量的农村预防保健网底以及其服务的农村居民健康陷入危机状态	
5.1	您对"乡村医生的脆弱性存在一定的安全区间，在这一区间内，脆弱性的累积不会引起破坏性的后果"是否认可：①认可　②基本认可　③不认可④不清楚	
5.2	您对"乡村医生的脆弱性存在一定的安全区间，在这一区间内，脆弱性的累积不会引起破坏性的后果"这一说法有何意见	
5.3	其他需要补充的观点或问题	
6	课题组认为"乡村医生的脆弱性是否超过安全区间，其评价依据为乡村医生是否出现了不忠诚倾向"。忠诚倾向是指员工坚信其面临的情况会好转，因而保持沉默并且留在岗位上继续履行职责的行为倾向。一旦乡村医生产生了不忠诚倾向，其工作积极性、自主性等均会下降，将对其服务能力、工作效果产生不利影响，如果出现乡村医生离职、上访等行为，乡村医生则无法为村民提供健康服务。大量离职、上访行为的发生，将导致整个乡村医生队伍处于功能失效状态，农村预防保健网底陷入破溃危机，其所服务的农村居民则陷入"健康失防"的健康危机状态	
6.1	您对"乡村医生的脆弱性是否超过安全区间，其评价依据为乡村医生是否出现了不忠诚倾向"是否认可：①认可　②基本认可　③不认可　④不清楚	
6.2	您对"乡村医生脆弱性是否超过安全区间，其评价依据为乡村医生是否出现了不忠诚倾向"这一说法有何意见	

序号	调查内容	应答栏
6.3	其他需要补充的观点或问题	
7	课题组认为"乡村医生的脆弱性一旦超出安全区间将导致乡村医生队伍及其服务的农村居民的健康陷入危机"。主要包括两个方面：一是以乡村医生为主要力量的农村预防保健网底陷入破溃的危机。脆弱性超出安全区间后，乡村医生产生了不忠诚倾向，服务能力和服务意愿下降，甚至出现离职、上访等行为倾向，将直接导致乡村医生个体的功能失效，而大量离职、上访行为的发生，将导致乡村医生队伍处于功能失效状态，农村预防保健网底陷入破溃危机。二是农村居民陷入"健康初防失守"的危机状态。一旦乡村医生的服务能力和服务意愿下降，必将对农村居民健康产生不利影响，如果乡村医生离职、上访行为大量发生，农村居民将失去三级预防保健网中的第一层防护，健康风险将相应增加。农村患者的健康服务可及性必将大打折扣，健康服务的经济负担也将随之增加	
7.1	您对"乡村医生的脆弱性一旦超出安全区间将导致乡村医生队伍及其服务的农村居民的健康陷入危机"是否认可：①认可　②基本认可　③不认可　④不清楚	
7.2	您对"乡村医生的脆弱性一旦超出安全区间将导致乡村医生队伍及其服务的农村居民的健康陷入危机"这一说法有何意见	
7.3	其他需要补充的观点或问题	

乡村医生脆弱性发展情景专家论证表（第一轮）

尊敬的专家：

　　您好！

　　感谢您在百忙之中抽出时间填答本咨询问卷。本问卷是完善国家自然科学基金课题"新医改形势下乡村医生发展研究"的一部分，不涉及您所从事工作的具体评判。课题组在研究中发现，由于脆弱性研究引入卫生管理领域的时间较短，对于乡村医生脆弱性发展情景尚无系统研究。课题组在前期研究的基础上，对乡村医生脆弱性发展情景的影响因素进行了系统梳理。本次咨询旨在借助您在基层卫生相关研究领域的经验和体会，帮助我们预测未来发展中乡村医生脆弱性构成要素的变化趋势。衷心感谢您给予我们的支持和帮助！请您根据您的判断进行填答，将您的答案填在应答栏内。

一　填表人基本情况

序号	调查内容	应答栏
1	您的性别：①男　②女	
2	您的年龄	
3	您工作的性质：①卫生行政工作　②研究工作　③其他	
4	您的职务：①单位负责人　②部门负责人　③普通技术人员/研究人员　④其他（请注明）	
5	您的文化程度：①硕士及以上　②本科　③大专　④高中、中专　⑤初中及以下	
6	您的职称：①正高　②副高　③中级　④初级　⑤无职称	
7	您所学专业：①临床医学　②预防医学　③卫生管理学　④其他医学类专业　⑤非医学类专业（请注明）	
8	您从事卫生管理实践/管理/研究的工作年限（年）	
9	您对乡村医生领域的熟悉程度：①非常熟悉　②较熟悉　③一般熟悉　④较不熟悉　⑤不熟悉	

二　乡村医生脆弱性构成因素发展趋势咨询

　　课题组在前期研究基础上，识别了乡村医生脆弱性的构成要素，本部分咨询旨在请您对未来三年乡村医生脆弱性构成要素的变化趋势进行预测。请您对各构成要素的不确定性、变化方向、变化幅度以及其对脆弱性的影响力进行打分。在不确定性、变化幅度以及其对脆弱性的影响力判断中，采用 5 分制评分法，评分越高表示程度越高；变化方向判断部分，1 表示增加，2 表示不变，3 表示减小。

　　注："不确定性"是指变量变化的不确定性而非判断的不确定性。"需要新增加的要素"包括现在存在，但表中未给出的要素，以及现在不存在，但将来会出现的要素。

　　例：下表的含义为：在未来三年内乡村医生面临的工作源扰动力变化的不确定性较高（即工作源扰动力是否会发生变化难以确定），得分为 4 分，如果变化则会出现扰动力增大（所以选 1）的趋势，变化幅度处于中等水平（3 分），其对乡村医生脆弱性的影响力较高，为 4 分。

项目	不确定性	变化方向	变化幅度	影响力
工作源扰动力	4	1	3	4

请根据上述说明，填答下表。

项目	不确定性	变化方向	变化幅度	影响力
工作源扰动力				
其中：工作量				
工作难度				
工作安排合理性				
需要新增加的要素（请注明）				
要素 1				
要素 2				
环境源扰动力				
其中：纵向相对剥夺感（与以前相比产生的不公平感）				
横向相对剥夺感（与其他人相比产生的不公平感）				
执业风险				
政策对乡村医生的不利影响（如医保、基本药物制度等）				
需要新增加的要素（请注明）				
要素 1				
要素 2				
总体外部扰动力				
外部支持力				
其中：外部经济支持力（如财政投入等）				
外部技术支持力（如培训、进修）				
外部制度支持力（如养老保障、医疗纠纷风险分摊等）				

续表

项目	不确定性	变化方向	变化幅度	影响力
发展空间支持力 （如职称晋升、岗位调动等）				
资源支持力（如设备、药品等）				
上级情感支持力				
人际情感支持力				
需要新增加的要素（请注明）				
要素1				
要素2				
内在应对力				
其中：认知力（如对政策的理解能力）				
工作应对力 （如医疗、公共卫生服务能力）				
社会应对力（如应变、适应力）				
需要新增加的要素（请注明）				
要素1				
要素2				
总体应对力				

乡村医生脆弱性内涵专家论证表（第二轮）

尊敬的专家：

您好！

感谢您在百忙之中抽出时间填答本咨询问卷。本问卷是完善国家自然科学基金课题"新医改形势下乡村医生发展研究"的一部分，不涉及您所从事工作的具体评判。课题组在分析前一次咨询中各位专家意见的基础上，对相关内容进行了调整和优化，请您对修正后的内容再行评阅。请您根据您的判断进行填答，将您的答案填在应答栏内。

一　填表人基本情况

序与	调查内容	应答栏
1	您的性别：①男　②女	
2	您的年龄	
3	您工作的性质：①卫生行政工作　②研究工作　③其他	
4	您的职务：①单位负责人　②部门负责人　③普通技术人员/研究人员　④其他（请注明）	
5	您的文化程度：①硕士及以上　②本科　③大专　④高中、中专　⑤初中及以下	
6	您的职称：①正高　②副高　③中级　④初级　⑤无职称	
7	您所学专业：①临床医学　②预防医学　③卫生管理学　④其他医学类专业　⑤非医学类专业（请注明）	
8	您从事卫生管理实践/管理/研究的工作年限（年）	
9	您对乡村医生领域的熟悉程度：①非常熟悉　②较熟悉　③一般熟悉　④较不熟悉　⑤不熟悉	

二　乡村医生脆弱性内涵的论证

课题组在系统阅读分析现有文献的基础上，收集了国内外引用频次较高的 24 个具有代表性的脆弱性内涵界定，在此基础上，经过多次专题小组讨论，初步界定了乡村医生脆弱性的内涵和构成要素，如下所示。咨询内容主要包含两方面，一是乡村医生脆弱性内涵的界定，二是乡村医生脆弱性测量要素的界定。

课题组对乡村医生脆弱性的界定：

乡村医生的脆弱性是乡村医生自身能力和获得的外部支持力难以应对其受到的外部扰动的状态，由乡村医生对外部扰动的应对能力和所受外部扰动力共同决定。乡村医生的脆弱性具有累积效应，脆弱性的累积会对乡村医生、以其为主要力量的农村卫生服务网底功能及其服务对象产生不利影响。乡村医生的脆弱性存在一定的可承受区间，在这一区间内，脆弱性的累积尚不会对农村卫生服务网底功能产生破坏性作用。一旦脆弱性超过可承受区间，将导致农村卫生服务网底逐渐陷入功能失效的危机状态。

　　以下是对乡村医生脆弱性内涵的论证。请仔细阅读相关论述并根据您的判断作答。

序号	调查内容	应答栏
1	将乡村医生脆弱性界定由"乡村医生依靠自身能力和外部支持力与其在日常生活和工作中受到外部扰动进行互动的状态"改为"乡村医生自身能力和获得的外部支持力难以应对其受到的外部扰动的状态"	
1.1	您对"乡村医生自身能力和获得的外部支持力难以应对其受到的外部扰动的状态"是否认可：①认可　②基本认可　③不认可　④不清楚	
1.2	您对"乡村医生自身能力和获得的外部支持力难以应对其受到的外部扰动的状态"这一说法有何意见	
2	将乡村医生脆弱性界定为"在一定环境下产生的"这一论述删除，因为，一方面，"外部支持力"和"外部扰动力"已经暗含了环境因素的影响；另一方面，这一论述容易产生歧义，使人认为有的环境会引发脆弱性，有的则不会	
2.1	您对删除"脆弱性是在一定环境下产生的"是否认可：①认可　②基本认可　③不认可　④不清楚	
2.2	您对删除"脆弱性是在一定环境下产生的"这一说法有何意见	
3	将乡村医生脆弱性界定为"脆弱性由乡村医生所受外部扰动力和对外部扰动的应对能力共同决定"改为"脆弱性由乡村医生对外部扰动的应对能力和所受外部扰动力共同决定"，修改应对力和扰动力的前后关系，与前文对应	
3.1	您对将"脆弱性由乡村医生所受外部扰动力和对外部扰动的应对能力共同决定"改为"脆弱性由乡村医生对外部扰动的应对能力和所受外部扰动力共同决定"是否认可：①认可　②基本认可　③不认可　④不清楚	
3.2	您对"脆弱性由乡村医生对外部扰动的应对能力和所受外部扰动力共同决定"这一说法有何意见	
4	将"乡村医生的脆弱性具有累积效应，脆弱性的累积会对乡村医生、以其为主要力量的农村预防保健网底以及其服务的农村居民产生不利影响"改为"乡村医生的脆弱性具有累积效应，脆弱性的累积会对乡村医生、以其为主要力量的农村卫生服务网底功能及其服务对象产生不利影响"。即将原来的"农村预防保健网底以及其服务的农村居民"改为"农村卫生服务网底功能及其服务对象"	

续表

序号	调查内容	应答栏
4.1	您对将"农村预防保健网底以及其服务的农村居民"改为"农村卫生服务网底功能及其服务对象"是否认可：①认可　②基本认可　③不认可　④不清楚	
4.2	您对"乡村医生的脆弱性具有累积效应，脆弱性的累积会对乡村医生所处农村卫生服务网底功能及其服务对象产生不利影响"这一说法有何意见	
5	将"乡村医生的脆弱性存在一定的安全区间，在这一区间内，脆弱性的累积不会引起破坏性的后果"改为"乡村医生的脆弱性存在一定的可承受区间，在这一区间内，脆弱性的累积尚不会对农村卫生服务网底功能产生破坏性作用"	
5.1	您对将"乡村医生的脆弱性存在一定的安全区间，在这一区间内，脆弱性的累积不会引起破坏性的后果"改为"乡村医生的脆弱性存在一定的可承受区间，在这一区间内，脆弱性的累积尚不会对农村卫生服务网底功能产生破坏性作用"是否认可：①认可　②基本认可　③不认可　④不清楚	
5.2	您对"乡村医生的脆弱性存在一定的可承受区间，在这一区间内，脆弱性的累积尚不会对农村卫生服务网底功能产生破坏性作用"这一说法有何意见	
6	将乡村医生的脆弱性是否超过安全区间的评价依据由"乡村医生是否出现了不忠诚倾向"改为"乡村医生是否出现了不敬业倾向"	
6.1	您对将乡村医生的脆弱性是否超过安全区间的评价依据由"乡村医生是否出现了不忠诚倾向"改为"乡村医生是否出现了不敬业倾向"是否认可：①认可　②基本认可　③不认可　④不清楚	
6.2	您对乡村医生的脆弱性是否超过安全区间的评价依据为"乡村医生是否出现了不敬业倾向"这一说法有何意见	

续表

序号	调查内容	应答栏
7	将"乡村医生的脆弱性一旦超出安全区间将导致乡村医生队伍及其服务的农村居民的健康陷入危机"改为"脆弱性超过可承受区间，将导致农村卫生服务网底逐渐陷入功能失效的危机状态"	
7.1	您对将"乡村医生的脆弱性一旦超出安全区间将导致村医队伍及其服务的农村居民的健康陷入危机"改为"脆弱性超过可承受区间，将导致农村卫生服务网底逐渐陷入功能失效的危机状态"是否认可：①认可　②基本认可　③不认可　④不清楚	
7.2	您对"脆弱性超过可承受区间，将导致农村卫生服务网底逐渐陷入功能失效的危机状态"这一说法有何意见	

乡村医生脆弱性发展情景专家论证表（第二轮）

尊敬的专家：

您好！

感谢您在百忙之中抽出时间填答本咨询问卷。本问卷是完善国家自然科学基金课题"新医改形势下乡村医生发展研究"的一部分，不涉及您所从事工作的具体评判。课题组在分析前一次咨询中各位专家意见的基础上，对相关内容进行了调整和优化，请您对修正后的内容再行评阅。请您根据您的判断进行填答，将您的答案填在应答栏内。

一　填表人基本情况

序号	调查内容	应答栏
1	您的性别：①男　②女	
2	您的年龄	
3	您工作的性质：①卫生行政工作　②研究工作　③其他	

续表

序号	调查内容	应答栏
4	您的职务：①单位负责人　②部门负责人　③普通技术人员/研究人员 ④其他	
5	您的文化程度：①硕士及以上　②本科　③大专　④高中、中专　⑤初中 及以下	
6	您的职称：①正高　②副高　③中级　④初级　⑤无职称	
7	您所学专业：①临床医学　②预防医学　③卫生管理学　④其他医学类专 业　⑤非医学类专业（请注明）	
8	您从事卫生管理实践/管理/研究的工作年限（年）	
9	您对乡村医生领域的熟悉程度： ①非常熟悉　②较熟悉　③一般熟悉　④较不熟悉　⑤不熟悉	

二　乡村医生脆弱性构成因素发展趋势咨询

课题组在前期研究的基础上，识别了乡村医生脆弱性的构成要素，本部分咨询旨在请您对未来三年乡村医生脆弱性构成要素的变化趋势进行预测。请您对各构成要素的不确定性、变化方向、变化幅度以及其对脆弱性的影响力进行打分。在不确定性、变化幅度以及其对脆弱性的影响力判断中，采用5分制评分法，评分越高表示程度越高；变化方向判断部分，1表示增加，2表示不变，3表示减小。如果选2，则后面的变化幅度填0。注："不确定性"是指变量变化方向的不确定性。

例：下表的含义为：在未来3年内乡村医生面临的工作源扰动力变化的不确定性较高（即工作源扰动力的变化方向难以确定），得分为4分（5分制评分，得分越高不确定性越高），如果变化则会出现扰动力增大（所以选1）的趋势，变化幅度处于中等水平，得分为3分，其对乡村医生脆弱性的影响力较高，得分为4分。

项目	不确定性	变化方向	变化幅度	影响力
工作源扰动力	4	1	3	4

请根据上述说明，填答下表。

项目	第一轮咨询结果				本次咨询应答			
	不确定性	变化方向	变化幅度	影响力	不确定性	变化方向	变化幅度	影响力
工作源扰动力	2.89	增加	2.89	3.56	—	—	—	—
其中：工作量	2.71	增加	3.57	3.90	—	—	—	—
工作难度	2.52	增加	2.95	3.65	—	—	—	—
工作安排合理性	2.33	增加	2.33	2.95	—	—	—	—
环境源扰动力	3.29	增加	3.76	4.00	—	—	—	—
其中：纵向相对剥夺感（与以前相比产生的不公平感）	2.71	增加	2.48	3.10	—	—	—	—
横向相对剥夺感（与其他人相比产生的不公平感）	2.62	增加	3.67	4.10	—	—	—	—
执业风险	2.67	增加	3.71	4.14	—	—	—	—
政策对乡村医生的不利影响（如医保、基本药物制度等）	3.62	—	3.65	4.00	—	—	—	—
总体外部扰动力	3.41	增加	3.53	3.88	—	—	—	—
外部支持力	3.50	增加	3.22	3.83	—	—	—	—
其中：外部经济支持（如财政投入等）	3.71	—	2.29	4.29	—	—	—	—
外部技术支持（如培训、进修等）	2.57	增加	2.76	3.14	—	—	—	—
外部制度支持（如养老、医疗纠纷风险分摊等）	3.71	增加	2.90	4.38	—	—	—	—
发展空间支持（如职称晋升、岗位调动等）	2.86	增加	2.24	2.95	—	—	—	—
资源支持（如设备、药品等）	2.62	增加	3.10	3.24	—	—	—	—
上级情感支持	2.81	增加	2.29	2.90	—	—	—	—
人际情感支持	2.90	增加	2.62	2.95	—	—	—	—
内在应对力	2.53	增加	2.67	3.33	—	—	—	—
其中：认知对力（如对政策的理解能力）	2.62	增加	2.56	2.57	—	—	—	—
工作应对力（如医疗、公共卫生服务能力）	2.48	增加	2.62	3.14	—	—	—	—
社会应对力（如应变、适应能力）	2.43	增加	2.48	3.19	—	—	—	—
总体应对力	3.20	增加	2.85	2.55	—	—	—	—

注："变化方向和变化幅度"一栏为大多数专家的意见，对于不确定性较高的因素，后期将针对不同的变化方向进行分析，因此未标注专家意见。

乡村医生访谈提纲

1. 请简要介绍一下您自己。

2. 您感觉目前的工作生活中主要的压力有哪些，请简要介绍。

3. 您现在的工作情况与以前相比有什么变化？如（基本医疗和公共卫生）工作量、工作积极性、工作质量等。您感觉影响到您工作的主要因素有哪些？

4. 目前工作中您最不满意的是什么？

5. 您是如何处理这一问题的？有没有向卫生院或者卫生局进行反映的想法或者行动？您与其他乡村医生就这些问题进行交流的频率高不高？他们的看法是什么？您平时经常与同事、朋友、家人交流吗？交流最频繁的是哪些人？这些人的主要职业是什么？其次是哪些人？主要的职业是什么？

6. 您周围的乡村医生有没有这样的想法或者行动？

7. 如果没有是为什么？如果有，请介绍一下这个事件的过程。

8. 主要针对什么问题？向谁反映的？是什么直接导致了这次行动？反映后这些问题有没有得到解决？您认为效果如何？

9. 卫生院、卫生局接到反映后是如何处理的？有没有找您或者您周围的乡村医生了解相关信息？

10. 您或者周围的乡村医生有没有向卫生局或者更高级政府部门反映问题的想法或者经历？有想法但没有付诸行动的原因是什么？

11. 如果有，请介绍一下过程。在越级反映以前，有没有考虑过障碍或者后果？有没有考虑或者尝试过其他途径？什么事情直接导致您做出这样的决定？您对于这些事情怎么看？他人反映问题的时候，有没有找过您？您是怎么想的，又是怎么做的？您在联系其他乡村医生时，他们是什么反应？大约多长时间才能找到一个愿意加入的（或者要被拒绝多少次）？对于您的这种行为，支持的人有哪些？他们采取了什么方式来支持您？反对的人有哪些？他们做了什么？哪种人更多一些？

12. 您期望您未来的岗位待遇是如何的？您认为您这个期望实现的可能性有多大？如果实现不了，您会怎么做？离职、消极工作、向上级反映甚至上访，或者继续像以前一样积极工作？

卫生行政管理者访谈提纲

1. 您如何评价村级卫生服务在县域卫生服务体系中的地位与定位？

2. 您如何评价当前村级卫生服务的现状？您认为村级卫生服务当前存在的问题有哪些？

3. 当前的村级卫生服务水平能满足农村居民的需求吗？

4. 新医改以来村级卫生服务能力有何变化？这种变化是怎样形成的？

5. 近年来，您所在县针对村级卫生服务和村卫生室有哪些管理举措？效果如何？管理的重点和难点在何处？

6. 请您设想一下村级卫生服务未来发展的理想目标，如何保障这个目标实现？

7. 您认为举办村卫生室的适宜模式是什么？

8. 您认为"十三五"期间村卫生室面临的形势如何？其发展的重点内容是什么？应如何保障其发展？

参考文献

［1］ 安燕：《加拿大和澳大利亚的农村医学教育》，《国外医学：医学教育分册》1999 年第 4 期。

［2］ 蔡卫忠：《创新三项机制提升乡村医生队伍素质》，《中国农村卫生》2012 年第 2 期。

［3］ 陈爱如等：《安徽省村级卫生室服务能力调查研究》，《中国卫生事业管理》2016 年第 9 期。

［4］ 陈婉玲：《转型期中国义工组织社会信任脆弱性探析》，《苏州大学学报》（哲学社会科学版）2015 年第 5 期。

［5］ 陈炜等：《"相对剥夺理论"在农村流动人口犯罪防控中的应用》，《法学杂志》2010 年第 3 期。

［6］ 陈钟鸣等：《基本药物制度背景下基于扎根理论的乡村医生离职倾向形成机制研究》，《中国全科医学》2016 年第 25 期。

［7］ 陈钟鸣等：《基于结构方程的新医改政策下村医工作稳定性影响因素分析》，《中国卫生事业管理》2016 年第 9 期。

［8］ 程庆林：《农村突发公共卫生事件应对脆弱性的循证研究》，硕士学位论文，苏州大学，2009 年。

［9］ 邓志锋等：《民众脆弱性与危机管理——心理契约的分析角度》，《江南社会学院学报》2012 年第 3 期。

［10］ 刁书琴等：《乡镇卫生院医务人员对医患关系及医疗纠纷认知分析》，《中国农村卫生事业管理》2015 年第 5 期。

［11］ 董幼鸿：《基于脆弱性理论范式分析公共危机事件生成的机理》，《上海行政学院学报》2014 年第 5 期。

［12］ 杜长宇：《新农合对乡村医生的影响与乡村医生激励机制构建研究——基于河北省 2 市 3 个县的调查分析》，《兰州学刊》2010 年第 6 期。

[13] 樊运晓等:《承灾体脆弱性评价指标中的量化方法探讨》,《灾害学》2000 年第 2 期。

[14] 范晨芳等:《脆弱性评价在公共卫生突发事件预警理论模型构建中的应用》,《第二军医大学学报》2007 年第 10 期。

[15] 范海平等:《"万名保健医生进农户"政策下的乡村医生工作积极性影响因素分析》,《中华医院管理杂志》2014 年第 5 期。

[16] 方创琳等:《中国城市脆弱性的综合测度与空间分异特征》,《地理学报》2015 年第 2 期。

[17] 方慧等:《城市突发事件下的空间疏散脆弱性研究》,《中国人民公安大学学报》(自然科学版)2011 年第 3 期。

[18] 冯利华等:《生态环境脆弱度的综合评价》,《热带地理》2003 年第 2 期。

[19] 冯振环等:《京津冀都市圈自然环境系统脆弱性评价》,《自然灾害学报》2013 年第 4 期。

[20] 冯振环等:《区域经济发展的脆弱性及其评价体系研究——兼论脆弱性与可持续发展的关系》,《现代财经(天津财经大学学报)》2005 年第 10 期。

[21] 干胜道等:《非营利组织财务脆弱性研究——以我国基金会为例》,《湖南社会科学》2015 年第 4 期。

[22] 宫小苏等:《乡村医生医疗责任保险的基本问题研究——基于问卷调查结果》,《赤峰学院学报(自然科学版)》2015 年第 5 期。

[23] 顾远东:《工作压力如何影响员工离职?——基于 Maslach 职业倦怠模型的实证研究》,《经济管理》2010 年第 10 期。

[24] 郭洁等:《湖南省乡村医生现状及培训需求研究》,硕士学位论文,中南大学,2013 年。

[25] 郭薇等:《乡村医生卫生适宜技术培训意愿及影响因素》,《中国公共卫生》2010 年第 7 期。

[26] 郭振等:《山东省乡村医生国家基本药物制度认知与行为 KABP 调查分析》,《中国卫生事业管理》2011 年第 9 期。

[27] 韩刚等:《兰州市城市脆弱性研究》,《干旱区资源与环境》2016 年第 11 期。

[28] 韩建飞等:《基于网络层次分析的工业产业脆弱性研究》,《现代

管理科学》2013 年第 11 期。

[29] 韩静舒等：《中国居民家庭脆弱性及因病致贫效应分析》，《统计与信息论坛》2016 年第 7 期。

[30] 韩雪梅等：《基于结构方程模型的兰州市各县区乡村医生满意度分析》，《中国全科医学》2014 年第 25 期。

[31] 贺红玫等：《护士工作积极性的影响因素及对策》，《护理研究》2012 年第 11 期。

[32] 胡嘉晋等：《辽宁省乡村医生队伍现状及培训需求调查》，《实用预防医学》2016 年第 1 期。

[33] 胡健等：《贵州省少数民族贫困县村医队伍现状调查》，《中国公共卫生》2011 年第 5 期。

[34] 胡健等：《普安县村医收入状况及影响因素分析》，《中国公共卫生》2011 年第 9 期。

[35] 黄朝迎：《气候变化与我国粮食生产系统脆弱性的初步分析》，《灾害学》1989 年第 12 期。

[36] 黄冬梅等：《基本药物制度背景下乡村医生社会地位与利益诉求分析》，《中国全科医学》2015 年第 25 期。

[37] 黄冬梅等：《县级公立医院不同职业阶段医生离职倾向影响因素研究》，《中华医院管理杂志》2014 年第 12 期。

[38] 黄建毅等：《国外脆弱性理论模型与评估框架研究评述》，《地域研究与开发》2012 年第 5 期。

[39] 黄金老：《金融自由化与金融脆弱性》，中国城市出版社 2001 年版。

[40] 贾海艺：《新医改背景下山东省乡村医生激励现状评价与策略开发研究》，硕士学位论文，潍坊医学院，2016。

[41] 贾海艺等：《基本药物制度背景下乡村医生胜任力不足的故障树分析》，《中国全科医学》2015 年第 25 期。

[42] 贾海艺等：《临床教师离职倾向影响因素分析研究》，《中国高等医学教育》2015 年第 11 期。

[43] 贾美艳：《高龄女性群体养老的脆弱性》，《天津市经理学院学报》2012 年第 3 期。

[44] 贾巍等：《医院感染脆弱性分析的研究》，《新疆医科大学学报》

2014 年第 3 期。

［45］贾永江等：《群体性事件的脆弱性探析》，《经营管理者》2015 年第 4 期。

［46］姜艳霞等：《提高乡村医生全科技能培训方式的探究》，《中国农村卫生事业管理》2014 年第 6 期。

［47］金建强等：《乡村医生参加执业考试培训的意愿调查》，《中国卫生事业管理》2009 年第 3 期。

［48］金连海等：《基于网络环境的乡村医生培训体系的构建》，《中国农村卫生事业管理》2011 年第 10 期。

［49］荆媛等：《乡村医生签约服务实践研究》，《中国卫生事业管理》2014 年第 11 期。

［50］康健等：《产业集群脆弱性测度模式初探》，《经济地理》2012 年第 2 期。

［51］康正等：《基于人群脆弱性视角的突发公共卫生事件风险评估》，《中国公共卫生管理》2015 年第 3 期。

［52］柯昌玲等：《湖北省乡村医生人力资源现状分析》，《中国农村卫生事业管理》2012 年第 2 期。

［53］Kochunov B. I. 等：《脆弱生态的概念及分类》，《地理译报》1993 年第 1 期。

［54］柯青林等：《乡村医生养老保障模式研究》，《中国卫生事业管理》2011 年第 12 期。

［55］［美］L. A. 科塞：《社会冲突的功能》，孙立平等译，华夏出版社 1989 年版。

［56］李宝：《企业组织脆弱性生成机理与评价研究》，硕士学位论文，武汉理工大学，2012 年。

［57］李博等：《环渤海地区人海资源环境系统脆弱性的时空分析》，《资源科学》2012 年第 11 期。

［58］李承阳等：《村卫生室服务能力及村民满意度研究——基于 B 市郊区的实证分析》，《卫生软科学》2014 年第 4 期。

［59］李鹤等：《脆弱性的概念及其评价方法》，《地理科学进展》2008 第 2 期。

［60］李梦涤等：《论执业医生对医疗纠纷的忧虑及消除对策》，《医学

与法学》2014 年第 6 期。

[61] 李敏：《新型农村合作医疗制度下乡村医生教育培训研究——以 H 省为例》，《成人教育》2011 年第 5 期。

[62] 李冉：《新医改下乡村医生激励补偿研究》，硕士学位论文，山东大学，2013。

[63] 李若冰等：《甘肃省乡村医生队伍现状调查分析》，《中国社会医学杂志》2011 年第 3 期。

[64] 李若冰等：《关于甘肃省乡村医生培训工作的调查与思考》，《开发研究》2011 年第 2 期。

[65] 李姝洁等：《全科医生工作压力和工作满意度现状及其影响因素研究》，《中国全科医学》2015 年第 4 期。

[66] 李晓东等：《青海省医改前后乡村医生队伍建设状况比较研究》，《中国农村卫生事业管理》2016 年第 12 期。

[67] 李荀莉等：《山东省某县乡村医生配置现状与策略研究》，《中国农村卫生事业管理》2016 年第 3 期。

[68] 李长明等：《我国乡村医生存在的历史意义和发展的现实局限（一）》，《中国乡村医生杂志》2001 年第 1 期。

[69] 林嵩等：《结构方程模型理论及其在管理研究中的应用》，《科学学与科学技术管理》2006 年第 2 期。

[70] 刘宏伟等：《基于脆弱指数法的曹妃甸海岸带脆弱性评价》，《水文地质工程地质》2013 年第 3 期。

[71] 刘家国等：《基于突发事件风险的供应链脆弱性削减机制》，《系统工程理论与实践》2015 年第 3 期。

[72] 刘家望：《农村卫生服务于新农村建设探讨》，《中国农村卫生事业管理》2006 年第 9 期。

[73] 刘晋：《群体性事件应急管理路径优化研究——基于"脆弱性"分析》，《企业导报》2016 年第 6 期。

[74] 刘璐：《城市老年人相对剥夺感及其成因研究——以北京市安慧里社区为例》，硕士学位论文，中央民族大学，2012 年。

[75] 刘罗丰：《荆门市临床医生工作压力及影响因素分析》，《现代医药卫生》2015 年第 12 期。

[76] 刘铁民：《脆弱性——突发事件形成与发展的本质原因》，《中国

应急管理》2010 年第 10 期。

[77] 刘雯雯:《组织脆弱性研究》,中国林业出版社 2011 年版。

[78] 刘晓红:《以医疗机构为核心建立乡村医生培训体系探讨》,《当代医学》2014 年第 32 期。

[79] 刘燕华等:《脆弱性生态环境与可持续发展》,商务印书馆 2001 年版。

[80] 柳燕等:《某三甲医院护士职业承诺水平与工作压力、工作满意度、社会支持的相关性研究》,《中华护理教育》2014 年第 10 期。

[81] 龙溪虎等:《大学生求职期社会支持系统的构建》,《企业经济》2009 年第 6 期。

[82] 娄伟:《情景分析理论与方法》,社会科学文献出版社 2012 年版。

[83] 卢阳旭:《国外灾害社会学中的城市社区应灾能力研究——基于社会脆弱性视角》,《城市发展研究》2013 年第 9 期。

[84] [美] 罗伯特·K. 默顿:《社会理论和社会结构》,唐少杰等译,译林出版社 2006 年版。

[85] 鲁剑萍等:《中医医院护理人员离职倾向与职业承诺、组织承诺及工作环境的相关性研究》,《护理管理杂志》2013 年第 5 期。

[86] 马爽等:《地税基层公务员工作压力与工作满意度、离职意向的关系:心理资本的调节作用》,《中国临床心理学杂志》2015 年第 2 期。

[87] 马秀娥:《男护士职业倦怠与离职意愿的相关性研究》,《护理管理杂志》2014 年第 3 期。

[88] 孟雨等:《乡村医生提供公共卫生服务的法律困境与对策》,《医学与社会》2013 年第 1 期。

[89] 苗艳青等:《基本药物制度下村医收入的补偿渠道研究》,《中国卫生政策研究》2011 年第 9 期。

[90] 倪鹏炯等:《地铁突发事件应急体系脆弱性评价研究》,《交通科技与经济》2016 年第 5 期。

[91] 牛文元:《社会物理学与中国社会稳定预警系统》,《中国科学院院刊》2001 年第 1 期。

[92] 牛文元等:《全面构建中国社会稳定预警系统》,《中国发展》

2003 年第 4 期。

[93] 彭迎春等：《村医视角下的村卫生室生存及发展现状分析》，《医学与社会》2012 年第 3 期。

[94] 彭宗超等：《非典危机中的民众脆弱性分析》，《清华大学学报》（哲学社会科学版）2003 年第 4 期。

[95] 秦晓强等：《基于相对剥夺理论的乡村医生社会心态研究》，《中华医院管理杂志》2016 年第 4 期。

[96] 秦晓强等：《基于医务人员视角的山东省基层医疗卫生机构新医改受益情况研究》，《中国卫生资源》2016 年第 2 期。

[97] 秦晓强等：《基于扎根理论的新医改背景下乡村医生发展研究》，《中国卫生政策研究》2016 年第 6 期。

[98] 屈伟等：《西部农村地区乡村医生工作满意度相关因素的调查分析》，《中国卫生事业管理》2013 年第 1 期。

[99] 荣念赫等：《乡村医生薪酬水平现状及影响因素研究——基于北京市和山东省 F 市的调查》，《中国卫生政策研究》2013 年第 5 期。

[100]［美］赛卡瑞克：《企业研究方法》，祝道松、林家伍等译，清华大学出版社 2005 年版。

[101] 单菁菁：《我国城市化进程中的脆弱性分析》，《工程研究——跨学科视野中的工程》2011 年第 3 期。

[102] 石光等：《印度卫生体制面临的挑战与改革——印度卫生保健体制考察报告之二》，《中国卫生经济》2008 年第 9 期。

[103] 宋一兵：《旅游业碳汇潜力初探》，《地域研究与开发》2012 年第 2 期。

[104] 苏飞等：《浙江沿海地区海洋经济脆弱性及障碍因素分析》，《资源与产业》2016 年第 3 期。

[105] 孙东晓：《昆山市突发公共卫生事件危机管理的脆弱性研究》，硕士学位论文，苏州大学，2006 年。

[106] 孙建华等：《乡村医生离职意愿现状调查及相关因素分析》，《现代医院管理》2015 年第 2 期。

[107] 孙瑞英：《从定性、定量到内容分析法——图书、情报领域研究方法探讨》，《现代情报》2005 年第 1 期。

[108] 孙晓娥：《扎根理论在深度访谈研究中的实例探析》，《西安交通大学学报》（社会科学版）2011 年第 6 期。

[109] 唐梦琦等：《乡村医生激励机制路径分析》，《中国卫生政策研究》2016 年第 6 期。

[110] 陶晓燕：《基于集对分析法的城市生态系统健康评价》，《统计与决策》2011 年第 14 期。

[111] 田疆等：《医改背景下解决乡村医生待遇与保障问题的探讨》，《中国卫生政策研究》2010 年第 12 期。

[112] 田疆等：《中国乡村医生队伍的现状与发展》，《中国卫生事业管理》2012 年第 2 期。

[113] 田源：《大学毕业生低收入群体社会支持网络研究——以天津市 A 区域外地大学生为例》，硕士学位论文，中央民族大学，2010 年。

[114] 王海港等：《什么样的农民容易上访？——对失地农民上访倾向的实证分析》，《世界经济文汇》2010 年第 2 期。

[115] 王军梅：《脆弱性视角下的道路交通突发事件应急能力测度及风险评价研究》，博士学位论文，北京理工大学，2014 年。

[116] 王磊等：《农村经济脆弱性的特征分解及演化——以西部地区为例》，《农村经济》2014 年第 12 期。

[117] 王莉等：《成都市新津县公益性医疗卫生服务体系改革绩效评估系列之三：新津县乡村一体化管理的乡村医生人力资源现况调查》，《中国循证医学杂志》2014 年第 2 期。

[118] 王朋等：《乡村医生培训课程建设探析》，《中国高等医学教育》2012 年第 5 期。

[119] 王少辉等：《乡村医生对国家基本公共卫生服务项目乡村协作的满意度及影响因素分析》，《中国卫生事业管理》2014 年第 9 期。

[120] 王小丽：《临床护士职业承诺与工作压力和社会支持的相关性研究》，《当代护士》2016 年第 9 期。

[121] 王岩等：《城市脆弱性研究评述与展望》，《科学进展》2013 年第 5 期。

[122] 王岩等：《大庆市城市脆弱性综合评价与动态演变研究》，《地理

科学》2014 年第 5 期。

[123] 王毅杰等：《工作环境、相对剥夺与农民工工作倦怠》，《南通大学学报》（社会科学版）2014 年第 3 期。

[124] 王滢等：《四川省乡村医生培训现状及需求研究》，《卫生经济研究》2015 年第 2 期。

[125] 王玉等：《乡村医生执业资质转化难的原因及对策》，《医学与社会》2013 年第 4 期。

[126] 王志红等：《乡村医生培训工作现状及改进对策研究》，《中国农村卫生事业管理》2014 年第 4 期。

[127] 文华等：《企业脆弱性评价指标体系研究》，《武汉理工大学学报》（社会科学版）2008 年第 3 期。

[128] 文星：《农村合作医疗何日再创辉煌》，《前进论坛》2004 年第 1 期。

[129] 翁清雄等：《职业成长与离职倾向：职业承诺与感知机会的调节作用》，《南开管理评论》2010 年第 2 期。

[130] 吴明隆：《结构方程模型——AMOS 的操作与应用》，重庆大学出版社 2009 版。

[131] 解垩：《中国老年家庭的经济脆弱性与贫困》，《人口与发展》2014 年第 2 期。

[132] 夏益俊等：《关于建立和完善乡村医生保障机制的思考》，《劳动保障世界（理论版）》2010 年第 3 期。

[133] 萧海东等：《基于知识库的应急领域脆弱性指标体系研究》，《中国管理科学》2014 年第 7 期。

[134] 谢清等：《农村卫生室收入情况调查与实证分析——以湖北省松滋市为例》，《长江大学学报》（社会科学版）2015 年第 4 期。

[135] 辛程远等：《吉林省乡村医生队伍现状分析》，《吉林医药学院学报》2012 年第 5 期。

[136] 邢立莹等：《辽宁省乡村医生工作满意度的影响因素调查》，《中国全科医学》2010 年第 4 期。

[137] 徐劲：《小企业金融脆弱性及应对策略研究》，《西南金融》2013 年第 5 期。

[138] 徐琪：《乡村医生队伍建设问题研究》，硕士学位论文，苏州大

学，2016 年。

[139] 徐君等:《资源型城市脆弱性特征及反脆弱性发展研究》,《资源开发与市场》2015 年第 9 期。

[140] 徐燕:《突发事件应急物流系统脆弱性分析及评价研究》,硕士学位论文，山东财经大学，2012 年。

[141] 徐勇:《核事故和放射性突发事件的危机管理脆弱性分析》,《中国公共卫生管理》2007 年第 2 期。

[142] 徐宇峰等:《个人—组织匹配、工作倦怠与离职倾向的关系研究模型构建》,《领导科学》2015 年第 7 期。

[143] 杨爱婷等:《我国经济系统脆弱性与可持续发展牵扯：15 年样本》,《改革》2012 年第 2 期。

[144] 杨斌等:《岷江上游流域环境脆弱性评价》,《国土资源遥感》2014 年第 4 期。

[145] 杨佳等:《新医改政策实施前后我国乡村医生队伍建设比较研究——基于全国六省市的调研》,《中国医学伦理学》2014 年第 2 期。

[146] 杨立兵等:《企业应急管理脆弱性分析》,《中国安全科学学报》2008 年第 4 期。

[147] 杨明德:《论喀斯特环境的脆弱性》,《云南地理环境研究》1990 年第 1 期。

[148] 杨佩国等:《基于历史暴雨洪涝灾情数据的城市脆弱性定量研究——以北京市为例》,《地理科学》2016 年第 5 期。

[149] 杨琴凤:《县市级公立医院文化的脆弱性分析及对策研究》,硕士学位论文，苏州大学，2015 年。

[150] 杨新军等:《基于情景分析的西北农村社会—生态系统脆弱性研究——以榆中县中连川乡为例》,《地理科学》2015 年第 8 期。

[151] 姚小飞:《乡村医生队伍建设可持续发展探析》,《医学与社会》2014 年第 12 期。

[152] 姚瑶等:《灾害脆弱性分析在医院应急管理中的应用研究》,《中国医院管理》2013 年第 11 期。

[153] 尹文强等:《基于 JD—R 模型的临床教师职业倦怠研究》,《中国高等医学教育》2015 年第 7 期。

[154] 尹文强等：《社区卫生服务的情景分析》，《中华医院管理杂志》2004 年第 3 期。

[155] 尹文强等：《我国公立医院医生职业心理研究——工作倦怠的管理学视角》，中国社会科学出版社 2014 年版。

[156] 尹文强等：《乡村医生组织公平感现状研究》，《中华医院管理杂志》2016 年第 4 期。

[157] 尹文强等：《新医改形势下乡镇卫生院行为方式研究》，《中华医院管理杂志》2014 年第 2 期。

[158] 于德志：《医改专题研究》，人民卫生出版社 2013 年版。

[159] 于倩倩等：《乡村医生对基本药物政策认知和评价及对策研究》，《中国全科医学》2014 年第 19 期。

[160] 于倩倩等：《乡村医生对实施基本药物制度支持度的影响因素分析》，《中华医院管理杂志》2015 年第 10 期。

[161] 于倩倩等：《新医改形势下乡村医生的收入补偿现状及对策研究》，《中国全科医学》2014 年第 28 期。

[162] 于维洋等：《河北省区域社会经济系统脆弱性的综合评价》，《统计与决策》2012 年第 13 期。

[163] 袁海红等：《城市经济脆弱性评价研究——以北京海淀区为例》，《自然资源学报》2014 年第 7 期。

[164] 袁秀伟：《河南省农村卫生室开展基本公共卫生服务的现状与困境破解——基于 216 个村卫生室的实证研究》，《中国卫生事业管理》2016 年第 9 期。

[165] 岳丽等：《模糊集对分析在医院医疗质量综合评价中的应用》，《中国卫生统计》2012 年第 5 期。

[166] 翟敏等：《乡村医生对基本公共卫生服务项目认知及现状评价的实证研究》，《中国社会医学杂志》2016 年第 3 期。

[167] 翟清华等：《基于系统脆弱性的人力资源统计指标体系的初探》，《中国市场》2013 年第 24 期。

[168] 张峰等：《协同生产网络组织的失效模式与脆弱性关联分析》，《计算机集成制造系统》2012 年第 6 期。

[169] 张国礼等：《教师工作压力与职业枯竭的关系：职业承诺的调节效应》，《心理与行为研究》2013 年第 1 期。

［170］张立强等：《部分省份乡村医生养老保障现状调查》，《中国卫生政策研究》2014 年第 10 期。

［171］张连辉：《关注乡村医生加大培养力度》，《全科护理》2012 年第 4 期。

［172］张启军等：《吉林省基层医疗卫生机构卫生资源配置情况分析》，《中国卫生信息管理杂志》2016 年第 5 期。

［173］张婷等：《新医改背景下宜都市村卫生室及乡村医生生存现状及政策建议》，《中国卫生经济》2016 年第 8 期。

［174］张万萍：《城市社会系统脆弱性研究——以甘肃省为例》，硕士学位论文，西北师范大学，2014 年。

［175］张溪婷等：《北京市 H 区村卫生室服务能力现状调查——以医方为视角》，《中国医学伦理学》2016 年第 5 期。

［176］张小娟等：《江苏省射阳县乡村医生补偿和养老思路探索》，《中国全科医学》2014 年第 28 期。

［177］张小娟等：《乡村医生补偿和养老问题解决思路——基于九龙坡区的实证研究》，《中国初级卫生保健》2014 年第 2 期。

［178］张小明：《基于脆弱性分析的公共危机预防体系研究》，《北京行政学院学报》2013 年第 4 期。

［179］张晓林等：《乡村医生发展困境与出路的法制化探讨》，《中华医院管理杂志》2016 年第 4 期。

［180］张亚：《新医改背景下乡村医生激励机制研究》，硕士学位论文，重庆工商大学，2015。

［181］张艳敏等：《护士职业倦怠与工作压力的相关研究》，《中国健康心理学杂志》2011 年第 4 期。

［182］张引等：《村医发展历程及新时期发展路径分析》，《医学与哲学》2016 年第 9 期。

［183］张永领：《城市突发公共安全事件人员相对脆弱性研究》，《灾害学》2010 年第 3 期。

［184］张长伟：《社会支持网络理论在解决高校贫困生问题中的价值揭示》，《中州学刊》2005 年第 3 期。

［185］张志来等：《安徽省乡村医生队伍发展现状、问题与建议》，《安庆师范学院学报》（社会科学版）2014 年第 1 期。

［186］ 张自强等：《农民对不同林权改革方式的满意度存在差异吗？——广东农户对"均股均利制"和"均山制"林改政策的评价及比较》，《西部论坛》2016 年第 1 期。

［187］ 赵东辉等：《乡村医生养老保障现状与对策分析》，《中国农村卫生事业管理》2014 年第 6 期。

［188］ 赵隽：《工作压力影响离职意愿实证研究——归因稳定性的调节作用》，《企业经济》2012 年第 5 期。

［189］ 赵楠等：《国外农村卫生人力策略比较及对我国的启示》，《中国初级卫生保健》2008 年第 2 期。

［190］ 赵延奎等：《基本药物制度实施后乡村医生工作积极性影响因素分析》，《中华医院管理杂志》2014 年第 5 期。

［191］ 郑聪毅等：《河北省乡村医生现状的调查研究》，《中国初级卫生保健》2014 年第 3 期。

［192］ 郑骥飞：《乡村医生胜任力四维模型建构与实证研究》，硕士学位论文，潍坊医学院，2016 年。

［193］ 郑骥飞等：《基本药物制度背景下乡村医生流失意图及影响因素分析》，《中国全科医学》2016 年第 25 期。

［194］ 郑思佳等：《四川省乡村医生现状调查与分析》，《中国初级卫生保健》2013 年第 5 期。

［195］ 智瑞芝等：《基于集对分析法的浙江省经济脆弱性评价》，《统计科学与实践》2015 年第 11 期。

［196］ 中华人民共和国国务院办公厅：《关于进一步加强乡村医生队伍建设的指导意见》（国办发〔2011〕31 号），2011 年。

［197］ 钟文娟等：《不同经济地区村民对村卫生室反应性的调查分析》，《中国卫生经济》2010 年第 6 期。

［198］ 朱坤等：《乡村医生签约服务实践分析——以江苏省大丰市和浙江省嵊州市为例》，《中国卫生政策研究》2015 年第 12 期。

［199］ 朱丽丽等：《基于结构方程的乡村医生在岗培训行为意向模型研究》，《中国卫生统计》2016 年第 4 期。

［200］ 朱敏等：《新医改后我国村卫生室人力资源配置的现状研究》，《重庆医学》2016 年第 16 期。

［201］ 朱辛为等：《加强实验技能培训培养高素质的乡村医生》，《中国

农村卫生事业管理》2012 年第 4 期。

[202] 邹清明:《基于模糊综合评价的城市社区应急管理脆弱性分析》,《南华大学学报》(社会科学版) 2013 年第 1 期。

[203] Acosta – Michlik, et al. , "Assessing Vulnerability of Selected Farming Communities in the Philippines Based on a Behavioral Model of Agent's Adaptation to Global Environmental Change", *Global Environmental Change*, Vol. 18, No. 4, 2008, pp. 554 – 563.

[204] Adger, W. N. , "Vulnerability", *Global Environmental Change*, Vol. 16, No. 3, 2006, pp. 268 – 281.

[205] Alcoba, N. , "Coping with India's Doctor Shortage", http: // southasia. oneword. net/fromthegrassroots//coping – with – indias – rural – doctor – shrotage, 2013.

[206] Alto, W. A. , "Emergency Health Services in Rural Vietnam", *American Journal of Emergency Medicine*, Vol. 16, No. 4, 1998, pp. 422 – 424.

[207] Anderson, M. B. , "Vulnerability to Disaster and Sustainable Development: A General Framework for Assessing Vulnerability", in Munasinghe, M. , C. Clarke eds. , *Disaster Prevention for Sustainable Development*, 1995, pp. 41 – 59.

[208] Andrew, M. K. et al. , "Social Vulnerability from a Social Ecology Perspective: A Cohort Study of Older Adults from the National Population Health Survey of Canada", *BMC Geriatrics*, Vol. 14, No. 1, 2014, p. 90.

[209] Anon, "Rural Doctor Seek PG Perk", http: //articles. timesofindiatimes. com/2011 – 03 – 16/kolkata/28698762 – 1 – rural – doctors – grace – marks – rural – areas, 2013.

[210] Antoninette, L. et al. , "Modeling Vulnerability and Resilience to Climate Change: A Case Study of India States", *Climate Change*, Vol. 72, 2005, pp. 57 – 102.

[211] Blaikie, P. et al. , *At Risk: Natural Hazards, People's Vulnerability and Disasters*, London: Psychology Press, 2004.

[212] Bohle, H. G. , "Vulnerability and Criticality: Perspectives from So-

cial Geography", *IHDP Update*, Vol. 2, No. 1, 2001, pp. 3 – 5.

[213] Bommer, J. J. et al. , "The EI Salvador Earthquakes of January and February 2001: Context, Characteristics and Implications for Seismic Risk", *Soil Dynamics and Earthquake Engineering*, Vol. 33, No. 22, 2002, pp. 389 – 415.

[214] Briguglio, L. , *Preliminary Study on the Construction of an Index for Ranking Countries According to Their Economic Vulnerability*, UNCTAD /LDC /Misc. , 1992.

[215] Buckle, P. et al. , "Assessing Resilience and Vulnerability: Principles, Strategies and Actions", *Emergency Management Australia*, Vol. 15, No. 2, 2001, pp. 14 – 19.

[216] Burton, I. , White, G. F. , *The Environment as Hazard*, 2nd Edition, New York: The Guilford Press, 1993.

[217] Chambers, R. , "Vulnerability, Coping And Policy", *IDS Bulletin*, Vol. 20, 1989, pp. 1 – 7.

[218] Chau, P. H. et al. , "Social Vulnerability Index for the Older People—Hong Kong and New York City as Examples", *Journal of Urban Health*, Vol. 91, No. 6, 2014, pp. 1048 – 1064.

[219] Chukwuani, C. M. et al. , "A Baseline Survey of the Primary Healthcare System in South Eastern Nigeria", *Health Policy*, Vol. 77, No. 2, 2006, pp. 182 – 201.

[220] Cutter, S. L. , "Vulnerability to Environmental Hazards", *Progress in Human Geography*, Vol. 20, No. 4, 1996, pp. 529 – 539.

[221] Cutter, S. L. , et al. , "Revealing the Vulnerability of People and Places: A Case Study of Georgetown County, South Carolina", *Annals of the Association of American Geographers*, Vol. 9, No. 4, 2000, pp. 713 – 737.

[222] Dan, F. , "Exit, Voice, Loyalty, and Neglect as Responses to Job Dissatisfaction: A Multidimensional Scaling Study", *Academy of Management Journal*, Vol. 26, No. 4, 1983, pp. 596 – 607.

[223] Dan Wu et al. , "Health System Reforms, Violence Against Doctors and Job Satisfaction in the Medical Profession: A Cross – Sectional

Survey in Zhejiang Province, Eastern China", British Medical Journal Open, No. 4, 2014.

[224] Demirguckunt et al., *Financial Liberalization and Financial Fragility*, IMF Working Paper, 1998.

[225] Dibben, C. et al., "Human Vulnerability in Volcanic Environments: The Case Study of Furnas, Miguel, Adores", *Journal of Volcanology and Geothermal Research*, Vol. 45, No. 92, 1999, pp. 133 – 150.

[226] Donna Anderson et al., "Baseline Assessment of Organizational Capacity of Health Promotion Within Regional Health Authorities in Alberta, Canada", *Promotion & Education*, Vol. 15, No. 2, 2008, pp. 6 – 14.

[227] Dow, K., "Exploring Differences in Our Common Futures: The Meaning of Vulnerability to Global Environmental Change", *Geoforum*, Vol. 23, 1992, pp. 417 – 436.

[228] Downs, T. J. et al., "Vulnerability, Risk Perception, and Health Profile of Marginalized People Exposed to Multiple Built – Environment Stressors in Worcester, Massachusetts: A Pilot Project", *Risk Analysis*, Vol. 31, No. 4, 2011, pp. 609 – 628.

[229] Dussault, G. et al., "Not Enough There, Too Many Here: Understanding Geographical Imbalances in the Distribution of the Health Workforce", *Human Resources for Health*, Vol. 12, No. 4, 2006.

[230] Emmanuel Kwame Darkwa M. et al., "A Qualitative Study of Factors Influencing Retention of Doctors and Nurses at Rural Healthcare Facilities in Bangladesh", *BMC Health Services Research*, Vol. 15, 2015, pp. 344 – 355.

[231] Ezell, B. C., "Toward a Systems – Based Vulnerability Assessment Methodology for Water Supply Systems", *Risk – Based Decision making*, 2002, pp. 91 – 103.

[232] Fares, S. et al., "Health Care System Hazard Vulnerability Analysis: An Assessment of all Public Hospitals in Abu Dhabi", *Disasters*, Vol. 38, No. 2, 2014, pp. 420 – 433.

[233] Gabor, T. and Grifith, T. K., "The Assessment of Community Vul-

nerability to Acute Hazardous Materials Incidents", *Journal of Hazardous Materials*, No. 8, 1980, pp. 323 – 333.

[234] Gallopin, G. C., *A System Synthesis of the Relations between Vulnerability, Hazard, Exposure and Impact, Aimed at Policy Identification. Handbook for Estimating the Socio – Economic and Environment Effects of Disasters*, ECLAC, Mexico, D. F. : 2003.

[235] Glaser, B. G., Strauss, A. L., *The Discovery of Grounded Theory: Strategies for Qualitative Research*, Chicago: Aldine Publishing Company, 1967.

[236] Glaser, B. G. et al., "*The Discovery of Grounded Theory: Strategies for Qualitative Research*", *Nursing Research*, Vol. 17, No. 4, 1968, pp. 353 – 368.

[237] Gurr, T. R., "Why Men Rebel", *American Political Science Association*, Vol. 5, No. 2, 1970.

[238] Hadley, J. et al., "Effects of HMO Market Penetration on Physicians' Work Effort and Satisfaction", Health Affairs, Vol. 16, 1997, pp. 99 – 111.

[239] Hagedoorn, M. et al.. "Employees' Reactions to Problematic Events: A Circumplex Structure of Five Categories of Responses, and the Role of Job Satisfaction", *Journal of Organizational Behavior*, Vol. 20, No. 3, 1999, pp. 309 – 321.

[240] Hammersley, M., *The Dilemma of Qualitative Method: Herbert Blumer and the Chicago School*, London: Routledge, 1989.

[241] Hamza, M. et al., "Structural Adjustment, Urban Systems, and Disaster Vulnerability in Developing Countries", *Cities*, Vol. 15, No. 4, 1998, pp. 291 – 299.

[242] Heneghan, S. J. et al., "Comparison of Urban and Rural General Surgeons: Motivations for Practice Location, Practice Patterns and Education Requirements", *Journal of the American College of Surgeons*, Vol. 201, 2005, pp. 732 – 736.

[243] Hesketh, T. et al., "Violence against Doctors in China", *Lancet*, Vol. 345, 2012, p. 5730.

[244] Hirschman, A. O., *Exit, Voice, and Loyalty: Responses to Decline in Firms, Organizations, and States*, Cambridge MA: Harvard University Press, 1970.

[245] Indian Space Research Organization, "Tele – Medicine: Healing Touch Through Space", http://www.isro.org/publications/pdf/Tele-medicine.pdf, 2013.

[246] Inoue, K. et al., "Evaluation of a Medical School for Rural Doctors", *The Journal of Rural Health*, Vol. 23, No. 2, 2007, pp. 183 – 187.

[247] IPCC, *Climate Change: Impacts, Adaptation and Vulnerability*, Cambridge, UK: Cambridge University Press, 2001.

[248] Janssen, M. A. et al., "Scholarly Networks on Resilience, Vulnerability and Adaptation Within the Human Dimensions of Global Environmental Change", *Global Environmental Change*, Vol. 16, No. 3, 2017, pp. 240 – 252.

[249] Keen, Van Der H., "Scenarios and Forecasting: Two Perspectives", *Technological Forecasting and Social Change*, Vol. 65, 2000, pp. 31 – 36.

[250] Keyzer, D. M., "Working Together: The Advanced Rural Nurse Practitioner and the Rural Doctor", *The Australian Journal of Rural Health*, Vol. 5, No. 4, 1997, pp. 184 – 189.

[251] Krugman, P., "What Happened to Asia?", http://www.mit.edu./PeoPle/Krugman, Department of Economics, MIT, 1998.

[252] Laurence C. Baker, *The Challenges of Health System Capacity Growth*, NIHCM Research Brief, 2008.

[253] Li, M. et al., "Significance of Vulnerability Assessment in Establishment of Hainan Provincal Disaster Medical System", *Asian Pacific Journal of Tropical Medicine*, Vol. 4, No. 8, 2011, pp. 594 – 596.

[254] Lisa Rygel et al., "A Method for Constructing a Social Vulnerability Index: An Application to Hurricane Storm Surges in a Developed Country", *Natural Hazards*, published online, 2009.

[255] Matsumoto, M. et al., "Rural Doctors' Satisfaction in Japan: A Na-

tionwide Survey", *The Australian Journal of Rural Health*, Vol. 12, No. 2, 2004, pp. 40 – 48.

[256] Mccarthy, J. J. , *Climate Change* 2001: *Impacts*, *Adaptation*, *and Vulnerability*, Contribution of Working Group Ⅱ to the Third Assessment Report of the Intergovernmental Panel on Climate Change, Cambridge: Cambridge University Press, 2001.

[257] Mckinnon, R. et al. , "International Overborrowing: A Decomposition of Credit and Currency Risks", World Development, Vol. 26, No. 7, 1998, pp. 1267 – 1282.

[258] Ministry of Health and Family Welfare, "National Rural Health Mission (2005 – 2012)", http: //mohfw. nic. in/NRHM/Documents/Mission – Document. pdf, 2013.

[259] Mitcheel, J. et al. , "A Contextual Model of Natural Hazards", *Geographical Review*, Vol. 79, 1989, pp. 391 – 409.

[260] Mobley, W. H. , "Some Unanswered Questions in Turnover and Withdrawal Research", *Academy of Management Review*, Vol. 7, No. 1, 1982, pp. 111 – 116.

[261] Patrick Guilaumont, *On the Economic Vulnerability of Low Income Countries*, Report Prepared for the United Nations, 1999.

[262] Pelling, M. , *The Vulnerability of Cities: Natural Disasters and Social Resilience*, London, UK: Earthscan, 2003.

[263] Penny Buykx et al. , "How do Small Rural Primary Health Care Services Sustain Themselves in a Constantly Changing Health System Environment", *BMC Health Services Research*, Vol. 12, 2012, p. 81.

[264] Pijawka K. David, "Scale, Comprehensiveness and Impact Assessment of Nuclear Technology", *Professional Geographer*, Vol. 36, No. 4, 1984, pp. 464 – 467.

[265] Polsky, C. et al. , "Building Comparable Global Change Vulnerability Assessments: The Vulnerability Scoping Diagram", *Global Environmental Change*, Vol. 17, No. 34, 2007, pp. 472 – 485.

[266] Rivo, M. L. et al. , "A Report Card on the Physician Workforce in the United States", *New England Jounal of Medicine*, Vol. 334,

No. 14, 1996, pp. 892 – 896.

[267] Robert, B. et al., "Strategic Learning with Scenarios", *European Management Journal*, Vol. 15, 1997, pp. 633 – 647.

[268] Robert Moesinger et al., "Establishing a Rural Surgery Training Program: A Large Community Hospital, Expert Subspecialty Faculty, Specific Goals and Objectives in Each Subspecialty, and an Academic Environment Lay a Foundation", *Journal of Surgical Education*, Vol. 65, No. 1, 2009, pp. 106 – 112.

[269] Rolfe, I. E. et al., "Finding Solutions to the Rural Doctor Shortage: The Roles of Selection Versus Undergraduate Medical Education at Newcastle", *Australian and New Zealand journal of medicine*, Vol. 25, No. 5, 1995, pp. 512 – 517.

[270] Stanley – Davies, P. et al., "Economic Evaluation of an Outreach Allied Health Service: How Do You Measure 'Bangs for the Buck'?", Queensland: The 2005 National Rural Health Conference, 2005.

[271] Stefan Kienberger, "Spatial Modeling of Social and Economic Vulnerability to Folds at the District Level in Buzi, Mozambique", *Nat Hazards*, Vol. 64, 2012, pp. 2001 – 2019.

[272] Timmerman, P., *Vulnerability, Resilience and the Collapse of Society: A Review of Models and Possible Climatic Applications*, Toronto, Canada: Institute for Environmental Studies, University of Toronto, 1981.

[273] Turner, B. L. et al., "A Framework for Vulnerability Analysis in Sustainability Science", *Proceedings of the National Academy of Sciences of the United States of America*, Vol. 100, No. 14, 2003, pp. 8074 – 8079.

[274] Vogel, C., "Vulnerability and Global Environmental Change", *Information Bulletin on Global Environmental Change and Human Security*, Vol. 3, No. 2, 2004, pp. 201 – 209.

[275] Waston, R. et al., *Climate Change* 1995: *Impacts, Adaptations and Mitigation of Climate Change: Scientific – Technical Analyses*, UK: Cambridge University Press, 1996, pp. 20 – 100.

[276] White, G. F., Haas, J. E., *Assessment or Research On Natural Haz-

ards, Cambridge: The MTT Press, 1975.

[277] Withey, M. J., Cooper, W. H., "Predicting Exit, Voice, Loyalty, and Neglect", *Administrative Science Quarterly*, Vol. 34, No. 4, 1989, p. 521.

[278] Worley, P. et al., "The Parallel Rural Community Curriculum: An Integrated Clinical Curriculum Based in Rural General Practice", *Medical Education*, Vol. 34, No. 7, 2000, pp. 558 – 565.

[279] Yao, Y. et al., "General Self – Efficacy and the Effect of Hospital Workplace Violence on Doctors' Stress and Job Satisfaction in China", *International Journal of Occupational Medicine and Environment Health*, Vol. 27, 2014, pp. 1 – 11.

[280] Yin Zhang et al., "Challenges of Basic Public Health Services Provided by Village Doctors in Guizhou, China", *Asia – Pacific Journal of Public Health*, Vol. 27, No. 2, 2015, pp. 69 – 76.

[281] Zhongming Chen et al., "Research on the Relationship among the Vulnerability of Village Clinic Doctors, Autonomy Tendency, Professional Identity and Turnover Intention", *Advances in Social Science, Education and Humanities Research*, Atlantis Press, 2016, pp. 333 – 340.

[282] Zöllner, H. et al., "*Useful Economic Tools*", in Zöllner et al. eds., *Learning to Live with Health Economics*, WHO, 2003.